终结阿尔茨海默病实操手册

提升认知能力
逆转阿尔茨海默病的首套操作规程

The End of
Alzheimer's
Program

THE FIRST PROTOCOL TO
Enhance Cognition
and Reverse Decline
AT ANY AGE

[美]戴尔·E.布来得森——著

主审——何裕民　　主译——邹晓东　　译者——高　健　张忆萍　韩晓晗

湖南科学技术出版社

AVERY

An imprint of Penguin Random House LLC
penguinrandomhouse.com

Most Avery books are available at special quantity discounts for bulk purchase for sales
promotions, premiums, fund-raising, and educational needs. Special books or book
excerpts also can be created to fit specific needs. For details, write SpecialMarkets@
penguinrandomhouse.com.

Library of Congress Cataloging-in-Publication Data
Names: Bredesen, Dale E., author.
Title: The end of alzheimer's program: the first protocol to enhance
cognition and reverse decline at any age / Dale E. Bredesen, M.D.
Description: New York: Avery, an imprint of Penguin Random House LLC, [2020] |
Includes index.
Identifiers: LCCN 2020000690 | ISBN 9780525538493 (hardcover) |
ISBN 9780525538509 (ebook)
Subjects: LCSH: Alzheimer's disease—Prevention. |
Alzheimer's disease—Treatment.
Classification: LCC RC523.2 .B735 2020 | DDC 616.8/311--dc23
LC record available at https://lccn.loc.gov/2020000690

Printed in the United States of America
3   5   7   9   10   8   6   4

Book design by Neuwirth & Associates

Illustrations by Joe LeMonnier

逆转失智症，需中西医结合的手段与方法

何裕民

上海中医药大学教授，博士生导师

中华医学会心身医学分会前任会长

中国健诺思医学研究院创始人

戴尔·E. 布来得森（Dale E. Bredesen）教授的新作《终结阿尔茨海默病实操手册》的中文翻译稿放在书桌的案头上，我已经认真翻阅审校了多次，颇有一些欲说还休的话想借机吐露一下。

3年前（2018年10月）布来得森教授的著作《终结阿尔茨海默病》是笔者建议引进的，引起了不小波澜，不仅该书销量屡创新高，一度网上脱销，乃至复旦大学的教授朋友几经周折，找到我要；而且，该书相当程度地改变了人们对阿尔茨海默病（AD，又称"失智症""认知症"等）的认知，加深了对AD的重视及防范，也不再那么恐惧此疾了。因为至少有人可以对此类疾病提供解决方案了！而眼下这本书则是《终结阿尔茨海默病》的姐妹篇。用布来得森教授本人的话来说，此书是偏重于实际操作的，是前一本的续集，故命名为《终结阿尔茨海默病实操手册》。我们有充分的理由期待：此书也将是热销的，因为它将延续上一本的势头，在直击痛点的同时，从实操角度继续细化，以更好地满足人们热切的要求。

在前一本书的序言中，笔者已简述了自己何以从专注肿瘤治疗转而对AD开始感兴趣，且孜孜以求地探寻的心路历

程——完全是因为近十余年来笔者诊治的癌症患者中，有些人虽然逃脱癌魔康复了，但数年后却被困于阿尔茨海默病；有些交往甚深已成为知交的癌友，看着他们一步步陷入泥潭，窘迫失态，以及家属之痛楚无助，作为医生却无能为力，真的可谓痛如刀割，不断自责，故开始了对 AD 的关注和探究。始知 AD 等疾绝非比癌症更好治。而且，作为对现代活着的人的下一波健康的"最大威胁"，它正悄然地侵袭着你我中的每一位，温水煮青蛙似的在不知不觉中剥夺着人们的认知、尊严、生存能力及体面等。每个人都会老去，但谁敢说自己能够确保优雅地活着，有尊严地善始善终呢？……

　　2018 年秋，笔者应邀到深圳做一场大型公益健康讲座，因前面议程拖拉，接近本人开始讲课时已中午时分，胃开始唱空城计了，台下听众噪声鼎沸、躁动不安。笔者上台亮明身份后第一句话："也许，今天我们越来越不怕癌症，越来越少死于恶性肿瘤！却又被更难缠的阿尔茨海默病盯上了！谁都不敢说自己能够幸免于阿尔茨海默病！更可怕的是，此病令人活着毫无尊严，只能苟延残喘！"瞬间全会场寂静下来，一点声响亦无，大家都竖起耳朵，认真听完后还不断提问，似乎忘记该进餐了。可见，对多数关心健康者来说，AD 等老年失智问题的确是人们特别关注且高度恐惧的难题。故笔者前一本书的序言标题就是"下一波，失智症将汹涌而至"，强调了现实生活中 AD 潜在的巨大危害性。

　　这些阐述，充其量只是说明我为什么会关注此类疾病，为什么会组织翻译此类书籍，但还不足以解释何以会对布来得森教授的研究成果特别感兴趣。究其缘由有二：一是他年龄与我相仿，我们都是立足于临床探究难治性疾病而有所开悟的；他前期兴冲冲地一心想借生物医学发现 AD 等难治性疾病的一剑封喉之法宝，从而希冀一举攻克 AD；若干年后发现此路不通，遂回到传统的多途径之路，倡导了一套系统的调治之法。这个演变过程与我有暗合之处。笔者原本是临床治肿瘤的，也是阴差阳错地逐步摸索出以中医药为主，借综合方法（包括非医学的心理、饮食、社会等）控制癌症且效果不错，深以为复杂疾病只有借多学科综合干预才是主流。其二，著作中体现出他对东方（中国、印度等）思维及方法的借鉴及运用：他的AD临床要进行分型，且有寒性型、热性型等区别，清楚体现出对东方中医药智慧的某种吸纳及借鉴；书的正文中记载了布来得森教授与中国到美国学习的年轻学者的对话，布氏说他本人正在向"东方"学习，而东方学子却不远万里，前来美国向他及西方学习，这不，适成一种良性互补吗！其实，这才是人间正道！人类文明的演进正是在这类良性互动中促进的。而细细研读其两本原著后，更觉得可吸纳的精华不少，故乐为引进推荐，以飨读者。

众所周知，AD是世界范围内十大常见病中"唯一"无药可治之病。虽现有几味药勉强在用，但其疗效（无论近/远期）医患皆心里明白，令人失望。近二三十年来，世界性的跨国大药企在这方面投入的真金白银无以计数，以至于前几年这些唯利是图的大药企纷纷铩羽而归，苦涩地退出该领域的研发及竞争。因关注该领域已有多年，笔者素有深思习惯，何以世人此类努力皆败？须知，世界性大药企会聚的都是顶级人才，这些年来肿瘤靶向药、免疫疗法等颠覆性成果也是出自这批人。何以会在AD领域遭遇滑铁卢？临床观察加哲学思维审视使笔者有所顿悟：其实，问题出在对AD本质等的核心认识上，遂导致应对思路上有所偏差。生物医学的巨大成功促使人们死守生物决定论之一隅，任何医疗难题只要破解其背后客观存在之理，便可迎刃而解。人们心照不宣地认定：AD亦是如此！失智者背后也一定存在某特定的生物学特异性机制（或基因/靶点等），抓住这些，便可一举破敌！但人们却很少深思AD的本质。这些年，因接触AD患者多了，且做了不少调查（我们前后进行了近十次调查，涉及几千人次），笔者很快领悟到 AD 其实只是临床上一组以认知衰退为主要表现的，其来源、机制及性质等都大相径庭的症状群而已；或曰其为"综合征"更为妥当。这非常类似于人们对癌症的认知及治疗。早年，人们认为癌就是细胞蜕变（癌变），认为揭秘癌变之理，便能以一种方法破解不同性质特点的癌症。当然，现在人们已抛弃了此类俗见，知道对癌症需深入加以区分，有了惰性癌、进展癌等截然之异趣，遂分别对待，故防范效果显著提升。而对 AD 人们仍然陷于旧学说之窠臼，纠结于 β 淀粉样蛋白、tau 蛋白之争，且不究其是原因呢，还只是结果耶？……如此，无异于刻舟求剑、胶柱鼓瑟，怎么可能破解疑难之症的防治难题呢？

布来得森教授是怎么走出这一迷宫的呢？他早先曾陷入这泥潭多年，且一度痛苦地挣扎过，在其前一本书中明显体现出来。也许是源自临床自悟，也许是受启于东方智慧，总之，他是有过从痛苦过程中走出来的经历。且直至现在，西方主流对他的这套理论及干预方法，仍然是嗤之以鼻的（对此，在他的《终结阿尔茨海默病》及本书中都有体现）。严格意义上，临床医学是以疗效说话的。在没有拜读布来得森教授的著作之前，基于临床，我们曾将 AD 分为五大类型（痰湿型/代谢型/炎症型、精血不足型、肝郁型、外伤/中毒型、血瘀/血管型），且借助中医药辨证，再加综合手段分别处置，取得了不俗的疗效（笔者团队共干预了 400 多例 AD 患者，70% 以上有所改善）。而五大类型中，有些类型与布来得森教授的分型有异曲同工之妙，有些干预方法可以互鉴。当然，我们更多借助的是中医学辨证论治及中医药干预等，但深层次旨趣却有相通暗合之处。这些，也反衬出布来得森教授的真知灼见与临床操作，超出西方主流陈腐昧见的难能可贵。

本书中，布来得森教授系统介绍其干预阿尔茨海默病的实操性方法及手段，他认为，此病可以分成三大或更多类型，细分出 36 个环节出现偏差，对这些环节进行纠治，就可以较好地阻断甚至逆转认知障碍的进展，也就解决了 AD 治疗的难题。但不是每一位患者都涉及所有环节，而且，这些环节的纠治，本身并不十分困难，往往可以借助一些实用性强的成熟方法。这样一来，从哲理上说，就是将复杂难题细分，分门别类地一个环节一个环节处置，且强调具体问题具体分析，故难题就能迎刃而解。笔者之所以临床治疗肿瘤有点效果，颇受患者欢迎（大量西医医生都是笔者的患者），也正是用到了这一方法，然细节不便多说。有时候，解决难题，思路比具体方法更重要。布来得森教授以上述思路，借助现代医学手段纠治了数千例 AD 患者，效果明显，书中有着大量的实例，可以参照。笔者坚信，没有第一手详实的经验体会，是没法做出如此总结提炼的。而他倡导的具体纠治方法之实操细则，各位可以细细研读本书以获取。作为序言，越俎代庖之事是无益的。

讲到阿尔茨海默病，似乎没法逃脱对最近相关热点的关注：几经周折，2021 年 6 月，美国权威机构 FDA 时隔近 20 年后（上次批准是 2003 年），批准了一味阿尔茨海默病新药，但却招致全球专家的强烈质疑。联想到中国不久前也有过类似案例，故值得一说。美国生物制药巨头百健公司（Biogen）的阿尔茨海默病新药 Aduhelm 获准用于阿尔茨海默病的治疗，投票前及投票后 FDA 的专家小组及社会多方面都以压倒性的多数反对推荐该药物，但它最终还是被批准了。因此，这一批准备受争议。当然，该项批准 FDA 是附带条件的："如果确证性试验不能证明药物的预期临床益处，那么 FDA 可能会启动程序撤销对该药物的批准。"争论的焦点有二：一是该药物的长期疗效问题，因为疗效并不确定。如参与该药物试验的加州阿尔茨海默病中心主任隆·施耐德就强调"几乎没有证据表明该药有疗效，我不知道是什么吸引了 FDA 的注意"，不仅该药物疗效并不确定，且风险不少，包括脑水肿或出血等。其中，接受该药物高剂量

Ⅲ期试验的40%受试者都出现这些症状。故反对批准该药物的约翰·霍普金斯大学药物研究员迦勒·亚历山大大声疾呼，对这项决定"感到惊讶和失望"。二是高额费用。每位患者一年的治疗费用达5.6万美元（折合人民币36万多元），以至于高额费用引起了美国国会的注意，正在推进此药价之谈判。参议院财政委员会主席罗恩·怀登明确表示："让老年人和纳税人每年为一种尚未被证明有效的药物支付5.6万美元，这是不合情理的，医疗保险必须能够为处方药协商一个公平的价格。"

为什么要在本书的序言里讲这些问题呢？有两个含义：第一，佐证了AD的药物治疗，其路维艰，非常困难。18年过去了（从2003年算起），投入了那么多真金白银，却收获几无。而FDA之所以批准，从我们的角度看，是出自政治考虑。因为有这么多人已经是或者即将是AD，总得有药物提振一下，至少给家属一种安慰！至于专家们之所以反对，是出于现实及专业的考虑，效果不好，就不应该批准！对此，不加评议，只是借此彰显出药物防治AD，困难重重，但完全可以换一种方法及思路。第二，布来得森这个时候提供的方案，尤其彰显了其意义：我们说借助智慧（其中，包含有中国元素），具体地分类型、分层次、分环节地解决AD问题，同样可以取得疗效，甚至是显著疗效。布来得森的经验已体现这一点，我们的临床实践也佐证了这一点。别小看，即使新药勉强有效，AD患者每人每年5.6万美元，那是多大的代价呢？为什么不用简单的方法加以解决呢？也许，这还不是个简单的科学及技术问题，可能更大程度还涉及思维、文化及意识形态等问题，总之，这是深层次的观念问题。美国总共是3亿多人口，都扛不住，那么，在中国14亿多人口呢？反观我们以中医药为主纠治AD，月费用不过每人300～500元！因此，此书的实操技巧，完全可以借鉴。

最后，想介绍一下具体怎么借鉴此书经验，AD干预怎么进行等实操性问题。布来得森教授毕竟是美国专家，有着严格的纯生物医学训练，中国与美国、东方与西方之间，确实存在着文化差异，或者说异趣。在此，先讲两个故事。1994年，我组织了第一场东西方医学文化恳谈会。恳谈会在上海佘山召开，美国来了4位专家，国内来了20余位专家。恳谈会很成功，大家白天晚上都交流，非常热烈，不时碰撞出火花来。但我们也发现中美/东西方之间的差异。虽然谈论的是同样的学术话题，但是中美专家的思路、侧重点、角度、看法、立场等都不尽相同：中国学者喜欢粗线条地、大体把握地描述这类情况总体怎么样。而美国专家更多的是一个个的案例，非常具体细节化，具象到每一个问题都讲究定量。此后，交往增多，发现这类差异客观存在，无所谓对错。另一个感触很深的案例：某位定居欧洲的华人跟我聊起，他请好友到家吃饭，其中有"手撕包菜"。欧洲朋友觉得此菜非常好吃，请教他怎么做，他传授给这位朋友了。但隔几天朋友说不行，做不出那个味道，要他全盘传授。他照办，但过些天朋友还说不行，说肯定是关键环节没有传授，你一点点写下来，菜多少克，盐多少克，油多少克，温度是多少，什么时候放盐，等等！这回，轮到该华人傻眼了，只能让他夫人做，他在旁边称重及计时，图表清清晰晰，之后交给朋友。即使这样，朋友依样画葫芦仍不行，拷贝不了！这样的事，中国人可能当作笑谈，但的确折射出一种文化差异。笔者在这里强调这一点，就是因审阅此书有感而发——确实，认知障碍的发生发展，涉及很多环节及机制，有些是非常关键的，有些则不然。笔者临床诊疗，并不一定强调事事及每一细节都必须完美无缺，有时候，差不多也可以的！因为生物机体本身具有强大的调控能力，中医学有句经典语录——"有是证，用是药"，数千年屡试不爽，就包含有此类旨趣。而我们用中医药等综合干预AD，也奉行了这一原则。也许这也是中国特色之一吧！而笔者愿在最后谈论这些，是希望各位看官如果按图索骥时，完全不要被书中一些烦琐的细节、要点、指标等困扰，因为其中有些方法、药物、设备、指标等可能国内没有，但领悟其大意，掌握其核心，分门别类地一环节一环节纠治，且持之以恒，才是最重要的。我们的 AD 防治经验说明，如此干预，效果不错！

这也是读书及临床诊疗达到一定阶段后的一种升华及感悟吧！

相信《终结阿尔茨海默病实操手册》一书的需要者一定会开卷有益的。而且，遵照实施，既可以救助他人，也可以有益于自身，故乐以为序！

2021 年 7 月 1 日

序 言

大卫・帕尔马特

医学博士

《谷物大脑》作者

作于佛罗里达州那不勒斯

在通向未来的每一个十字路口，每一位怀有进步思想的人都会遇到千名守旧卫道士的堵截。

——莫里斯・梅特林克

医学实践领域还从未面临如此割裂的局面——医界对于阿尔茨海默病的治疗理念两极分化严重，还原论者与整体论者各执一词，相互争执不休。

还原论❶，这一哲学思想应用在医学领域时，其主旨是"通过极力探明疾病发生、发展的机制，并制订实施相应的干预治疗措施以治愈该疾患"。人类已将疾病发生、发展机制的探究，深化且细化到分子细胞学水平；同时，各种精准的干预治疗措施也陆续问世。毫无疑问，还原论是当今医学发展的主流。还原论拥趸们大力推崇勒内・笛卡儿，这位16世纪的法国哲学家正是还原论的思想鼻祖。笛卡儿在其传世名作《方法论》的

译者注：

❶ 还原论又称简化论，是一种哲学思想，认为复杂的系统、事物、现象可以通过将其化解为各部分之组合的方法，加以理解和描述。

第五部分中说道，世界不过是一座上紧了发条的精密钟表，只需将个中零件全数探查清楚，便可完全了解世界。显然，医学在历史上和当今的里程碑式的深刻进展，都可以视为对这种方法的奉献。

无论我们是说范·列文虎克用单透镜显微镜发现了微生物，还是对人类基因组的测序，西方医学都持续将此作为基础，即对组成部分越来越深入的研究，最终将建立治疗疾病方法的知识体系。

值得肯定的是，显微镜等的发明运用，引领了病理生理学的发展浪潮，并大幅提升了医学科学的发展水平，成效卓然。但一味地迷信医学还原论，化整为零的哲学原则必然导致"钻牛角尖"等现象的产生，不可避免地会造就出一大批单纯以检查结果为中心的疗法。简而言之，医学还原论支持单一疗法的思想，即认为现代医学研究的目标就是开发设计出一款针对单一作用靶点、单一发病机制的特效"魔弹"。

对此，哈佛大学医学院的安德鲁·安恩博士在一篇论文中探讨了医学还原论的局限性：

> 还原主义左右着医学发展史，并影响我们对于疾病预防诊疗方式。尽管医学还原论在现代医学中取得了巨大的成功，但是我们必须清晰意识到还原论的局限性，我们必须寻求一种新的思想方法来补充它。

就当下来看，AD的困境最能折射出医学还原论的局限与短板——人类花了数十年时间，深入研究该病的方方面面，花费了好几亿美元。在还原论指导下也确实发现或探明了许多重要机制，这些重要机制介导或参与了这一疾病的发生，影响了

550万美国人。但问题也偏偏出在这里，任何针对单一发病机制的药物治疗，都无法扭转 AD 的病程发展。

为了维护制药行业的"面子"，某些药物打出了"治愈" AD 的招牌，强行向美国人推广销售，乃至推向全球。这些药物可能会略微缓解阿尔茨海默病患者的表面症状，但患者却无法获得实际上的治疗收益。正如施耐德-贝里博士最近在知名期刊 *Neurology* 上发表的论调："尽管我们为探寻 AD 的治疗方法做出了巨大的科学努力，但至今仍然只有 5 种药物获准上市，且它们对症状的改善效果相当有限，无法扭转病程的发展。"

就在最近，一篇发表于《美国医学协会期刊》(*The Journal of the American Medical Association*) 的研究报告再次引起了人们对于"现有药物可能无效"的担忧。该论文不仅指出现有的 AD 常用药缺乏有效性，还发现这些药物的使用可能与认知功能的加速衰退有联系。

与还原论相反，整体论❶更注重探索"整片森林"，而不是其中的一棵树木。有一点必须厘清：整体论思想指导下的医学体系，绝对包含着深层次的科学探求依据，但在如何运用科学原理解决实际疾病方面，与还原论有着根本性差异。还原论者是在寻找一个"本垒打"式的解决方法（只是寻找一味特效药）；整体论者则认为，只要能起到积极作用，任何可用的选项

译者注：

❶ 整体论与还原论相反，整体论反对将系统性问题打碎，对其中的最基本构件进行理解和描述；整体论主张以整体观点来探察事物，并认为复杂系统、事物都是一个有机的整体，它不是基本构件的机械组合或简单相加；构件之间相互关联，构成了一个不可分割的整体；如果将构件从系统整体中单独抽离出来，对事物的描述就会变化失真。我国中医学中就蕴含了整体观念。

都可以实施采纳。

通过阅读后续正文，你很快就能发现，这套由布来得森博士创设的全球首套 AD 个性化干预程序的确是一种行之有效的疗法，而这套个性化程序正是基于整体观念。AD 是一种多因素致病的复杂性疾病，正是因为其复杂性，更需要多方位、多靶点、多措施的综合干预疗法，这也是个性化程序的优势所在。

"一遍又一遍地做着相同的事情，并期望能够取得不同的结果，这种行为被称为'精神错乱'。"虽然对这句话并不完全苟同，但还是让人联想到了那些固执地追求单一药物治愈阿尔茨海默病的人们。而布来得森博士对于现状的颠覆性创举，完全有可能是真正意义上的"终结阿尔茨海默病"。

理性，终会崛起。

2019 年 1 月

本书献给茉莉亚·格雷戈里

以及 ApoE4.Info 的三千多位用户们

你们积极践行二十一世纪的现代养生法

用自身实例

为全球十亿多的阿尔茨海默病潜在高风险患者带来希望

那就是阿尔茨海默病可防可逆

目 录

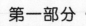

第一部分

世上最后一代阿尔茨海默病患者？

第 1 章

一种新的"疫苗"

> 仅仅知晓是不够的，我们必须应用；只有意愿
> 也是不够的，我们必须做到。
>
> ——列昂纳多·达·芬奇

阿尔茨海默病（Alzheimer's disease，AD），原本是一种罕见病。还记得脊髓灰质炎（小儿麻痹症）吗？还记得梅毒和麻风病吗？这些疾病曾经肆虐一时，就跟今天的阿尔茨海默病一样。而如今，还有几人患有脊髓灰质炎、梅毒或麻风病？曾几何时，"脊髓灰质炎"这5个大字让包括我母亲在内的许多人心生恐惧。这个疾病曾经在20世纪50年代肆虐，当时我还没到上学的年纪，我只记得，许多人毫无征兆地被病魔吞噬——死的死，瘫的瘫，苟活下来的人也只能依靠铁肺❶残喘。我还记得，当时有专家认为脊髓灰质炎病毒可能是由苍蝇携带的，所以母亲建议我尽量避开苍蝇——这对于小孩子而言可不是一件易事，毕竟我这个皮小孩最喜欢在草丛中、在操场上奔跑了！每每忆及此事，我心中总是感慨万分。

　　谢天谢地，后来脊髓灰质炎成了完全可用疫苗来预防的疾病，病魔不再肆虐，母亲也不再恐惧。而今天，我们也拥有了一种可以预防阿尔茨海默病的"疫苗"！不过，这种21世纪的

译者注：

❶ 铁肺由美国工程师菲利普·德林于1929年发明，当时用于维持因脊髓灰质炎而呼吸麻痹患者的生命。

"疫苗",与当年脊髓灰质炎疫苗有很大的区别。它不再采用注射的方式,而是"非注射(unjection)①"的。这款"疫苗"是一套个性化的程序,通过评估所有导致认知能力下降的关键诱因参数(从基因到人体微生物组,再到人体代谢物组,甚至还纳入了有毒有害环境的暴露量),使用计算机算法来准确识别所属的阿尔茨海默病分型(没错,阿尔茨海默病有许多分型,正确识别分型对于此病的防治至关重要),并制订出一套高度个性化的干预程序,从而达到预防并逆转的效果。比方说,你像半数美国人一样有胰岛素抵抗问题,那么你罹患阿尔茨海默病的风险就会上升,胰岛素抵抗就成为一个致病参数,你的个性化程序中需加入逆转胰岛素抵抗的相关干预策略。若你像许许多多的美国人那样,体内存在着无法识别的慢性感染性炎症,或是缺锌(全球有约 10 亿人缺锌)、缺乏维生素 D,那么你也将面临认知能力下降的风险,好在,这些都是可以识别并加以缓解的。又比如你被蜱虫叮咬后感染了伯氏疏螺旋体、巴贝斯虫或埃立克体等病菌;或是病毒感染(HHV-6❶和单纯疱疹病毒);抑或是受到了霉菌毒素(由霉菌释放出的毒素)的毒害,那么你认知能力下降的风险也会增加,而这些,也可以通过个性化干预程序来加以防治。最重要的是,如果你像 7500 万美国人那样,携带有阿尔茨海默病的易感基因,那么可以采用这套程序加以避免或解决,在过去几年中,我们已经发表了大量的这方面的成果。

作者注:
① 术语"unjection"已被辉瑞注册为商标。

译者注:
❶ HHV-6 即人类疱疹病毒-6,被认为与脑炎、癫痫和多发性硬化等神经疾病有关。

这，就是 21 世纪的阿尔茨海默病"疫苗"的模样——它没有注射针头，不含硫柳汞❶，也不存在致瘫的风险，但它在某些方面确实比传统疫苗更为有效。正如天花疫苗的全球接种计划一样，21 世纪的"疫苗"也应有一个全球性接种计划，根除的就是阿尔茨海默病、帕金森病、黄斑变性、心血管疾病、高血压、2 型糖尿病、癌症以及不断产生的慢性病。这些疾病本应该是——并且完全可以是罕见病，但是现在却成了影响我们健康的、无处不在的威胁性因素。

尼娜来寻求我的帮助，希望能够求得"预防阿尔茨海默病"的方法。据尼娜所述，她的外祖母 60 岁时患上了痴呆症，并且尼娜的母亲也在 55 岁时出现了认知能力下降的症状：她母亲难以遣词造句，组织语言很吃力，丧失了例如用手指头表示这样简单计算的能力。后来她母亲的病情不断恶化，被确诊患有阿尔茨海默病。尼娜万分迫切地想求得防病之法，尽量避免这些情况出现在自己身上。为此，她曾咨询过专家，得到的答复是："没有任何方法可以预防、逆转或延缓阿尔茨海默病。"

她和 7500 万美国人一样，携带了一种常见的阿尔茨海默病风险基因，即 ApoE4。她的 ApoE4 基因很可能是从她的母亲和外祖母那里遗传下来的，她还曾有过维生素 B_{12} 缺乏症和低维生素 D 症等病史。

虽然她找到我时只有 48 岁，基本上没有出现过认知障碍的症状，但她仍然认为自己的境况"很令人担忧"——她的 MoCA❷ 得

译者注：

❶ 硫柳汞是一种含汞化合物，被用作疫苗的防腐剂。

❷ MoCA 是蒙特利尔认知评估量表的缩写，是一个用来对认知功能异常进行快速筛查的评定工具。包括了注意与集中、执行功能、记忆、语言、视结构技能、抽象思维、计算和定向力 8 个认知领域的 11 个检查项目。

分非常低，该表满分 30 分，多数正常人的得分为 28～30 分，但是她只得了 23 分。量表得分显示她已经患有轻度认知衰退（MCI），这是阿尔茨海默病的先兆症状。为此，尼娜接受了额外的神经心理学测试，结果显示她确确实实患上了 MCI，她没能逃脱血脉的魔爪，走上了与母亲和外祖母一样的末路。

她随即施行了由本人和本人研究团队开发的 ReCODE（用于逆转认知衰退）个性化干预程序。几个月后她就有了巨大的变化，她说："直到现在我才意识到，我之前的认知能力是多么的糟糕！"她的 MoCA 评分上升到了 30 分，并且从那之后仍在持续进步。为此她特意给我发了一封电子邮件，里面写道："非常感谢您，让我有机会参加这个项目。您就是我的救命恩人，我将永远感激不尽。"

听完这个案例，你可能会想："尼娜的进步，是因为她处于认知能力下降的相对早期阶段。假如她患有中晚期阿尔茨海默病会怎么样呢?"

不要着急，且让我来给你讲一下克劳迪娅的故事。

克劳迪娅是一位 78 岁的女性，她患有认知衰退，并恶化成严重的阿尔茨海默病，她 MoCA 量表的评分是 0。除了偶尔从嘴里蹦出"是"或"否"之外，其他的话语一概说不出来。她无法骑自行车，无法自行穿脱衣物，也完全丧失了自主生活的能力。后来她接受了各项评估，并开始施行个性化程序，这套程序完全为她量身定制，针对她的所有致病因素进行精确纠治。在对克劳迪娅的病因评估过程中发现了许多之前从未诊断出的问题：她被霉菌毒素所毒害，并且存在胰岛素抵抗。

为她诊疗的医生是祛除生物毒素方面的专家玛丽·凯·罗斯博士，在玛丽博士的帮助下，她避免了与生物毒素的进一步接触，优化了身体的排毒功能并大刀阔斧地调整了饮食方案；与此同时，她开始使用各种营养补充剂。治疗过程中她的病情一度起伏变化，不稳定。但在坚持 4 个多月后，她开始有了改善——逐步恢复了说话能力，可以收发电子邮件，自己穿上简单服装，甚至能够重新骑上自行车或与丈夫跳舞！

她的丈夫在社交媒体中写道："今晚我们出去散步了，妻子认出了许多事物——包括夕阳照映下的粉红色云彩。后来，我们坐在一起聊天。我给她读每一篇博客文章，解释了一路走来她都发生了什么。她后来很有信心地说：'在我看来，我会过得很好的！我完全可以重新享受生活！'"

我不得不补充一点，克劳迪娅的案例是个例外，不是普遍情况。通常来说，启动干预程序的时间越早，获得积极结果的可能性就越大，疗效就越理想。尽管如此，正如克劳迪娅的案例所表明的那样，有些人甚至在病程发展到中晚期也可以表现出明显改善。而且，在以前，这种改善（哪怕是稍微改善）都是痴心妄想。

不要说过去，哪怕就在前几年，那些执迷于利用单个药物彻底治愈阿尔茨海默病的人们，也不敢想象居然有患者的病情真的能被逆转。

让我们回到尼娜这里。尼娜目前仍在使用这一 21 世纪的"疫苗"，积极贯彻防病之道，并且现在仍然保持健康。但是，我得说，这套个性化干预程序不仅仅只是防病之道，它还可以逆转早期的病变，这是旧式的注射式疫苗所达不到的。除了防病与早期逆转，它还具备在任何年龄段增加智力与认知能力的养生功效，真正做到"全生命周期下呵护认知健康"。不管你是80 岁的耄耋老人、40 岁的不惑中年人，还是 20 岁的弱冠青年，这套个性化程序都能增强你的认知能力、提升注意力与工作效

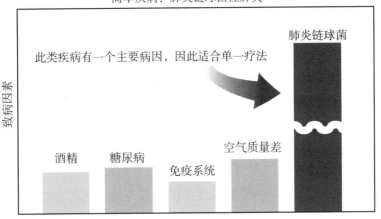

简单疾病：肺炎链球菌性肺炎

致病因素

此类疾病有一个主要病因，因此适合单一疗法

肺炎链球菌

酒精　糖尿病　免疫系统　空气质量差

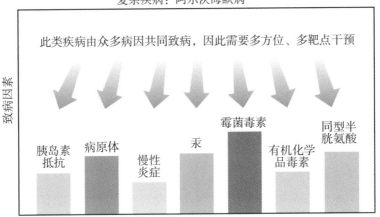

复杂疾病：阿尔茨海默病

致病因素

此类疾病由众多病因共同致病，因此需要多方位、多靶点干预

胰岛素抵抗　病原体　慢性炎症　汞　霉菌毒素　有机化学品毒素　同型半胱氨酸

图1-1　简单疾病与复杂疾病之间的对比。简单疾病或许也存在着多个病因，但是导致疾病发生的是一个决定性的因素，因此单用一味特效药，比如青霉素，往往就能奏效。与之相对的，复杂疾病往往由多种因素共同致病，并不存在决定性的单一因素，所以单一疗法效果不彰，唯有运用精准的系统疗法，甄别出多个病因，并多方位、多靶点干预才能取得更好的疗效

率、加强记忆力并改善语言功能。

尼娜的案例给我们上了一课：认知障碍往往会悄无声息地找上你，而你却毫无察觉。被誉为"20世纪下半叶爱因斯坦"的诺贝尔奖获得者理查德·费曼，就患上了认知障碍，结果发

现是由硬脑膜下血肿❶引起的。把脑中的血肿清除后，他又恢复了往日的睿智，此时他方才醒悟：原来人对于自身认知能力的感知居然如此迟钝，唯有恢复睿智之时才能充分感受到患病时的愚钝！阿尔茨海默病也是一样的道理，它像蟒蛇一样缠上你，悄无声息，慢慢地挤压你，使你窒息，而你却不知不觉……哪怕是医生也难以窥得这一狡猾疾病的蛛丝马迹，而等到你发现自己病魔缠身之时，已经太晚了，疾病的进展又迈上了一个新台阶。

好消息是，这种复杂的慢性疾病有一致命弱点，它在发病之前往往会有警示性的先兆症状出现，并且它需要数年的时间才能"窒息"我们，这给了我们充足的时间来预防它。我们只需密切留意先兆症状。

坏消息是，现在根本就没人真正地在做预防工作。

不会吧！？全球业已在认知健康的预防工作方面花销了数万亿美元，拯救了无数人的生命，让痴呆症不至于变成一种"绝症"，并且救助了众多家庭，使其免受瘫痪痴呆患者的照护之苦——做了这么多，你居然说"没人真正地在做预防工作"。这怎么可能呢？

这着实是一出悲剧，现在确实没人在认真做预防工作，都只是表面功夫，理由如下。

一方面是美国医疗机构的经营者消极怠工，"为什么我要顺水推舟，帮助我的竞争对手呢？绝大多数患者又不可能一辈子在我这里就诊，迟早会跑到其他医疗机构去的，我要是尽心尽力把患者的预防工作做好了，岂不是便宜了下家？我才不干这

译者注：

❶ 硬脑膜下血肿指的是颅内出血后血液凝聚在硬膜下隙，通常继发于颅脑外伤，临床症状表现为头痛、记忆力减退、智力迟缓、精神失常和视物模糊等。

种亏本买卖呢!"这些贪婪的家伙始终没有意识到,真正的敌人是疾病,而不是同业竞争对手! 这些家伙真是可憎,想象一下他们的嘴脸吧,他们一边喝着昂贵的咖啡,一边心里打着算盘,殊不知他们的这一决定会毁掉数以千计家庭的幸福,目的只是多赚几张钞票! 这种伤天害理的事,我觉得大多数人是干不出来的。

他们犯下的过错,除此之外还有:把医生的问诊时间限制在 7 分钟以内;关键的检查项目不给报销;尽量减少检查频次以增加利润;不给医生培训最新的疗法。最后一点影响深远,正如当年美国一位德高望重的医学院院长告诉我的那样,他情感上非常愿意向医学生们教授最新的疗法,但是除非所有的临床医生都认可它们,否则他就没有办法把这些新疗法写进教科书里。而临床医生们自然不会认可新疗法啊,因为他们当年所使用的教科书里压根就没有这些内容! 这简直就是当代的"第二十二条军规悖论"❶。所以,正当硅谷掀起科技革命,引领人类走向 21 世纪之时,这些短视的医疗机构却把我们领回到 19世纪……

几年前的某期《周六夜现场》(*Saturday Night Live*)有一个搞笑的小品,讽刺了美国航空公司,节目中一条标语让我忍俊不禁:"美国航空——我们从每一起坠机事故中吸取经验!"这个创意着实有趣,航空公司没有把精力放在防止坠机上,而是从坠机事故中吸取经验——黑色幽默——但把这笑话套在当今美国的医疗体制上毫不过分。我们现在明明有充分的能力来

译者注:

❶ 第二十二条军规悖论(Catch-22)指的是第二次世界大战时美国空军军规,其第二十二条规定,只有疯子才能获准免于飞行任务,但必须由本人提出申请;但你一旦提出申请,恰好证明了你是一个正常人,还是不能免于飞行任务。

预防认知衰退，却不去做，等"受害者"们纷纷发病了我们再去吸取经验又有什么意义呢？呃，好吧，"受害者"一词有点激进了，我指的是患者……但是我得说，我们必须将真正的预防工作加入到正规诊疗流程中，这样做不仅可以保护美国公民的认知健康，还可以防止我们的医保体系被大量痴呆患者拖垮。

因此，如果美国的医生再不采取适当的检查来预测并防止患者的认知障碍，没能采取正确的方法来预防它，那么我们之中相当一部分人，大约是4500万美国人将难逃阿尔茨海默病的魔爪，并且，该病已经变成了全美第三大致死原因[1]。

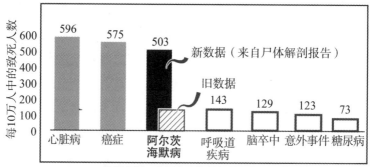

数据来源：美国疾病控制与预防中心、美国神经疾病学会

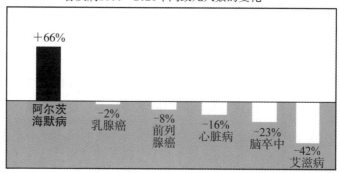

数据来源：alz.org

图1-2　阿尔茨海默病现今是美国第三大致死原因。癌症与心脏病等常见疾病的死亡率逐年下降，阿尔茨海默病的死亡率却在飙升

请想象这样一幅画面，你去汽修店修车，修车师傅说："哦，我知道你这车什么毛病，这毛病我一天到晚都能看到，这毛病叫汽车坏了综合征，上了年头的车都容易犯，但是我不晓得为什么会出这毛病，也没法修，你的车子完蛋啦！"这景象正是当今阿尔茨海默病诊疗领域的现实，你出现了认知衰退症状，跑去求助专家，专家说："哦，这是阿尔茨海默病。"你一拍大腿，再问专家，能不能开具几项检查来确定病因，得到的回答却是："不行啊，我们没法做这些检查——做了这些检查我就要亏钱啦。"

有鉴于此，我建议，正如众所周知的年过 50 岁要去做肠镜检查一样，超过 45 岁的人应该去做"认知镜"检查，认知镜检查包括一组血液检查和简易的在线认知评估。这样方能知晓自身的认知健康状况，也能有足够的方式方法来预防它——唯有这样，才能切实将阿尔茨海默病变成一种罕见疾病，而它本就应该是一种罕见疾病。

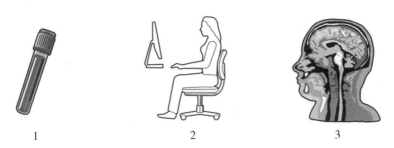

1   2   3

图 1-3 "认知镜"由一组血液检查、简易在线认知评估检查（只需 30 分钟）和磁共振检查组成（无症状者可以不做磁共振，但是只要出现丝毫认知障碍症状，就强烈建议你做一下）

现在让我们来一睹阿尔茨海默病的全貌吧。我们该如何真正阐明它，为什么该病如此普遍，最重要的是，我们该如何预防它并真正逆转认知衰退。个性化程序的成功，离不开本人及实验室同事长达 30 年的辛苦研究，并且我们业已帮助了几百位患者[2]。在 2011 年，我们打算开展首项阿尔茨海默病的随机对照临床试验；先前的实验室研究结果已经表明，针对单一靶点、单一发病机制的单一疗法疗效不彰，而唯有评估并弄准数十种病症组成才能锁定该病的潜在驱动因素。不幸的是，那项计划开展的临床研究被伦理审查委员会（IRB）给否决了，原因是他们认为该研究过于复杂，并且不符合药物临床试验的标准，通常每个临床试验只会评估单个药物或疗法的有效性，而我需要评估几十个。对此，我向他们申诉说，阿尔茨海默病可不是一种单因素致病的简单疾病，因此既往的单一药物临床试验标准并不适用于本病。不幸的是，我的申诉全部石沉大海。

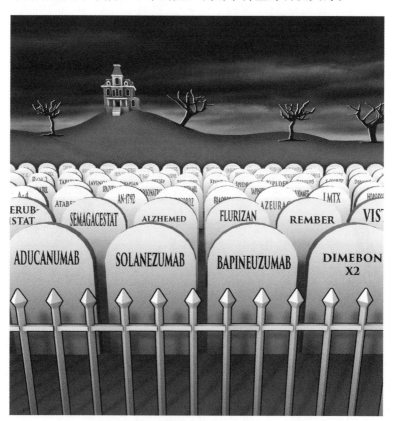

图 1-4　单一疗法治疗阿尔茨海默病被反复证明是不可行的——失败了 400 多次，以至于人们现在已经不苛求完全治愈阿尔茨海默病了，只要能维持病情不恶化，就算作是"成功"

为什么我们的实验室研究会"另辟蹊径"呢?因为经过多年的基础研究,我们对于阿尔茨海默病的诊疗方法论发生了巨大的转变,我们意识到"银弹❶"是行不通的,"银质霰弹❷"才是正解。

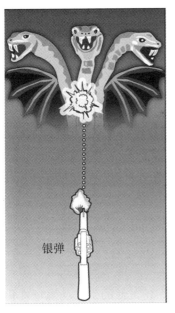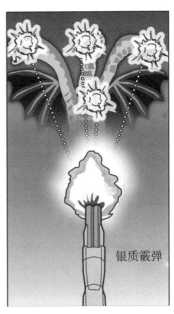

图1-5 事实证明"银弹"策略已经失败了,而"银质霰弹"策略已经取得了初步成功

下面介绍个性化干预程序的工作原理。阿尔茨海默病的致病机制至今未能探得全貌,因此医学界提出了许多理论假说,有氧化自由基假说、钙铝离子失衡假说、汞中毒假说、淀粉样

译者注:

❶ 银弹原指纯银或镀银子弹。欧洲民间传说中,银弹往往具有驱魔神效,是针对狼人等超自然怪物的特效武器。此处隐喻为具有杀手锏、最强杀招等极具特效性的解决方法。

❷ 霰弹又称"散弹",是一颗大口径霰弹中包含了众多小的弹丸,因此杀伤面更广、杀伤效果更强。作者此处所述的"银质霰弹"是相对于"银弹"来说的,意思是我们不能只针对一个点,而要多点、多方位、多因素干预。

蛋白与 tau 蛋白异常沉积假说、大脑糖尿病（即"3 型糖尿病"）假说、细胞膜损伤或线粒体（细胞的供能中心）损伤假说以及大脑衰老，等等。但是事实证明，没有任何一个单一疗法，即针对上述任一理论假说的治疗手段，能取得有意义的治疗效果。医学界已经在单一疗法上花费了数十亿美元，做了海量的临床试验与药物开发，全部以失败而告终。

　　而我们的实验室也发现了一个致病机制，其对于阿尔茨海默病的防治意义重大：阿尔茨海默病的核心是一个被称作 APP 的"开关"，APP❶是淀粉样前体蛋白（amyloid precursor protein）的缩写，它从神经元（特别是突触附近的神经元）中生长而出。APP 的应答有两条路径，这两条路径截然不同，取决于大脑的生物化学环境。这一点很好理解，想象你自己是"大脑国"的总统，国家运转稳定，国库充裕，没有战争，没有失控的通货膨胀，没有环境污染，正是一个建设并维护国家基础设施的好时机！于是你发出号令，修建新的道路与建筑，国家内部的联系也越发紧密。只要你维持好大脑的生化环境、优化好营养素水平、保持激素水平稳定、充足的脑生长因子（如同国库充裕）、没有慢性的炎症（如同没有战争）、没有胰岛素抵抗（如同没有环境污染），那么此时你的大脑就能像刚才举例的"大脑国"一样，一派繁荣与祥和。在这样的环境下，你的 APP 被一种叫作"蛋白酶"的"分子剪刀"切割开，此时的切割位置被称为 α 位点，结果会产生两个肽片段：可溶性淀粉样前体蛋白 α（sAPP-α）和端肽链片段 α（CTF-α），这两个肽片段能起到对大脑有益的功效，它们可以保持突触的连接性，并

译者注：────────────────────────

❶ 目前普遍认为 β 淀粉样蛋白是阿尔茨海默病的主要病理因素，APP 是 β 淀粉样蛋白的前体蛋白，是一种广泛存在于全身诸多组织细胞膜上的跨膜糖蛋白，会被切割成许多不同的片段，每个片段都有不同的功能。

组织神经元的自我凋亡程序，简而言之，是可以抵抗老年期痴呆的肽。

有好就有坏，现在请你再想象另外一幅景象，你现在还是"大脑国"的总统，但是形势完全变了。国库大幅亏空，无力维持道路基建；侵略者越过国境，为此你不得不动用汽油弹来攻击敌军；国内恶性通货膨胀难以抑制，民不聊生；战争与通货膨胀让国库雪上加霜；基建破败导致环境大幅污染，国家一片衰败。这就是你患上阿尔茨海默病后，大脑的破败之态！经年累月的认知能力下降，最后演化成了完全的阿尔茨海默病：营养素缺乏、激素水平失调、脑生长因子缺失；病原微生物与炎症因子同淀粉样蛋白在脑中大开战端，互相投掷汽油弹，毁伤神经细胞[3]；胰岛素抵抗导致胰岛素无法发挥出应有的效能（胰岛素起到支持神经细胞的效果，对于脑细胞的生长与存活有重要意义）；各种致痴毒素也荼毒着大脑。在这样衰败的环境下，APP 也走上了另一条相反的道路，它仍旧被剪刀所切割，只是切割位置不再是 α 位点，而变成了 3 个"坏位点"❶，沿着这 3 个位置切割能切出 4 个肽片段：sAPPβ（可溶性淀粉样前体蛋白）、Jcasp、C31 和 β 淀粉样蛋白（Aβ）。这 4 个肽片段均参与并介导了阿尔茨海默病的病理机制，如脑神经突触的损毁、神经元间的联通部分萎缩，同时也激活了神经元的自我凋亡程序。

现在让我们再一次回到"大脑国"，请想象，你第三度坐上了总统之位（是的，你确实能够做 3 届总统，毕竟这是你自己的大脑啊！❷），但是你的国家分裂成了南北两块，你可以在两个国家的总统之位中选择一个，你会怎么选呢？

译者注：

❶ 这些切点被称为 β 位点、γ 位点和半胱天冬酶位点。
❷ 美国宪法规定，总统最多连任两届。

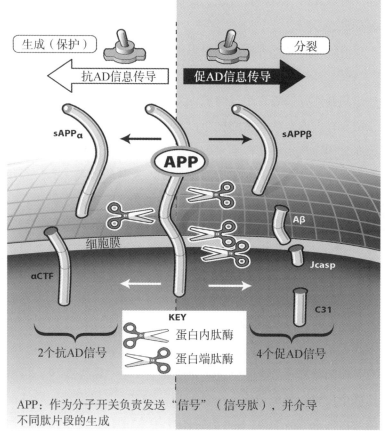

图 1-6　APP（淀粉样前体蛋白）是一个分子开关，它可以在 1 个好位点上被切割，产生 2 个抗 AD 的片段；或在 3 个坏位点上被切割，产生 4 个促 AD 的片段

　　"北大脑国"是一个好战的国家，倾向于将全国的资源用于防御和进攻；而"南大脑国"则是一个和平的国家，热衷于科学技术的研究与内部开发。南北两国的治国理念各有各的优缺点，就如同你的遗传基因一样，不同的遗传信息，招致不同的性格、行为模式，罹患阿尔茨海默病的风险也全然不同。虽然与阿尔茨海默病患病风险相关联的基因有数十个，但最常见也最重要的一个基因是 ApoE，即载脂蛋白 E。

　　人类继承了两份 ApoE 的副本，一份继承自母亲，另一份继承自父亲，所以会出现以下 3 种情况：要么完全不携带 ApoE4（ApoE 的高危等位基因，增加患病风险），要么只携带一份，要么携带两份 ApoE4。近乎 3/4 的美国人——2.4 亿人，完全不携带 ApoE4（大部分人都是 ApoE3/3 型，携带两份 ApoE3 等位基因），这部分人患上阿尔茨海默病的风险只有 9%。然而，剩下的约 1/4 的美国人——约 7500 万人，携带一份 ApoE4，导致患病风险上升至 30%。最后还有很少一部分人——大约 700 万人，占美国总人口数的 2%，他们携带两份 ApoE4，患病风险超过 50%！在本书的第二部分，你将会听到茱莉亚的故事，她携带两份 ApoE4，并且饱受认知能力衰退的困扰，但她成功地运用个性化程序，最终挺了过来。

我们继续之前的话题。如果你携带了 ApoE4，意味着你成为"北大脑国"的总统，你将会把所有资源都用于抵御外来侵略者上。研究证明，我们这些 ApoE4 携带者，抵御外界寄生虫与外伤感染的能力要稍强些。事实上有人提出，正是我们抵抗外部病原体的能力较强，我们的祖先才得以顺利存活，并把 ApoE4 传递给后代。在远古时期，早期的原始直立人赤脚在草原上生活，足部受伤概率大，因此外伤感染抗性强无疑对于生存是有益的。截至 22 万年前，人类先祖全部都是 ApoE4/4 型——换句话来说，当今 96% 的现代人都是发生了变异的原始人类的后代，他们的 ApoE4 变异成了 ApoE3。ApoE4 基因在远古时期是有益的，因为它对于食用生肉和外伤感染有抗性，但是它也加重了我们体内的炎性反应，长期慢性的炎症状态会大幅增加阿尔茨海默病与心脏病的风险。

若你并不携带 ApoE4 基因，那你就是"南大脑国"的统治者——你把国家的资源投向了科研与内部发展（意思是你身体内的炎性反应更低、代谢功能更为高效，寿命更长）。简而言之，ApoE3/3 型的人们虽然更容易受到外界病原体的侵袭，但是他们罹患阿尔茨海默病与心脏病的风险更低，而随着人类卫生水平的持续进步，实质上外界病原体与外伤的不利因素已经被大大消除了，所以这部分人的寿命明显更长。

其实阿尔茨海默病究其本质，是对于这一系列致病因素的保护性反应：致病微生物与炎症，胰岛素抵抗，毒素，营养素与脑生长因子的缺乏，这些因素纷纷侵袭大脑，于是大脑自发性地"撤退"了，阿尔茨海默病其实是一种"保护性的退缩程序"，而认知能力衰退只是这一"撤退"行为的连带杀伤。

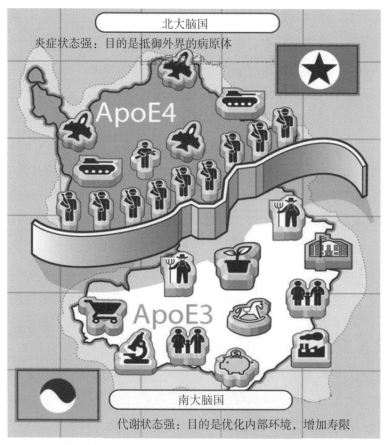

图 1-7 北大脑国 vs 南大脑国。北大脑国将重心放在抵御外敌上，对应 ApoE4 基因携带者；而南大脑国则致力于内部的建设与科研开发，对应非 ApoE4 基因携带者

我们最近发表了一篇医学论文，文中涉及近百位患者，有些患者确诊为阿尔茨海默病，有些则处于病前期，所有的受试者都取得了不同程度的改善，并且这些改善均可量化[4]。他们不仅仅是认知能力得到了改善，其中一些患者还接受了定量脑电图（quantitative EEG）① 的前后对照检查，经治疗后有明显改善；还有部分患者接受了磁共振的前后对照检查，也发现经治疗后脑萎缩的症状得到了有效逆转。当然，我的意思不是说个性化程序百试百灵，对每个人都有效，事实并非如此。我主要还是想表明，我们正在持续改进个性化干预程序，并且已经让越来越多的患者受益！

那么究竟该如何将这些概念转化为我们每个人都可以使用的操作规程呢？这正是本书的全部内容所在。你应该仔细阅读所有的关键信息，以此制订出一套高度个性化、高度针对性的干预程序来增强自身的认知能力。不管你是与医生、健康教练一起合作，还是自己单打独斗，这本操作规程都可以帮助到你。

在我的前一本书《终结阿尔茨海默病》中，我简要概述了ReCODE 个性化干预程序的研究基础，并提及了第一版ReCODE 所获得的成功。自从 2012 年第一位患者开始使用该程序以来，已经过去了 8 年，这期间我们夯实了背景知识，并且延伸出了更多的优化手段。我们业已培训了来自全美及其他10 个国家的 1500 多名医生；《终结阿尔茨海默病》也被翻译成31 种文字，将诊疗理念传播至全球；另外我们也收到了来自世界各地的 40 000 多个咨询评论。其中人们呼声最高的问题，就是希望我们可以提供个性化程序的详细操作规程与更新内容。为此我们推出了本书！本书包括详细的操作规程、相关网站、

作者注：

① 定量脑电图是一种检测脑电波速度的检查手段，痴呆症患者的脑电波波速通常较慢。

可用资源、最新研究进展，所有内容都旨在为你提供最佳的认知能力养护指导！我们的目标是减轻全球痴呆症的病荷负担，并帮助那些尚未患病的人们提高认知健康水平，预防痴呆症的发生。

让我们先从基础部分开始吧！如果时下你正饱受认知能力衰退之苦，或是自认为身处认知障碍的风险之中，抑或只是单纯地想优化认知能力与提升智力，首先一点就是正确识别出潜在的致病因素：

• 你有慢性的炎症吗　这一点非常容易检查，你需要获取hs-CRP（超敏 C 反应蛋白）的数值；白蛋白与球蛋白比值（A/G）也能告诉你一些信息。如果慢性炎症确实存在，你应当查明，为什么炎症仍然存在？是什么原因引起的炎症？这两点至关重要，唯有排除病因，方能一劳永逸地解决炎症问题。请务必当心——有些炎症会表现出明显的症状，比如关节炎等；但是有些慢性炎症没有明显的症状表现。慢性炎症的最大病因之一就是"肠漏"——肠壁通透性过强，导致肠道中的细菌、病毒等微生物泄漏出来，进入血液循环系统从而导致迁延难愈的慢性炎症。另一个常见的病因是代谢综合征，此病由高血压、高脂血症、糖尿病等常见慢性病组合而成[5]。第三个病因是口腔疾病——牙周炎（牙齿周边组织的炎症）或牙龈炎（牙龈部位的炎症）。

• 你有胰岛素抵抗的问题吗　这个问题也很容易检查，只需通过检查空腹胰岛素水平即可，糖化血红蛋白与空腹血糖指标也有一定参考意义。如果你有糖尿病家族史，最好再增加一项口服葡萄糖耐量测试，这一检查项目精准度最高。

• 你体内营养素、激素与生长因子的水平是否稳定　简单的血液检查就可以准确测定其中的大部分，例如维生素 B_{12}、维生素 D、同型半胱氨酸与游离 T_3 等，以上指标都包含在"认知镜检查"组合中，并且我们推荐每个超过 45 岁的人都应该去做一套。至于生长因子，当下还没有很好的检查项目来对其进行计量，但我们却有方法来提升它们。最后我提一句，夜间的氧饱和度与夜间血糖不能跌得太低，为此你需要一些设备来监测，详情请参阅第 18 章相关内容。

表 1-1 列出了各种营养素、激素和致痴毒素的目标值。医生可能会根据你的症状与监测结果增加其他测试。

表 1-1　认知能力相关生化测试

项目	关键测试	目标值	评论
炎症和血管相关	超敏 C 反应蛋白	<0.9 mg/dL	全身性炎症
	空腹胰岛素	$3.48\sim5$ μU/L*	糖毒性和胰岛素抵抗标记
	空腹血糖	$4\sim5$ mmol/L	
	糖化血红蛋白	$4.0\%\sim5.3\%$	
	稳态模型评估胰岛素抵抗指数（HOMA-IR）	<1.2	
	体重指数（BMI）	$18.5\sim25$	体重(kg)/身高(m)^2
	腰臀比（女）	<0.85	
	腰臀比（男）	<0.9	
	同型半胱氨酸	$\leqslant7$ μmol/L	反映甲基化与炎症水平，反映身体排毒能力
	维生素 B$_6$	$25\sim50$ μg/L（PP）	改善甲基化，降低同型半胱氨酸水平
	维生素 B$_9$（叶酸）	$10\sim25$ ng/mL	
	维生素 B$_{12}$	$500\sim1500$ pg/mL	
	维生素 C	$1.3\sim2.5$ mg/dL	
	维生素 D	$50\sim80$ ng/mL	
	维生素 E	$12\sim20$ mg/L	
	Ω-6 与 Ω-3 的比例	$1:1$ 至 $4:1$（注意 $<0.5:1$ 可能与出血倾向有关）	Ω-6 致炎，Ω-3 抗炎，这两者比值反映炎症状态

项目	关键测试	目标值	评论
	Ω-3 指数	≥10%（携带有 ApoE4）	具有抗炎功效的 Ω-3脂肪酸的含量
		8%～10%（不携带有 ApoE4）	
	AA 与 EPA 的比值（花生四烯酸与二十碳五烯酸比率）	<3∶1	致炎性 AA 与抗炎性 EPA 的比值，这两者比值反映炎症状态
	A/G 比值（白蛋白与球蛋白比）	≥1.8∶1	炎症、肝脏健康和淀粉样蛋白清除率的标志
	白蛋白	4.5～5.4 g/dL	
	低密度脂蛋白-P	700～1200 mmol/L	低密度脂蛋白-P 是低密度脂蛋白颗粒数
	小而密低密度脂蛋白	<28 mg/dL	
	氧化低密度脂蛋白	<60 ng/mL	
	总胆固醇	150～200 mg/dL	
	高密度脂蛋白(HDL)	>50 mg/dL	
	甘油三酯（TG）	<150 mg/dL	
	TG 与 HDL 比值	<1.1	
	辅酶 Q10	1.1～2.2 μg/mL	受胆固醇水平影响
	谷胱甘肽	>250 μg/mL（>814 μM）	谷胱甘肽是人体的主要抗氧化剂和解毒剂
	肠漏，血脑屏障渗漏，麸质蛋白敏感性，自体抗原	阴性	
矿物质	红细胞-镁	5.2～6.5 mg/dL	精准度优于血清镁
	铜	90～110 μg/dL	
	锌	90～110 μg/dL	
	硒	110～150 μg/mL	
	钾	4.5～5.5 mmol/L	

项目	关键测试	目标值	评论
营养素	维生素 D	50～80 ng/mL	（25OH-D$_3$）
	雌二醇	50～250 pg/mL	仅限妇女；取决于不同年龄
	孕酮	1～20 pg/mL（P）	
	孕烯醇酮	100～250 ng/dL	取决于不同年龄
	皮质醇	10～18 μg/dL	
	DHEA-S（女）	100～380 μg/dL	
	DHEA-S（男）	150～500 μg/dL	
	总睾酮	500～1000 ng/dL	男性；取决于不同年龄
	游离睾酮	18～26 pg/mL	
	游离 T$_3$	3.2～4.2 pg/mL	mIU/L＝μIU/mL
	游离 T$_4$	1.3～1.8 pg/mL	
	血清反 T$_3$	<20 pg/mL	
	TSH	<2.0 mIU/L	
	游离 T$_3$ 与血清反 T$_3$ 比值	>0.02∶1	
	抗甲状腺球蛋白抗体	阴性	
	抗甲状腺过氧化物酶（Anti-TPO）	阴性	
与毒素有关	汞	<5 μg/L	重金属毒素
	铅	<2 μg/dL	
	砷	<7 μg/L	
	镉	<2.5 μg/dL	
	汞三重测试	<第 50 个百分位	头发，血，尿液
	有机毒素（尿液）	阴性	苯，甲苯等
	草甘膦（尿液）	<1.0 μg/g 肌酐	除草剂
	铜锌比	（0.8～1.2）∶1	与高痴呆症发病风险有关

续表 3

项目	关键测试	目标值	评论
	C4a	<2830 ng/mL	与炎性反应有关
	TGF-β_1	<2380 pg/mL	
	MMP-9	85~332 ng/mL	
	MSH	35~81 pg/mL	
	泌尿道霉菌毒素	阴性	诱因可能包括吸入、摄入和感染
	BUN	<20 mg/dL	反映肾功能
	肌酐	<1.0 mg/dL	
	AST	<25 U/L	反映肝脏功能
	ALT	<25 U/L	
	VCS（视觉对比敏感度检查）	通过	若不通过，说明受到生物毒素侵袭
	霉变指数（ERMI）	<2	建筑物的霉变指数
	HERTSMI-2 试验	<11	最具毒性的霉菌
病原体相关	CD57 糖蛋白	60~360 个细胞/μL	与莱姆病有关
	多重抗生素耐药凝固酶（MARCoNS）	阴性	
	蜱虫病原体抗体	阴性	伯氏疏螺旋体，巴贝斯虫，巴尔通体，埃立克体，无形体
	各类疱疹病毒抗体	阴性	包括：HSV-1（单纯疱疹病毒 1）、HSV-2（单纯疱疹病毒 2）、HHV-6〔人类疱疹病毒（A 和 B）〕、VZV（水痘-带状疱疹病毒）、EBV（EB 病毒）、CMV（巨细胞病毒）

项目	关键测试	目标值	评论
神经生理学	定量脑电图上的峰值α频率	8.9～11 Hz	随着认知能力的下降而减慢；有助于跟踪进展
	脑诱发电位检查中的P300b	<450 ms	振幅延长意味着认知衰退，该项检查也可用于病情随访
其他测试	MoCA（蒙特利尔认知评估量表）	28～30分	
	夜间血氧饱和度（SpO₂）	96％～98％	可能受到高海拔影响
	AHI（呼吸暂停低通气指数）	<5 次/h	>5 提示睡眠呼吸暂停
	口腔 DNA 测试	病原体阴性	牙龈卟啉单胞菌、齿垢密螺旋体等
	粪便分析	没有病原体或肠道菌群失调	
	CD4 淋巴细胞功能检测	≥525 ng/mL	提示适应性免疫系统的功能

注：＊对于那些胰岛素敏感性较高的人而言，如果空腹血糖<5.0 mmol/L，那么空腹胰岛素<3.0 μU/L 也是正常的。

● 你是否感染了特定的病原体　病原微生物会导致大脑启动免疫反应，生成淀粉样蛋白，从而诱发 AD。这些病原体可能是以伯氏疏螺旋体为代表的螺旋体（螺旋形的细菌，最知名的是梅毒螺旋体）；或是疱疹病毒（尤其是 HSV-1 和 HHV-6A）；也可能是寄生虫，例如巴贝虫（疟原虫的亲戚，由蜱虫叮咬传播至人体）；抑或是牙龈卟啉单胞菌等口腔细菌。这些病原体藏在脑内的淀粉样斑块之中，虽然无法用简易方法检出，但是血液检查却可以查出它们的踪迹，并且根据检查结果确定相应的病因。

● 你的免疫功能是否正常　如果你的免疫系统出了问题，那么身体就会很容易受到外界致病微生物与毒素的侵袭，这些"外敌"会上溯至大脑，大脑会产生淀粉样蛋白来保护自己，而这些淀粉样蛋白与痴呆症有着深远的联系。因此测试免疫功能尤为重要，一些简单的血液检查就可以做到。

萝拉是一位58岁的女性，因为抑郁症的缘故，她在过去6年里逐步丧失了整理、计算、遣词造句与阅读的能力。相关检测：MoCA量表得分为0，磁共振（MRI）结果显示大范围脑萎缩，因此被确诊为阿尔茨海默病。基因测试结果她并不携带ApoE4，CD4淋巴细胞功能检测测试的结果为206 ng/mL（正常值为525 ng/mL以上）。另外其尿液中发现有超高水平的赭曲霉毒素A、玉米赤霉烯酮（又称F-2毒素）与霉酚酸，这些毒素的水平比正常值高出了25～100倍！

● 你是否接触了致痴毒素　汞和霉菌毒素是生活中比较常见的致痴毒素，一般来说尿液检查与血液检查能够检查出来，将这些毒素全数清除，对于认知能力而言非常有益。

有好几种方法可以获得这些检查项目：你可以找医生来开具化验单检查，接受过ReCODE个性化程序培训的医生会非常乐意帮助你；你也可以在MyRecodeReport.com网站上邮购检查套餐。你一旦了解了致病因素，就能够一个个对付它们。在接下来第2章中，我将详细描述如何应对导致认知能力下降的因素，并在第3章向大家分享我们在运用ReCODE治疗患者的过程中所学到的关键要点。

难以忽视的真相

> 平庸者只擅长于一种努力，即只会保护自己的
> 利益。
>
> ——R.F. 罗伯特

著名的篮球教练、球员和执行长帕特·莱利（Pat Riley）鼓励他的球员要抱着以下心态参加比赛："想象你的头在水底下，除非你获胜，否则你就不能再呼吸。"这确实是一种生存动机！这也是我们必须对阿尔茨海默病以及整个神经退行性疾病所持有的态度——它们都是无法治愈的绝症！如果我们不把它视为威胁社会的紧急情况，到 2050 年，我们将看到有1300 万美国人患有痴呆症！该病将使他们的家庭破裂，医疗保险无力支付，全球痴呆症负担将高达数万亿美元。不过，我们现有的"防治标准"是在不明确阿尔茨海默病诱因的情况下所制定的；而且，往往只是把治疗限定在一两种可能有效的药物上，且拒绝其他针对性的治疗方案，拒绝多维度、多层次的临床治疗试验，并一次又一次地重复着同样陈旧无效的方法。那么，创新在哪里？灵感在哪里？或许，我们也需要帕特·莱利置之死地而后生式的鼓励！

因此，请不要担心你是否需要接受这些测试，把测试名单带给医生，他或她或许还会对此表示怀疑。在你找到医生要求做这些测试时，如果他或她带着一种无所不知的微笑或不屑一顾的表情时，你千万别感到惊讶。正如人们惯常所说的那

样——"专家就是不想让别人告诉他专业领域内任何东西的人。"这种处理认知能力下降的个性化疗法是21世纪的方法，绝大多数医生还没有实践过。正如一位神经科医生所说的："我不会去做这些测试，因为我不知道如何解释它们。"另一位医生也说："这些测试不能证明你是否患有阿尔茨海默病。"事实上，这些检测方法能告诉你为什么你的认知能力会下降（或为什么会有下降的风险），即诱因是什么。而确定"为什么"对防范AD来说是至为关键的。多数已罹患了AD的人，或患有轻度认知衰退（MCI）或主观认知衰退（SCI，在MCI之前，常自我感觉到认知有所退化，但检测尚无明确证据者，被称为主观认知衰退）的人，他们原来具有10～25个诱因，这些诱因都可以在下列测试中被甄别出来。而且，甄别出来的每一个诱因都是可以进行治疗纠正的。

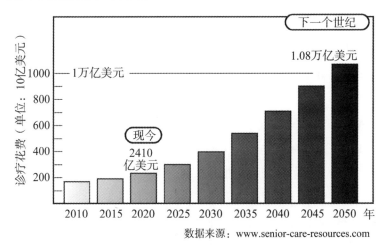

数据来源：www.senior-care-resources.com

图2-1　阿尔茨海默病的防治成本正在以惊人的速度上升

因此，我们在这里总结一下治疗和预防计划，然后在"手册"中将介绍各种详细而具体的信息。这想法很简单：数千年来，医生们一直在治疗痴呆症，却不知道是什么因素引起或促成了它。但今天，我们第一次真正找到了可以治疗阿尔茨海默病的潜在机制。阿育吠陀医生（古印度医生）在数千年前治疗痴呆症时，并没有将其称为阿尔茨海默病，直到 1906 年和 1907 年，阿洛伊斯·阿尔茨海默（Alois Alzheimer）医生发表了他的著名论文，才首次将其命名为阿尔茨海默病。但阿育吠陀医生早在千年前就明确描述并试图治疗过痴呆症，我们现在所说的阿尔茨海默病，实际就是痴呆症（认知障碍）者中最常见的一类综合征。

20 多年前，深入的实验研究使我们确定了之前我所描述的"APP 开关"的存在❶。在开始研究是哪些因素将这种"开关"推向阿尔茨海默病发病一侧时，我们发现不同病理类型存在着不同的影响因素。确实，阿尔茨海默病的病理类型是不同的。这些类型与我在第 1 章中列出的测试是一致的：

• Ⅰ型：炎症型/热性型　如果你有持续的炎症，则会增加患上阿尔茨海默病的风险。事实上，炎症反应的主要介质之一是被称为 NF-κB（核因子 κ 活化的 B 细胞轻链增强子）的物质，它促使 APP 产生淀粉样蛋白分子剪刀，因此炎症与阿尔茨海默病是有直接关系的。

• Ⅱ型：萎缩型/寒性型　如果营养素、激素或营养因子（细胞生长因子如 NGF，神经生长因子）的水平偏低，会增加罹患阿尔茨海默病的风险。也就是说，你缺乏必要的支持来维持大脑中的 500 万亿突触连接。从积极的方面来说，只要优化并补充这些营养素、激素和营养因子可为优化你的记忆力和整体认知能力提供最佳机会。

• 1.5 型：糖（甜）毒型　如果你像 8000 万美国人一样，有高血糖或高空腹胰岛素，那确实会增加你罹患阿尔茨海默病

译者注：

❶　作者在《终结阿尔茨海默病》一书中，详细讨论过启动阿尔茨海默病发病的具体机制，主要涉及 APP 片段的剪切问题，作者把这描述为"APP 开关"，具体可参见该书第 67~78 页。

的风险。我们将其称为 1.5 型，因为它同时具有Ⅰ型和Ⅱ型的特征：慢性炎症（Ⅰ型）是因为葡萄糖实际上附着在你的许多蛋白质上，就像吸附在鲨鱼身上的鲫鱼，对这些改变的蛋白质产生炎症反应（如糖化血红蛋白，这是一种黏着葡萄糖的血红蛋白，还有数百种其他蛋白质）。营养支持减少（Ⅱ型）的发生是因为胰岛素是脑细胞至关重要的生长因子，它一直长期处于高水平，会导致你的细胞对胰岛素失去敏感性。

萨米是一位 68 岁的男性，患有渐进性的记忆力减退。在测试中，他无法表达日期、月份或年份。他的 MoCA（蒙特利尔认知评估量表，满分 30 分）评分仅为 12 分（一般阿尔茨海默病患者的 MoCA 的平均水平为 16.2 分，故此人已患有比较严重的认知障碍），磁共振（MRI）结果显示他患有脑萎缩。他的体重指数（BMI）为 31.7，表明他明显肥胖。他的空腹胰岛素高达 14 μU/L，空腹葡萄糖高达 5.7 mmol/L，糖化血红蛋白为 5.8%（也偏高），表明他患有早期糖尿病，炎症和毒性标志物均为阴性。最终，他被诊断为 1.5 型阿尔茨海默病［糖（甜）毒型］。

• Ⅲ型：毒素型/恶性型　如果你长期接触过汞、甲苯或霉菌（某些霉菌，如水生真菌和青霉菌所产生的毒素）等，那么，你患阿尔茨海默病的风险会增加。生活中的数百种毒素（从海鲜体内含的微量汞、牙科汞合金中的汞，到空气污染；从石蜡蜡烛中的苯再到毛霉菌等——后者来自水污染房屋中生出来的黑霉菌）等，都包括在内。我们所有人或多或少都面临着这种风险。所以，防治的关键是尽量减少接触各种毒素，并加速毒素的排泄和代谢。

• Ⅳ型：血管性阿尔茨海默病　如果你患有心血管疾病，

那么你罹患阿尔茨海默病的风险也会增加。事实上，血管渗漏是阿尔茨海默病最早发现的病理变化之一。

• Ⅴ型：创伤或眩晕性阿尔茨海默病　如果你有头部外伤史，无论是交通事故或摔倒所致，还是在运动中头部轻微受了伤，都会增加罹患阿尔茨海默病的风险。

从以上这些阿尔茨海默病的不同类型及不同病因中，可以发现，实际上我们每个人都有患阿尔茨海默病的某种风险。由于我们接触的许多毒素、加工食品、SAD（美国标准饮食）中的高碳水化合物和不健康的脂肪等，我们中许多人有"肠漏"①现象及脂质水平异常（如某些胆固醇的升高）等，导致罹患阿尔茨海默病的风险很大。值得庆幸的是，既然我们知道了诱因，那么几乎所有人都可以努力避免或解决这些问题。因此，我们只需处理疾病的潜在驱动因素即可，就像我们在上面所描述的子类型中介绍的一样。而且，我们越早这样做，就越容易取得成功。治疗的总体目标可以概括为"消除""恢复"和"重建"，消除可导致认知衰退的不良诱因，利用各种健康因素的支持产生恢复能力，并努力重建新的神经网络链接。

操作方法如下：

• 第一，解决胰岛素抵抗问题　换句话说，要变得对胰岛素很敏感。胰岛素是胰腺中分泌的激素，它有多种作用：①是新陈代谢的主要参与者，与受体结合，诱导葡萄糖进入并在脂肪中储存，从而减少血液中的葡萄糖。②它同时也是神经元的关键性生长因子。因此，胰岛素抵抗，失去敏感性是一个值得重视的大问题。

作者注：

① 肠漏（leaky gut），指肠道内壁通透性的增加，表现为小肠对细菌、细菌碎片和食物颗粒的屏障作用下降，它们更容易进入体内，常可导致许多健康问题的产生。

实际上，阿尔茨海默病患者的确大都对胰岛素失去了敏感性，并且变得反应迟钝或对相关药物耐药[1]。调查表明，约800万美国人已对胰岛素产生了抵抗性。他们的胰岛素水平持续升高（就像采用美国标准饮食的大多数人一样）时，信号通路的分子组成发生了变化，其磷酸化模式也发生了改变。这就好比是你在强烈的阳光下生活了数年，且始终戴着深色的太阳镜；现在光线突然变暗，你就什么也看不见一样。事实上，胰岛素抵抗细胞不再对正常水平的胰岛素做出适当的反应，这意味着你的神经元不再拥有生存和相互作用所需的支持。

这种胰岛素抵抗与 2 型糖尿病的机制相同。所以，阿尔茨海默病和糖尿病是亲戚。事实上，有些人提出应将阿尔茨海默病称为"3 型糖尿病"[2]。但正如你所看到的那样，病原体、毒素等许多其他因素导致的认知能力下降，其机制并不是像单纯胰岛素抵抗那样简单。

恢复胰岛素敏感性可以通过结合 KetoFLEX12/3 饮食和生活方式（这将在第 4 章中详细解释）；优化关键营养素，如锌（涉及胰岛素分泌的多个步骤）；定期锻炼；减少压力；治疗睡眠呼吸暂停综合征（如果存在的话）；如果需要，还可以服用补充剂，例如小檗碱、肉桂、α-硫辛酸或吡啶甲酸铬等。实际上，使用这种方法后，几乎所有人都可能恢复对胰岛素的敏感性。

为了使你的胰岛素敏感性和葡萄糖代谢水平获得最佳结果，有一种新方法可以帮助你优化正在执行的各个步骤，即动态血糖检测系统（CGM）。你可以使用一种适用于上臂的可穿戴式贴片进行此操作：连续两周监测你的血糖，查看导致血糖升高或过低（低血糖）的原因。高峰和低谷都可能导致认知水平的下降，有效的方法就是消除导致血糖升高或过低的因素。

• 第二，实现轻度酮症　换句话说，就是燃烧脂肪。阿尔茨海默病与大脑中葡萄糖利用能力降低有关。它常呈 L 形，影响颞叶（沿太阳穴水平运行）和顶叶（垂直在耳朵后面运行）的葡萄糖利用。对许多人来说，葡萄糖利用率的下降，是由上述胰岛素抵抗引起的。在认知能力下降之前，这种现象常可持续十多年。酮体可以弥合能量缺口，并已被证明可以改善认知衰退[3]。当你将酮体的利用能力与所提到的胰岛素敏感性结合起来时，你就有了抵御痴呆的强大武器，即具备同时利用酮体与葡萄糖供能的能力。在对许多患者进行调研后，我们发现，酮症患者的β羟丁酸水平在 1.0～4.0 mM 范围内趋于最佳，即使你尚未出现任何症状，只要在 0.5～1.0 mM 范围内就足够了。你可以使用简单又便宜的计酮仪来测量酮体含量（详细信息在本书第三部分中会有叙述）。

从理论上讲，了解酮症很简单，但实践中却并不那么容易。因为阿尔茨海默病和胰岛素抵抗抑制了脂肪代谢，从而阻止了我们需要的酮体的产生。为了终止这种循环，可多管齐下，我们建议采取以下 3 种方法：①食用富含植物及粗纤维、低碳水化合物及高健康脂肪类食物。②晚餐后禁食至少 12 小时，令胰岛细胞休息。③定期锻炼。

饥饿时你的身体会分解脂肪来供能，此时，脂肪会被身体转化为酮体。许多人发现，单单进入酮症状态便会使他们头脑更清晰，改善他们的记忆力，增强机敏性和注意力，并带来更多的精力。

关于酮症的优点有两点需要说明：一个是实现酮症的方式；另一个是何时实现酮症。关于实现酮症的方式，许多人在听到"酮症"一词时立马会想到培根（"Bacon"，西式烟熏肋条肉）。但是对大脑友好的酮症是富含植物的，而不是富含肉类的"Bacon"（且培根有其自身毒性问题，原因在于其含有硝酸盐防腐剂、饲料中引入的毒素、饱和脂肪以及其他问题）。在本书的"操作手册"部分，你将详细了解到用于预防和逆转认知能力下降的最佳饮食和营养方案，即 KetoFLEX 12/3。

关于如何实现酮症，还有另外一点需注意：对我们大多数人来说，能够从燃烧身体的脂肪中产生酮体，这是最好的。但对于偏瘦人群来说（请参阅第 91～93 页"体重过轻"），他们体内几乎没有多余的脂肪可供燃烧。为了满足大脑的需求，最初时，他们需要一些外在的补充，以产生足够的酮体。如服用中链甘油三酸酯油（MCT）或酮本身（酮盐）或酮酯。这些办法各有其优缺点。如果你选择服用 MCT，可每天 3 次，每次 1 汤匙；如此可使你的酮体达到最佳水平。然而，MCT 是一种饱和脂肪，可能会升高胆固醇。因此，必须定期检查 LDL-P（即低密度脂蛋白颗粒数，控制目标为 700～1200 μmol/L）。这是一个比总胆固醇更重要的反映血管风险的指标。

如果你选择服用酮盐或酮酯，会迅速升高你的酮体水平，但它们作用的时间相对较短，只有几小时。酮酯的味道不是很好，但比酮盐作用明显些；酮盐更可口些，不会引起酮体水平的大幅增高。这些"外源性酮"的优点是它们不会像 MCT 那样可能引起胆固醇的升高。

艾琳是一位 69 岁的女性，她在整理、计算、遵循指示和记忆等方面遇到了障碍。她的 ApoE4 是阳性，在 MoCA 测试中仅为 18 分（满分 30 分），这表明她患有阿尔茨海默病或处于晚期 MCI。她的测试显示是 II 型（萎缩型）和 III 型（毒素型）混合的阿尔茨海默病。她开始了个性化治疗方案，并摄入酮盐，她和丈夫用计酮仪进行检测，她的血酮水平（BHB）提高到 1.5 mM。在接下来的 9 个月中，她的 MoCA 评分从 18 分上升到 27 分，症状得到改善，并且，在过去的一年中病情得到持续的缓解。

• 第三，优化营养　包括提供足够营养、激素和生长因子等的支持。换句话说，要以足够的营养、激素和生长因子等，创造恢复力，优化免疫系统，支持线粒体，并开始重建大脑的突触网络。你可以将阿尔茨海默病的功能性链接中断看作是手机联络中断。手机最轻微的问题是信号较差，但仍能正常工作；严重的问题是死机，且须重新开机后才能拨打电话；最严重的问题是手机内部彻底损坏。同样的，阿尔茨海默病早期的病理变化类似于"信号较差"，但本身的内在链接并没有破坏，或脑细胞并没坏死；随着疾病的进展，出现了内在链接不畅，但脑细胞仍然存活；发展到最后，神经元（脑细胞）本身也逐渐坏死。

因此，我们发现，当某人处于 AD 病程最初阶段时，促进改善和巩固疗效是很普遍的，这也许并不足为奇。而疾病持续时间越长，不断进展，病情就越严重，越难以扭转。当进展到晚期，大量突触和神经元丢失时，重建需要什么呢？需要干细胞？营养素？还是光、电或磁的适度刺激？我们确实看到了由干细胞引起的一些改善，这代表了一个非常有希望的治疗领域。事实上，目前我们正在对阿尔茨海默病干细胞进行试验。这些试验通常只使用干细胞，但并没有找到造成认知能力下降的真正原因。因此，结果有点像房屋已被烧毁后才试图重建房屋一样——亡羊难以补牢。换句话说，在确定了导致认知能力下降的各种因素并消除其消极影响后，我们才能确定干细胞治疗是否效果更好。

无论是否存在认知衰退，都需要优化大脑的营养、激素和营养因子［脑源性神经营养因子（BDNF）］。确实，这些物质（例如维生素 B_1、维生素 B_{12}、维生素 D、睾酮、雌激素和BDNF 等）的低水平与认知能力下降有关，故需要优化所有提供支持的生物化学物质，而不仅仅使它们达到"正常"水平，而且还要确保神经系统具有最佳功能。这些包括之前描述的源自脂肪的酮体、支持糖代谢敏感的胰岛素，以及其他营养物质——B族维生素、维生素C、维生素D、维生素E、维生素K_2、Ω-3脂肪［如二十二碳六烯酸（DHA），用于突触形成］、胆碱，其他神经递质前体，锌、镁、铜、硒等关键金属以及其他营养物质。如何获得这些，我们将在关于KetoFLEX12/3饮食（第4章）和补充剂（第21章）的章节中详细描述。

除了营养外，还需要优化激素水平，因为这些对于制造和维护突触至关重要。对许多人来说，最佳的营养和生活方式可维持最佳的激素水平。对一部分人来说，希望借助可实现的最有效水平的甲状腺激素、孕烯醇酮、雌二醇、孕激素、睾酮、DHEA（脱氢表雄酮，一种应激激素）和皮质醇等，以支持大脑功能。除这些激素外，有科学研究提示：增加生长激素可支持突触重建（当然，对此还需进一步研究加以证实）。2008年，一项使用生长激素作为单一疗法的试验未能减缓认知能力的下降速度[4]，但在该试验中，也没有消解其他导致认知能力下降的潜在因素。所以，这种疗法作为一个靶向方案的一部分尚未得到验证。

除了营养素和激素外，神经营养因子，如神经生长因子（NGF）、BDNF和神经营养因子-3（NT-3）等也为大脑的500万亿个脑突触提供了营养支持。我们可通过各种手段来增加其中的一些，例如运动（已证明可增加BDNF）、进行脑部训练、服用全咖啡果提取物，或7,8-二羟基黄酮（正如我的同事叶克强教授描述的[5]，可以通过激活其受体来替代BDNF）。

• 第四，努力消解人为因素　与阿尔茨海默病相关的β淀粉样蛋白（amyloid β-protein，Aβ）实际上是炎症反应的一部分。如前所述，它具有保护作用，可以杀死细菌和真菌等病原体。因此，只要体内存在着持续的炎症，就会产生持续性的Aβ，最终导致阿尔茨海默病。故需要消除引起炎症的原因，解决炎症问题，并预防将来可能的炎症。

慢性炎症的最常见原因是"肠漏"。"肠漏"通常是由压力、糖、酒精、加工食品、阿司匹林、相关的抗炎药（如布洛芬）、软饮料、质子泵抑制剂（proton pump inhibitors，PPI，指用于治疗胃酸反流或烧心的一类常用药物，包括奥美拉唑、雷贝拉唑、埃索美拉唑镁等），以及使用其他破坏性药物所引起的。因此，人们应该了解自己的肠道状况。对此，可做相关肠道测试等来明确，以便做出纠治。

对于许多患有"肠漏"或肠胃功能不良（如服用抗生素会导致肠道正常微生物群发生改变）者来说，有几种方法可以治愈肠道功能不良，使微生物群恢复到正常状态。在消除了上述病因（例如摄入加工类食品）后，有人喜欢用骨膏汤（可购买或自制），有人喜欢滑榆树提取物或解甘草甜素提取物（DGL，一种可从市场购买的甘草衍生物），或原丁酸酯，或粉末状胶原蛋白，或L-谷氨酰胺等来改善肠道功能。"肠漏"愈合数周后，益生菌（来自泡菜、酸菜等发酵食品）和益生元（来自豆薯、菊芋、生韭菜、生蒜、香蕉，或益生菌胶囊等）能帮助你的肠道微生物菌群恢复良好状态。这是至关重要的一个环节。因为有益的肠道细菌和其他微生物（正常菌群）会为你的健康做出不懈努力，助你消化，防范与疾病相关的细菌和真菌危害，支持健康的免疫系统，有助于减少炎症，并帮助排出毒物。

如果你患有炎症，但没有肠漏现象，那你可能有牙周炎或牙龈炎，或口腔中的根管感染、慢性鼻窦感染、慢性病原体感染［如伯氏疏螺旋体（莱姆病的病原体）］，或代谢综合征（胰岛素抵抗、高血压、高甘油三酯等，并伴有肥胖），或接触空气污染，或霉菌毒素引起的炎症物质等。

一旦确定了炎症诱因，应尽可能将其消除，然后再解决炎症问题。为此，可使用专门的促分解药物（SPM）或高剂量（1～3 g）的Ω-3。炎症可能需要数周后才能消失，你要防止出现进一步的炎症。可使用几种效果不错的抗炎药，如姜黄素、鱼油或磷虾油（含Ω-3）、生姜和肉桂（对于孕烯醇酮含量低的人，只需将其恢复正常即可消除炎症）。有可能的话，尽可能避免使用阿司匹林和其他非甾体抗炎药（NSAID），因为它们会导致肠漏，侵蚀胃壁并可能损害肾脏或肝脏。

　　• 第五，控制慢性病原体感染　如果患有慢性未确诊的感染，很可能会导致认知能力下降。对此，要加以识别，并进行针对性的治疗。同时，在感染有所改善时还需要防范并发症的出现。例如，流感伴发尿路感染。传统观点认为，要么被感染"生病"，要么没有感染。但实际情况要比这复杂得多。我们将在第 20 章中深入讨论影响认知能力的微生物和微生物群。

　　我们身体周边每天都生活着千余种不同的微生物，它们在我们的口腔、胃肠道、鼻腔内和皮肤上。令人难以置信的是，人们大脑中也常存在微生物！阿尔茨海默病患者的大脑可能带有细菌、病毒、螺旋体、真菌或寄生虫等。正是出于对这些致病物的保护性反应，使大脑产生了导致阿尔茨海默病的巨大变化，因此，要针对此类物质进行治疗，以使我们的大脑不产生保护性的 Aβ，因为这些保护剂会导致我们的神经功能受损，从而导致认知能力下降。

　　现在，人们已了解到微生物每天与人们生活在一起，是身体不可分割的一部分。这就给了"我"这个词以全新的含义。很显然，最佳的健康状态不仅是摆脱有害细菌的骚扰，而是实现菌群的平衡。好的细菌能抑制有害菌，优化新陈代谢。因此在服用抗生素时，要非常小心，千万不能不分青红皂白地把有益菌和有害菌统统消灭掉。这就是为什么拥有健康的肠道微生物菌群如此重要的原因。同样的情况也适用于你的嘴、鼻窦和皮肤等。目前尚不清楚大脑中是否存在正常的微生物菌群，或者说大脑中的任何生物都是异常的。对此，人们尚在研究中。但如前所述，在阿尔茨海默病患者的大脑中已经发现了许多病原体，而绝大多数非阿尔茨海默病患者的大脑中并没有这些病原体，因此，阿尔茨海默病患者的大脑可能存在着微生物感染或改变。无论研究结果如何，都有理由将这些因素归结为阿尔茨海默病的诱因，因为只要这些因素存在，大脑就会持续产生 Aβ，以尝试着与它们战斗，这将会促进阿尔茨海默病的发展。

感染源隐匿在体内多年却没被发现，这多少令人有些毛骨悚然！它与肺炎是完全不一样的，肺炎的症状很快会出现。相比之下，与阿尔茨海默病相关的感染源实质上是在与我们的大脑和身体进行"冷战"。因此，症状可能很少或根本没有，直到几年后发展成为阿尔茨海默病。这些感染源可能来自蜱虫叮咬，如伯氏疏螺旋体、巴贝虫病、巴尔通体、埃立克体、或无形体等。蜱虫可能携带着数十种不同的微生物，因此，具有这种情况的人，即使接受过莱姆病的治疗，但仍感染了其他生物体而导致慢性炎症持续。

病毒也可能像疱疹一样，在我们体内存在数十年，并可能引起炎症反应和认知能力下降。最近的一项研究表明，使用抗病毒药（如伐昔洛韦）治疗疱疹的人，罹患痴呆症的概率要低得多[6]。感染人类疱疹一族的病毒，包括 HSV-1（通常会影响嘴唇）、HSV-2（通常是生殖器感染）、水痘-带状疱疹（引起水痘和疼痛的带状疱疹）、HHV-6A 和 HHV-6B（可能会感染大脑多年）、HHV-7、HHV-8、CMV（巨细胞病毒）和 EBV（EB 病毒，与单核细胞增多症以及某些慢性疲劳有关）也参与这一致病过程。这并不意味着每个感染了这些疱疹病毒者都会发展为 AD，它只是说明这些病毒可能是慢性炎症的一种来源，而这反过来又增加了认知能力下降的风险。

阿尔茨海默病患者的大脑可能还含有与牙列不良有关的各种口腔细菌，如牙龈卟啉单胞菌、齿状锥虫、核仁镰刀菌、真菌或假丝酵母菌等。此外，青霉菌、曲霉菌和水生真菌（黑霉菌）等霉菌以及它们产生的毒素等也应引起重视，因为它们可能长期存在于鼻窦或胃肠道中。

因此，治疗病原体有以下3个关键步骤：

■ 第一步：通过验血来确定是否存在这些病原体。

■ 第二步：调节你的免疫系统（详见关于微生物的第20章）。

■ 第三步：无论是否涉及特定药物或非药物治疗组合，需针对特定病原体（许多人可能有多个）使用恰当的抗生素、抗病毒药或抗真菌药。如果你确实需要使用抗生素，请记住，它们会影响你的肠道微生物菌群，所以，你需要在事后使用益生菌和益生元来补充微生物。

• 第六，识别并祛除毒素　要识别并去除体内各种毒素和汞等金属、甲苯和苯等有机物以及霉菌毒素等生物毒素。多年来，我们已经测试并尝试避免在食品、保健品和其他产品中使用致癌物质，这多亏了埃姆斯（Ames）测试❶，我们在这一点做得很好。但是，痴呆症呢？致癌物质未被列在我们购买的任何产品的标签上。然而，许多不同的化学物质都可以直接或间接地导致认知能力下降。实际上，多种化学物质共同影响认知能力的情况是比较普遍的。

法比亚娜是一位53岁的女性，她有出众的才华和出色的专业知识。在她坐下来和家人打牌的时候，突然不记得该怎么玩

译者注：

❶ 埃姆斯测试是一种检测致癌物的检测方法，于1973年由埃姆斯博士率先采用。

牌了。她患上了进行性痴呆症，具有典型的Ⅲ型（毒素型）阿尔茨海默病的特征：非遗忘性发作、执行性功能障碍（组织性问题）、肌萎缩症（计算问题）、ApoE4阴性（她是ApoE3/3型）并且淀粉样PET扫描呈阳性，她生活在充满霉变的环境中，她家的霉变指数（ERMI）❶高达12分（超过2分就算作霉变环境），在她尿液的霉菌毒素检测中，发现多种毒素的含量都很高，包括曲霉毒素A、毛线虫、葡聚糖毒素和黄曲霉毒素等，这表明她生活在潮湿的环境中，所携带的毒素主要来自水霉菌、青霉菌和曲霉等。通过排毒治疗，她的情况开始有所改善。

这些毒素可以通过第19章有关痴呆症的实验室测试进行全面鉴定，其中包括金属、有机毒素和生物毒素的测试。如果确实存在毒素，那么排毒就是最重要的措施。排毒的具体方法取决于体内存在的毒素特点。近期，美国有两本不错的关于排毒的著作值得一读，里面蕴含了非常重要的见解：一本是约瑟夫·皮佐尔诺博士出品的 *The Toxin Solution*，此书对于诸如农药残留、汞、麻醉剂等化学毒素的排毒非常有帮助；尼尔·内森博士的专著 *Toxic* 则深谙真菌、霉菌等生物毒素的排解之策。

　• 第七，改善睡眠呼吸障碍，优化睡眠　人们需知晓的是：每个有认知障碍或存在认知能力下降风险的人都应该检查夜间呼吸（换气）是否充分。这是很容易做到的——从医院租一个血氧仪，或者买一个，只需将其戴在手指上过夜即可。或者，你也可以参加一次睡眠分析。这两种方法都可以帮助你判断血氧水平在你睡觉时是否会下降到危险的低值状态。理想情况下，

译者注：

❸　ERMI指环境的相对霉变指数。对于一般家庭而言，它通常为0，如果超过2则被认为很高。

晚上的血氧饱和度应该保持在 96%～98%，如滑入 80% 左右，或直线下降到 70% 上下，你的大脑就会受到伤害。如果是这样，通常是由于睡眠呼吸暂停引起的。

然而，不是一定要有睡眠呼吸暂停综合征才会发生这类"去饱和"事件，关键是要知道你的血氧水平是否会在夜间下降。如是这样，这是认知能力下降或具有下降风险的重要原因。这容易解决：你可以试试使用牙科设备来改善呼吸，也可使用持续气道正压通气（CPAP）设备来解决。实际上，许多人仅通过减少炎症和减轻体重等就能轻易地改善这种情况。无论选择哪种技术，关键是要确保你的血氧饱和度达标（在 96%～98% 之间）。换句话说，我们的目标是使用各种干预措施以达到结果，而不管是采用了哪种方式。

另外，有一个关于 CPAP 使用的注意事项：请确保 CPAP 上的设置已针对你的氧合进行了优化。例如，吸入和呼出之间的压力可能会影响 CPAP 的功效。

除了睡眠呼吸暂停和夜间血氧分压高低外，还需关注其睡眠前的准备、时间安排和睡眠质量等。有关详细信息，请参见第 14 章。

此外，有些人在白天也经历了血氧分压偏低的情况，特别当人们住在高海拔地区或有肺部疾患时。这些原因都可能导致认知能力下降，可以使用夜间用的血氧仪进行简单检查。然后，可通过 EWOT（氧疗运动）来解决。

现在，你可以看到，有许多导致阿尔茨海默病患者认知能力下降的潜在因素——从胰岛素抵抗，到多种不同的病原体和毒素；到缺乏营养、激素和营养因子等的支持；再到肠漏、睡眠呼吸暂停、压力过大等。为什么识别这些不同的诱因并采用个性化、有针对性的防范方案来处理它，会显得如此重要呢？因为正是这些因素导致我们认知能力不断下降。"打蛇打七寸"，

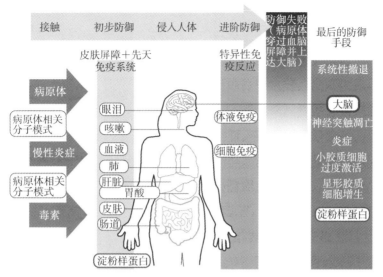

图 2-2　与阿尔茨海默病相关的 Aβ 是自身免疫系统对许多传染源和其他炎症反应过程的一部分，这些疾病破坏了血脑屏障及其他防御机制，并到达大脑且滞留在大脑

必须阻止这些诱因继续损伤人们的大脑，而不是盲目地服用毫无关联的各种药物。事实上，如果能与这些个性化的防范措施相结合，未来的药物试验可能会更有针对性，也更加成功。

由于每个人的致病诱因不同，治疗方法也相应有所不同。在此，将防治方法总结如下：

• 针对胰岛素敏感问题，要达到以下控制目标：空腹胰岛素<5.3 μU/L，糖化血红蛋白（HbA1c）4.0%～5.3%，空腹葡萄糖 4～5 mmol/L。

• 要实现轻度酮症（长远来看，要重塑代谢灵活性，能通过燃烧脂肪来内源性生酮），BHB 的范围控制在 1.0～4.0 mM，并包括晚餐后至少 12 小时的禁食（如果你是 ApoE4 阳性，则最好禁食 14 小时）。

• 要认真优化营养、激素和营养因子等，包括血氧分压以及对线粒体和免疫系统的支持等。

• 要重点治疗炎症，消解其来源，治愈肠道炎症及"肠

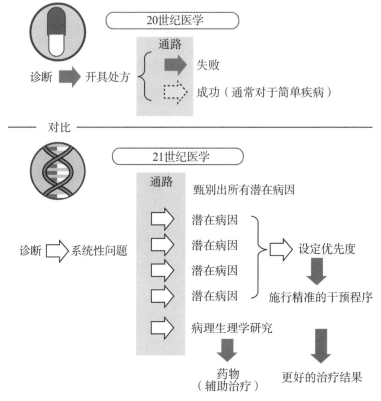

图2-3 20世纪的医学常常使用与致病因素基本无关的药物治疗，因此在诸如阿尔茨海默病等复杂的慢性病治疗中，基本无效。相反，21世纪的医学应该是基于系统的精准医学，其中，诊断重在识别和确定潜在的诱因等

漏"，治愈牙周炎等，并优化肠道和口腔的微生物菌群。

● 对已检测出来的病原体必须加强治疗，加以消除。

● 要化验检查体内是否有毒素（如汞等金属、甲苯等有机物，以及毛癣菌素等生物毒素），然后努力加以解毒。

● 如果存在睡眠呼吸暂停情况，要积极地加以改善；要确保睡眠时将氧饱和度保持在$96\%\sim98\%$；并确保白天不降低；且需优化睡眠卫生。

总之，这些针对性的防范步骤构成了"消除""恢复"和"重建"三大环节。

现在，我们正处于有史以来的首项临床试验中。在该试验中，每个患者都找到了导致他们认知能力下降的诱因，并通过个性化的精准医学程序去干预并处理它们。相比之下，以前所有的临床试验都预先确定一种治疗方法（通常是用单一药物），因此，并未处理导致认知能力下降的真正因素。

自开发 ReCODE 个性化治疗程序至今，已 8 年有余。第一位患者经过治疗后，认知状态得到明显改善。治疗期间，她曾先后 4 次终止该治疗程序，分别是出门旅行、病毒感染、部分药物用完和觉得自己可能不再需要治疗了。每次暂停后，她的认知状态在 10～14 天后开始下降，而重新启用该治疗程序后，她的认知能力又再次表现出改进或改善。8 年过去了，她生活得很好，仍然在工作中，并且，在认知能力表现上还相当不错。

在这 8 年的探索中，我们从成功或失败的案例中吸取了许多经验教训，这些经验教训将在下一章中进行讨论。

第 3 章

在与教条"博弈"中汲取的经验

有些人生教训，只能在抗争中汲取。

——伊杜·科耶尼坎

几乎没有一个词能比"抗争"更能准确地描述阿尔茨海默病（AD）的特征了。为良好地生存，患者自己与 AD 进行抗争；家庭为了帮助 AD 患者而与它进行抗争；为治愈 AD，医生们与 AD 进行抗争；为研究 AD 并揭示其确切机制，科学家们与 AD 进行了抗争；全社会想让人们远离 AD，社会大众都能优雅地活着而与 AD 进行着抗争。

现在，我们已开始了解这个病所涉及的部分机制、众多诱因，以及如何才能成功地进行预防和治疗，但要最佳地预告、预防和加以逆转仍然是个难题。我们正在从诸多患者的抗争过程中汲取经验和教训。这些患者中有的已显示出明显的改善，有的即使遵循了 ReCODE 治疗程序但收效依然甚微。更多的人则正在加入我们的救助及追踪名单之中。

以下是我们在实施 ReCODE 个性化治疗程序的 8 年中，汲取的几点重要经验和教训，并且已经能够解答的一些问题。

• 大多数认知能力下降者有不止一种的 AD 亚型　除去偶尔的Ⅰ型/炎症性、Ⅱ型/萎缩型或其他类型的单纯例子外，大多数 AD 患者都有多种亚型。重要的是，须弄明白哪一种亚型占据主导地位。例如，许多患者具有 1.5 型的高空腹胰岛素特性，但也间有Ⅱ型的低维生素D特性，还可能夹带着Ⅲ型的霉菌毒素接触史特性。因此，要获得最佳治疗效果，最重要的是要解决这些不同类型的诱因及其主次关系。

● 对体重达标者来说，这一程序的执行初始阶段可能会有困难　如果你很瘦，例如，你的BMI<18.5，刚开始执行该治疗程序时，自身体内脂肪可能难以生成酮体，部分原因在于你可能没有太多的脂肪组织[1]。此外，KetoFLEX12/3饮食可能会让你变得更瘦，以致精神不济，甚至反应迟钝。第7章中有一个很好的办法可帮助解决这个问题。你可以增加脂肪消耗，添加抗性淀粉（参阅第9章）；或从MCT油、酮盐、酯类中获取酮体。同时须追踪血酮的水平，并将血酮值保持在1.0～4.0 mM。

从长远角度看，内源性生酮是有好处的，故刚开始时不必担心。你也可以每周放开一到两次普通饮食，吃一些红薯或其他淀粉类蔬菜，额外加一些低糖的水果，如草莓等，这样你的体重就不会减轻了。

同时，要确保你的肠道运化良好，进食含有益生菌和益生元成分的产品；以及添加消化酶等，因为营养吸收不良常常是偏瘦人群所面临的主要问题之一。

● 警惕假性痴呆的诊断　假性痴呆，又称"伪痴呆症"，是虚假的痴呆症，往往是抑郁症的伴发症。某些抑郁症患者常反应迟钝，且反应不准确，似乎患有痴呆症，故极易被误诊。但他们在抑郁发作时，反应迟钝症状可明显强化。这是一种相当普遍的误诊情况，需引起高度重视。这两者是有所关联的。临床提示：抑郁症通常是与全身性炎症相关的，它可以是痴呆症相对常见的预兆，尤其是Ⅲ型（毒素型）AD。

一名54岁的男子抱怨自己思维困难。他描述说：感觉到自己脑袋里好像是"着火"似的。他失业后变得抑郁。一位专门研究 AD 的神经学家对他进行了评估，注意到他的 MRI 并没有脑萎缩征兆后，对他做出了"抑郁症引起的假性痴呆"诊断。他接受了抗抑郁药治疗，但对他症状改善意义不大。接下来的两年内，他的认知能力进一步下降了。MRI 依然没有显示出脑萎缩征兆，但他的脑脊液检查显示出具有与 AD 兼容的异常。他服用多奈哌齐和美金刚片，也没有效果。随着病情的持续恶化，进一步评估表明，他是 ApoE4/4 携带者，有严重的睡眠呼吸暂停，MRI 显示已出现明显的脑萎缩。那时，他的 MoCA 分数仅为 11 分。

"假性痴呆"的诊断结果，使该患者错过了 AD 的及时诊断，延误了治疗过程，且长达两年之久。此外，MRI 提示脑萎缩直到认知能力明显下降后才显示出来，因此，用 MRI "阴性"（磁共振没有发现脑萎缩）作为"假性痴呆"的依据，是一个容易误导人们犯错的陷阱，值得关注。

• 如果有医生告诉你"明年再来复诊，你还没那么糟糕"时，你就应该注意了　此时，医生通常会告诉你，你已有 MCI 了，但还没有患上 AD。由于多奈哌齐已被批准用于治疗 AD（是阿尔茨海默病，而不是 MCI），故你应该在一年后回来复诊，再看看情况如何……其实，此时你应该做的正好与医生的建议恰恰相反——如此时你还没有防范计划但已经有了认知能力下降的征兆，你需要尽快启动治疗程序，来扭转这种状况，而且开始得越早，你恢复的状况就会越好。有不少患者被医生告知"一年后再来"，而一年后又被重新告知："现在为时已晚了，你已经失去最佳治疗时机，无法有效治疗了。"

克温是一名 55 岁的男性，医生让他一年后回来复查，因为他"只是 MCI"——轻度认知衰退。PET-CT 扫描显示他是阿尔茨海默病早期。幸运的是，他没有等下去，他的评估表明他有Ⅲ型（毒素型）MCI，正在发展成为阿尔茨海默病。通过解毒，他的情况得到了改善。

• 认知能力下降者（无论其程度严重与否），常都具有下列诱因之一 ①胰岛素抵抗。②霉菌毒素（青霉菌或曲霉菌等）接触，或汞接触。③睡眠时血氧减少（无论是由于睡眠呼吸暂停还是其他原因引起的）。④肠漏。⑤口腔健康状况不佳。⑥慢性病毒感染，如单纯疱疹病毒、蜱传染病原体、伯氏疏螺旋体或巴贝斯虫等。⑦营养不良，如缺乏维生素 B_{12}，或缺乏维生素 D。⑧血管性疾病。

因此，检测并明确这些诱因，从而努力消解这些诱因，至关重要。

• 不一定需要解决导致认知能力下降的所有诱因 第一位患者只解决了部分导致认知能力下降的诱因，她的病情就有明显改善了，且至今已持续 8 年了。对每个人来说，都有一个"门槛"——跨过（或跨回）这"门槛"，症状就出现（或改善）——有些人需要做得更多，有些人不需要做很多。人们只有超越此"门槛"，才能实现改进。故强调需继续优化，直到取得疗效；而后继续调整，以便进一步改善。

• 尽管越早防治效果越好，但也发现极其严重时治疗有明显改善的 与人们通常认知的一样，AD 越早治疗，效果越好。最好是早期防范。故我们建议每个人都应该尽早加以预防或做出逆转。但我们也发现 MoCA 评分低至 0 时（提示 AD 已非常严重），努力纠治，部分患者也会有明显的改善。故对晚期 AD 患者，也建议他们的子女别放弃，尽早采取治疗措施。

• 通常需 3～6 个月时间才能取得效果，但有时 4 天就能看

到改善 有一些诱因可以迅速加以解决，例如接触了毒素等。但一般来说，需要执行该治疗程序至少 3～6 个月，才能看到明显结果。别泄气，继续优化，以获得最佳效果。

• ApoE4 阳性组的患者往往用 ReCODE 程序的疗效更好 在以往的多数药物试验中，ApoE4 阳性组（它约占 AD 患者的 2/3）最难治疗。但这些患者往往对 ReCODE（个性化治疗方案）的反应更好。尽管 ApoE4 阳性组及阴性组对此治疗程序均可能有反应，但 ApoE4 阳性组的患者似乎效果更好。目前尚不清楚机制是什么，可能由于携带 ApoE4 等位基因的患者更容易发生炎症，本治疗程序可能可以减轻这种炎症反应。相反，ApoE4 阴性者往往具有更多的毒素诱因（因此通常以Ⅲ型出现），这需要更长的时间才能成功加以纠治。

• 兼有心血管疾病的患者有改善阈值，须克服此阈值才能看到进步 不幸的是，没有简单的方法可以找到该阈值。因此，最好是继续对付造成认知能力下降的因素，等到认知能力不再下降之后，才会出现症状的改善。在启动治疗程序后，方能更早地达到此阈值。

• 改善通常分为三个阶段 第一阶段，患者认知能力下降的速率有所放慢，然后停止；第二阶段，患者常会出现一些小小的改进，如与亲友增加了互动，或能参与简单的活动了；第三阶段，患者有了更大的改善，如改善了记忆、言词、面部识别能力和组织能力等。尽管在此过程中，会因压力、感染或睡眠不足等而使康复过程暂时受挫，但只要个性化治疗程序能坚持实施，所有这些改善都可持续下去。

治疗过程中出现挫折的常见原因之一是接触到新的毒素，如当患有Ⅲ型（毒素型）AD 者在家中或工作环境中接触到新的霉菌毒素，且对霉菌毒素（某些霉菌产生）比较敏感，那么将会导致已恢复的认知能力再次下降。

● 对于"在正常范围内"的数值，需当心　实验室测试中常常提示"在正常范围内"，英文是"within normal limits"，简称WNL。对此，要特别当心。有人戏称"WNL"为"我们从未看过（We Never Looked）"。这些所谓的"正常数值"往往与最佳脑功能无关。实际上，每20人中只有一人会超出"正常范围"。"正常范围"是人们统计出来的，对脑功能来说，不一定是最佳的。你应该处于"最佳范围"，而不仅仅是"正常范围"。例如，同型半胱氨酸与老年期痴呆、脑萎缩、炎症和心血管疾病的发生都有关，其"正常范围"可高达 12 μmol/L。但该值上升到 6 μmol/L 以上时，与脑萎缩的关系就越来越明显。故如果你想尽一切可能防止或逆转认知能力下降，为什么还把同型半胱氨酸的目标定在 12 μmol/L 呢？最好应该保持在 7 μmol/L 以下。

● 继续优化所有参数至关重要，不要以为治疗伊始所用到的疗法就是最优的　认知能力是伴随着生化状况的改变而发展的。请记住，导致认知能力下降的潜在过程常持续了数年。因此，需花时间来解决所有诱因问题。为获得最佳效果，且需持续进行调整，这是一个持之以恒的过程，而不只是单一的处方或某种一剑封喉式的绝招。

● 如认知能力持续下降，很可能是遗漏了某些因素，或患者依从性差　假如你将个性化治疗程序的各个环节都实施到位，它应该能帮助你找到认知能力下降的根本诱因。3～6 个月后，你应该能够见到一些改进。如果下降的趋势没减弱，通常是由于忽略了某些方面，如慢性感染或毒素接触、肠漏或睡眠呼吸暂停，或者你根本没有遵循该治疗程序。诚然，此过程可能比较复杂，因此你一次只能执行一个步骤。例如，你还没有达到 1.0～4.0 mM 的最佳酮值范围，那么，应努力实现这一标准。如果在实施整个治疗程序 6 个月后，认知能力仍在继续下降，请查看有关调试的第22章。

• 除非特殊情况，否则，认知改善应是持续的　这一点很重要。如果采用 AD 的其他治疗方法，一般情况下即使出现了短暂的症状改善，之后也会再次下降。只有你真正处理了认知能力下降的主要诱因时，这种改善就会是持续性的。在参加该治疗程序的患者中，时间最长的已八年有余了，并且这种改善一直在持续着。其中，虽有四个短暂阶段，她终止了该方案，一两周后她发现自己的情况有所反弹。在重新开始实施该程序时，她的认知能力又重新有了改善。

• 识别病原体和毒素，优化免疫状态，对取得最佳效果至关重要　这是一个很好的做法：先从基础开始，采用 Ket-oFLEX12/3饮食原则、运动、睡眠优化、减轻压力、加强大脑训练，以及营养补充剂和草药等（在某些情况下，还包括补充激素）。然而，有时易被遗漏的是清除特定微生物、毒素，维护免疫系统等。所以，请与医生配合，逐步解决这些问题。

• 可通过反复优化治疗程序来促进改善　请继续优化！许多患者发现，随着更多的生理参数优化，他们的认知能力便在持续增强之中，在大脑训练中的得分也不断提高；日常互动中的反应也越来越出色。你后面会听到玛西的故事，一开始她的记忆力被别人评价为"一场灾难"，后来慢慢好转，对其评价也变为"只是有些丢三落四"，最后完全康复，并被人认为拥有"机灵的大脑"。但请记住：这不像是用青霉素治疗感染那样，康复了就可以停药了。这是一个为了获得最佳效果而不断调整的过程。如果开始时看起来令人生畏，请不要担心。从基础做起，随着时间推移，加上与医生和健康教练的紧密配合，你的康复疗效会越来越好。

• 酮症水平较高者，认知能力的改善要优于低水平者　观察表明：那些酮症水平较高者（BHB 为 1.0～4.0 mM），其认知能力的改善要优于低水平者，特别是低于 0.5 mM 者。可见，酮体对大脑能量的维持非常重要。如果你能够自己实现酮症——可使用计酮仪，这是最好的。不行的话，也可以使用MCT 油来增加酮水平。此外，服用酮盐或酮酯也可以。

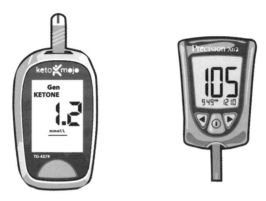

图 3-1　计酮仪，可以用来检测酮及葡萄糖水平

● 某种形式的刺激，可以增强疗效　我们在许多患者中发现，作为整个治疗方案的一部分，某种形式的刺激，可增强效果。这可以是光刺激（光生物调节）或磁刺激（如 MeRT，磁电子共振疗法）。大脑训练也是一种独特的刺激形式。

● 长时间的慢性炎症状态会促发 AD，并且 AD 也会反过来加重炎症水平　想要解决这一恶性循环，则应该对身体进行彻底的"重启"或"重置"，这就需要用到动态神经再训练系统（详见第 16 章）。神经反馈技术、迷走神经刺激技术或其他形式的神经免疫调节法也可以帮助到你。

● 治疗后期，可考虑用干细胞　在解决病原体、毒素、胰岛素抵抗、炎症、肠漏、营养补充等问题时，若发现造成的损害很大，可以考虑加用干细胞。目前，干细胞治疗 AD 的临床试验正在进行中。我担心一开始使用干细胞，就把它作为唯一疗法，无法真正解决造成这种疾病的诱因。这类似于让房屋烧光后再试图重建房屋！而先考虑灭火，再筹划重建应该更合理。

但对那些没法逆转认知能力下降的人，干细胞最终可能还是会发挥某些作用。

• 把预防工作做到前面　由于 AD 和路易体病等神经退行性病变在下诊断结论之前已持续了几年甚至几十年，这可能曾影响患者确诊前的许多社会关系。我常常怀疑：有不少无故争端、误解和单纯的不良情绪等，实际上是神经退行性病变早期症状和病理过程造成的后果。也许这些症状与潜在的过程有关，这些过程没有影响诊断，却在早期阶段影响到个体的行为、情绪或其他表现。最著名的例子是慢性创伤性脑病（CTE），如电

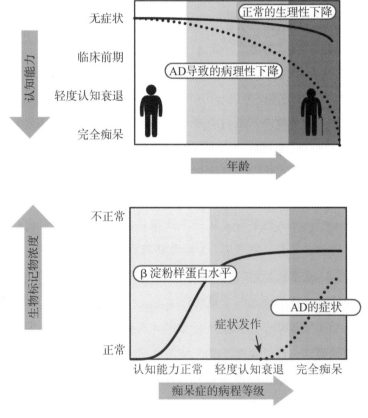

图 3-2　待到完全确诊阿尔茨海默病时，实际上脑内的潜在病变已经持续了很多年了

影《脑震荡》中所见，由头部创伤引起的脑损伤、攻击性和抑郁等，但这只代表了与神经变性相关的行为变化的一小部分。很多时候，临床医生会在痴呆症诊断前几年发现患者有"莫名其妙的行为"。因此，请考虑患者和亲人之间的这种可能性，尤其是现在已可以进行 AD 等预防和早期逆转。

布拉德利是一位脾气暴躁的退休老教授，今年 85 岁。他以前是一位顾家且富有绅士风度的男人，与妻子恩恩爱爱五十载，感情十分深厚。但是最近他脾气大变，频繁与妻子剧烈争吵，在一次争吵过程中，他打了妻子，家人都觉得十分反常，因为布拉德利此前从未动手打过妻子。家人一再追问，他这才向家人坦白说自己已经出现了记忆丧失的症状，最后去医院检查，被诊断为早期路易体痴呆。

你可能会在电视里看到某些广告，声称"阿尔茨海默病的首位痊愈者即将出现"，只要你"向我们的组织捐款，那么我们就会将其变为现实"。好吧，说实话这些广告真的很有误导性，因为阿尔茨海默病的首位痊愈者不是说"即将要出现"，他已经出现了！我们身边已经有治愈的案例了，并且他们的病案报道被完整地发表在医学期刊上[2]。在接下来的一个章节里，你将会获知，这些人是如何取得成功的。

PART TWO

Reversing
Cognitive Decline

—— · 第二部分 · ——

逆转认知障碍的实操方案

本部分由莱莉亚·格雷戈里和
爱达·拉辛·布来得森博士撰写

闻之不若见之，见之不若知之，知之不若行之。

——《荀子·儒效》

有一个老笑话正好可以契合本篇的主旨。某农场中奶牛的产奶量下降了，农场主忧心忡忡，他向当地大学求助。大学很快派来了问题处理小组，由一位理论物理学家带队，他们先是在农场里收集了两周的数据，再将收集的数据带回研究室，输入电脑进行计算。物理学家带着计算结果回到了农场，对农场主说："先生，我们已经算出来了一个解决方法，但不幸的是这个方法只适用于真空状态下的球形奶牛。"

真实世界中的奶牛自然不可能存活在真空状态下，也不可能是球形的，所以理论物理学家就是在白费工夫。现在的神经科学领域中也有类似的情况：人们在实验室里对培养皿中蠕虫与果蝇细胞进行了很多研究，并且取得了成果，但这些成果却难以转化为能真正解决人类阿尔茨海默病的疗法。事实上，几乎所有将实验动物身上取得的成果转化为人类神经退行性疾病疗法的尝试，都失败了。

这就是本篇我们所要表述的主要内容——如何将过去30年里我们实验室的研究成果转化为一套可操作性强，并且具有充分疗效的阿尔茨海默病解决方案，这一解决方案还同时兼顾了阿尔茨海默病的先兆症状（MCI与SCI），对于疾病的防治也有相当大的作用。

作为一名临床科学家❶，我只能告诉你理论知识，让你知

译者注：

❶ 临床科学家（physician scientist）既是临床医生，又是科学家，同时兼顾科研与临床诊疗工作的复合型职位。

道自己应该如何操作。但是光是知晓理论知识是不够的，要想真正把理论运用到实际生活当中，需要听取个性化程序施行者的经验之谈。这些人已经将个性化程序运用于自己生活的方方面面，并且业已取得了很好的疗效，听取他们的操作经验能让你事半功倍，少走弯路。

因此，在这一部分，由茱莉亚·格雷戈里与本人的妻子爱达·拉辛·布来得森博士编写。之前在第 1 章中提到过，茱莉亚携带有两份 ApoE4 基因（ApoE4/4 型），并且运用个性化程序逆转了自身的认知障碍。她在对抗疾病的过程中积累了大量宝贵的实操经验，并且十分热心，热衷与我们及病友们分享自己的心得。茱莉亚同时也是非营利社群网站 ApoE4.Info 的创始人之一，她创建该网站就是为了能够更好地帮助到 ApoE4 基因携带者，相互支持，并相互分享养生防病知识。另外一位编者，我的妻子爱达·拉辛·布来得森博士，早年曾在第三世界国家居住工作过一段时间，她发现西方发达国家的常见慢性病，在这些经济、科技水平不发达的国家反而较为罕见，因此大受启发，并受到了整体观念的熏陶，回到美国后，她也将整体观念积极融合到自己的临床工作中。

这两位编者各自背景不同，也各有长处，专攻的领域也不同，因此能为大家带来更多、更详实的认知衰退防治之法。我毫不怀疑，一本由患者、临床医生和神经科学家一同编写的书籍，绝对能为大家献上最好的解决方案！你即将在后文看到各种实操性的干预方法、各种提示和小窍门，这些宝贵的信息可以最大程度提升您取得成功的机会！因此，我在此衷心感谢茱莉亚与爱达，让我们开始吧！

第 4 章

用 KetoFLEX12/3 提升你的认知能力

> 治愈不是说伤害不存在，而是您的生活从此不
> 受其控制。
>
> ——美国印第安人谚语

我们的目标是把健康权交给你。如果你曾咨询过医生该如何保护你的神经功能，得到的可能只是轻蔑的白眼，甚至是无情的指责。曾经有一对夫妇发邮件给我，说他们把我的书拿给医生看了。医生皱着眉头，毫不客气地说："我没时间看这类东西。"呀！你在某些医生办公室里看到他的咖啡杯上写着："我的医学文凭不是从网上搜索而来的。"或许，此话没错！不过仅凭文凭并不能帮你找到治疗认知衰退的有效办法。还有一些潜在的阿尔茨海默病（AD）患者说神经科医生告知他们的，要么是"等着病发再说！"，要么是此病"治不了！"，一点儿希望都不给。成千上万名高危的或已经发病的患者根本无法接受这样的结果。特别是 AD 被列为当代高致病率和高死亡率的疾病以来，已有大量的医学学术文献表明我们下面介绍的策略是有效的。可惜的是，我们没有办法在门诊室 7 分钟的就诊时间中教会患者。相比之下，给患者开一两种处方药要简单得多，但是那样并无益于改变病程；甚至，有时还会起反作用。最近，有一项研究表明：这些治疗 AD 的药物只能暂时缓解症状，长期来看，却会加速认知衰退[1]。有必要再次重申一遍：用单个药物去治疗 AD，不能阻挡认知能力的衰退。因为表面上，症

状是得到了缓解；但之后很快就会退回到原来衰竭老化的路上。但是当你用我们教你的方法去做，找到问题的根本所在，且持之以恒，疗效将会是明显而持久的。事实上，有一些坚持使用我们疗法 8 年多的患者，他们的病情一直十分稳定。如果不是这样，他们极有可能早早地住进养老院了。所以，从今天开始，你要成为自己命运的掌控者，为自己的认知能力健康负责。且越早开始防治越好，不管是为了预防衰老型认知减退，还是提升你目前的认知能力，或者为了扭转你已经存在了的症状。

然而，要实现上述改变取决于许多个人因素，比如说，新陈代谢状况（特别是胰岛素抵抗）、行动能力、睡眠质量、应对压力的能力，还有你的支持系统是否能帮助你开始和坚持这些改变，等等。你可以花几周或几个月的时间慢慢地逐步实施，也可以一下子彻底改变。转变的速度越快，治疗的效果越好。值得注意的是，即使再平缓的过渡，也可能会产生一些副作用。对此，我们会在后面提到一些变通的方法来帮助你。

有人批评说我们的疗法价格不菲，也有人说过于复杂。既然我们的目标是人人都可以使用，且承受得起，因此，我们会分享一些价格低廉的替代方法，让每个人都能实施新的生活方式，以及全部的疗法。正如我们所知，AD 的潜伏期长达 10年，甚至更久，所以，早期干预是关键，能改变整个病理进程。而这首先应改变我们一直存在的一个错误观点——AD 是绝症！

我们想告诉你：你也是本治疗程序改革中的一分子——我们将赋能于你，去守护你自己的认知健康，且让你的余生更加健康、长寿、有活力。

让我们开始吧！

或许你会追问：KetoFLEX12/3 到底是什么？正如《终结阿尔茨海默病》一书里所解释的，Keto 是 ketosis（酮症）的缩写；酮症指肝脏分解脂肪产生酮体（包括乙酰乙酸盐、β 羟丁酸和丙酮）的自然过程；它能为大脑认知提供极佳的燃料，而且还能促进大脑分泌有益于神经元和突触的神经营养素（BD-NF❶）[2]。

FLEX 是 flexibility（灵活性）的缩写，它有两方面的意思：首先是指提高新陈代谢的灵活性，恢复身体自身的代谢能力，把脂肪或葡萄糖转化为燃料，同时保持对胰岛素的敏感性，最大可能地为大脑提供燃料。其次，虽然我们建议的饮食主要是以植物为主，但允许一定的灵活性，可根据个人喜好和特殊情况加入适量的动物肉类等。

12/3 指每天禁食的时间，晚餐和早餐之间间隔至少 12 小时以上，而晚餐和睡觉时间间隔至少 3 小时以上。

如果你能严格遵守，KetoFLEX12/3 疗法就不仅仅是饮食的改变，更是生活方式的跃迁。其中，营养是关键因素之一。你要把饮食建议、禁食和运动等结合起来，才能恢复和维持良好的新陈代谢，为大脑提供源源不断的燃料。

我们的目标是要把你对食物的"依赖"变成"有营养且不饿就行"。你会缩短做饭时间，减少对三餐的依赖；会有更多的时间参加户外运动或是参加有意义的社交。我们推荐的饮食，以植物为主，卫生又营养，完全能满足你的身体所需。你能体会到我们精心搭配的食物可以营养你的大脑，让吃饭和生活变得更加轻松有趣。

译者注：

❶ BDNF 全称"脑源性神经营养因子（brain-derived neurotrophic factor）"，是一种小分子的碱性蛋白质。BDNF 广泛分布于中枢神经及周围神经系统、内分泌系统、骨和软骨组织等区域，主要在中枢神经系统内表达。其生理效用广泛，可促进神经细胞生存，增加突触可塑性及神经再生等。

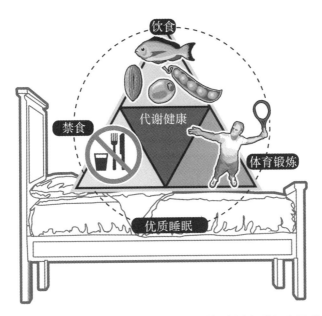

图 4 - 1　KetoFLEX12/3 饮食原则与生活方式包含了禁
食、体育锻炼和以植物为主的饮食结构。 目标是进入轻度酮症
状态，增进睡眠质量，从而增进认知能力

　　总结一下，KetoFLEX12/3 的三要素是饮食、禁食和体育
锻炼（都需基于高质量的睡眠，对此，会在第 14 章中介绍）。
它既能恢复新陈代谢，还能给你的大脑带来干净的可持续燃料。
三方面同时实施，能产生协同作用，提高治疗效果。另外，你
不需要太多禁食碳水化合物，也不需要长时间禁食，更不需要
过度运动就能产生酮体。没错！三者结合就能带来健康，避开
现代社会泛滥的慢性病，如痴呆、代谢异常和高血压。在下面
章节里，我们将深入探讨饮食方面的建议，还要解析"膳食金
字塔"，并谈谈禁食的重要意义；最后，再说说运动。当然，这
三部分的意义并不是等同的，但它们组成了整套 KetoFLEX12/
3 干预法。

　　KetoFLEX12/3 重点关注的是导致认知衰退的机制。包括：

- 激发关键的胰岛素敏感性
- 减少炎症

- 解决神经元营养缺失和线粒体缺乏等问题

- 增加血液循环和稳定血压

- 提供突触支持所需的原材料

- 改善与认知衰退相关的营养不足

- 加速细胞自噬和淀粉样蛋白的清除

- 加快解毒

- 改善认知衰退相关的肌肉萎缩和骨质流失

KetoFLEX12/3干预法的特别之处在于：我们推荐利用实时数据助力健康，达到提高和维持认知健康的目标。你无须担心自己做的是否正确，因为你可以基于实时的数据、阶段性的评估和实验室检测来监测并微调你的干预策略。

饮食困惑：信息轰炸！

乔治亚，58岁，患关节炎、高胆固醇症、糖尿病前期、甲状腺功能减退症、肥胖和记忆力减退等。她以前的饮食是标准的美式饮食。我建议她看了一些营养学专家的著作，比如约尔·福尔曼博士的《吃出健康》，马克·海曼博士的《吃掉脂肪变苗条》，还有史蒂文·甘德里博士的《植物悖论》。此后她开始改变饮食结构。成功减重45 kg，胆固醇指标恢复到正常水平，关节炎没了，糖尿病前期的症状也减轻了，整个人充满活力，并开始骑自行车了。此外，她的记忆力也明显改善了。她开始着迷于阅读有关营养和健康类的书籍，但是她发现不同的书籍和文章提出的饮食建议千差万别。这让她很困惑：究竟哪个是对的呢？

在这里，我们尽量避免"信息轰炸"。相反地，专注于提供有效而详细的、可行的建议来提升你的认知能力。

饮食常常是预防和修复认知衰退最大的拦路虎。专家的意见常常大相径庭，这也让很多人感到困惑：究竟哪种才是最好的饮食方案？KetoFLEX12/3干预法可以帮助你破解这些困惑。因为它聚焦在能提升神经保护的具体机制的同时，为你的认知和全身健康提供清晰的可操作途径。

为什么针对神经保护的饮食建议会如此不同呢？由于各种因素，认知能力相关的营养学研究存在巨大的空白。最大的问题是没有精心构建起纵向且相互协调的研究。第一，长期的临床试验代价很昂贵，很少有机构或企业愿意在没有投资回报机会的情况下投入大笔资金。第二，有很多混杂因素会导致潜在的虚假性关联。因为每个受试者都有不同的基因组（遗传学的）和表观基因组（动态调控和控制你的DNA的读取，它们受到环境等的影响），这在一开始就带来了差异性。实际上，我们不可能确保每个人都遵循规定的饮食，或在食物调查中准确报告他或她吃了什么。还有，其他一些行为或压力因素也很容易产生与饮食无关的混杂或干扰效应。第三，许多公认的营养科学都是基于流行病学证据的，它揭示了关联性，但不一定是因果关系。例如，流行病学观察的结果显示，地中海式饮食❶与健康有联系。有人就说，这证明了全谷物作为饮食的一个组成部分是健康的。但如果没有一个不含全谷物的地中海饮食对照组来具体测试这一论断，这种说法就经不起科学的推敲。或许是饮食的其他成分或生活方式提供了健康益处呢？由于缺乏明确的证据证明一种饮食方式相对于另一种饮食方式更有助于保护认知能力，你会发现很难确保你选择的饮食方式是正确的。

译者注：

❶ 地中海式饮食，是指希腊、西班牙、法国、意大利南部等处于地中海沿岸的国家，以谷物、蔬菜、水果、鱼类、豆类和橄榄油为主的饮食风格。

你也不必担心你可能吃错了东西，或者担心已经造成了无法弥补的伤害。我们鼓励你尽可能地继续下去。要一丝不苟地遵循一种饮食方式是很困难的。但我们会帮助你鉴别哪些食物和生活方式是有益于健康的，哪些是对身体有害的。随着时间的推移，你会发现自己很容易鉴别出真正的健康食物，并在饮食中采纳我们的建议，因为你的感觉和气色都好起来了。这真的很简单。当你把大脑健康放在第一位时，其他一切都会随之而来。

最重要的是，这种饮食和生活方式几乎都是积极的、无副作用的：增加活力，减肥，降低血压，稳定血糖，减少冠状动脉疾病的风险，改善情绪和皮肤，让身体状态显得更年轻，认知能力改善，还可以促进长寿。

营养性生酮饮食法是否适合所有人？

不一定！这就是个性化医疗的魅力所在。澄清一下，营养性生酮饮食指的是一种特定的饮食模式——食用更少量的碳水化合物和消耗更多的脂肪来产生酮体。还记得吗？KetoFLEX12/3 生活方式——禁食、运动和饮食——的目标之一就是恢复新陈代谢的灵活性，即在那些对胰岛素产生抵抗的人身上，同时燃烧葡萄糖和脂肪，作为机体能量的供应。有趣的是，研究表明，几乎每位 AD 患者都存在胰岛素抵抗，因此大脑迫切需要能量供应。对那些认知及躯体症状和指标尚未显现出来的患者亦是如此[3]。营养性酮症对于那些存在胰岛素抵抗（或任何有认知能力衰退症状）者非常有益。

值得注意的是，随着你逐渐好转，你对饮食中脂肪的需求可能会随着时间而改变。许多人发现，他们每天坚持禁食和增加运动量，身体会自然产生酮体，对脂肪的需求量也会减少。另外，一旦胰岛素抵抗消解了，代谢灵活性有所恢复，你可以尝试添加更多的抗性淀粉，同时记录其对认知的影响。有些人发现，一旦他们变得更健康，他们就不再需要高水平的酮症。要知道这是一套个性化的计划，让你的生化指标（空腹血糖、胰岛素和糖化血红蛋白以及认知表现等）来指导你的饮食选择。你的目标是重新找回新陈代谢灵活性、胰岛素的敏感性和通透的认知水平。

那么，年轻人或寻求预防者（即他们胰岛素已恢复敏感，代谢已健康者）该怎么做呢？这群人可能不需要额外增加饮食中的脂肪，而是要通过禁食、运动和摄取膳食金字塔中的营养成分来预防胰岛素抵抗。不吃膳食金字塔以外的食物，如糖、精制碳水化合物和不健康的油等。光做到这一点，就会很有帮助。

由于 ApoE4 基因携带者早在 20 岁前后就表现出无症状的葡萄糖利用率轻度降低（也就是神经元能量供应短缺），他们可能需要考虑测量酮体水平[4]。血清 β 羟丁酸❶（BHB）水平低至 $0.4 \sim 0.5$ mM 可以有效地解决这一问题[5]。而 KetoFLEX12/3 对于生活方式的改变，能很容易降低这些指标。随着 ApoE4 携带者年龄的增长，他们需要更密切地关注胰岛素抵抗的症状，可能要考虑把血酮降得更低。

此外，患有血管性痴呆或已知患心脏病的人，在实施营养性酮症之前，应优先治疗其潜在的胰岛素抵抗（详见第 8 章）。

酮　症

让我们更深入地了解一下酮症吧！这个词让很多人感到恐惧，因为它经常与酮症酸中毒混淆，这是一种与 1 型糖尿病相

译者注：

❶　血清 β 羟丁酸（BHB）俗称"血酮"，是血液中 β 羟丁酸含量对于体内酮体的水平最为精准，被称为测量酮体的黄金标准。

关的危重病症[6]。婴儿在大部分时间都处于酮症状态，代谢健康的成年人在睡眠时也是如此[7]。在人类历史的大部分时间里，酮体都被人类用作能量供应。人类的肝脏在任何时候最多都只能储存 100 g 左右的葡萄糖，而人类先民如果没有这种保护性的内在生理适应性，就无法在食物稀缺之际分解储存的脂肪以作为能量使用[8]。只有在现代，人们有稳定的一日三餐，加上零食，还有久坐不动，使肝脏一直保持充足的糖原储存。我们的祖先过着狩猎和采集的生活——事实上，在西方以外的世界中仍然有不少人过着类似的生酮生活。他们整天都很活跃，经常从事体力强度很高的劳动。他们吃的餐数少，吃的是自己打猎和采集来的、用传统方法制作的全食物[9]。

过多食用精加工的食物使人体把葡萄糖当成了单一的能量来源，导致了世界范围内胰岛素抵抗的爆炸性增长[10]。想象一下，你家的孩子经常把音乐放得震天响，还敲锣打鼓，于是你戴上了耳塞。而当你的配偶播放轻柔音乐时，比如勃拉姆斯的摇篮曲，你就根本听不到。这和胰岛素抵抗是一个道理。对于我们很多人来说，多年的糖和高胰岛素让我们的细胞不得不"调低"对胰岛素的响应——大多数人不会意识到这种情况，直到发现认知衰退、糖尿病或血管疾病。这对你的大脑尤其不利，因为胰岛素也有营养因子的功能，它开启脑细胞及其连接赖以维持的生化途径。现在我们可以理解为什么胰岛细胞响应降低是 AD 的一个重要诱发因素，也有人直接称 AD 为"3 型糖尿病"[11]。

虽然，这一切可能听起来很糟糕，但胰岛素抵抗带来的问题远没有结束！高水平的胰岛素还能阻止脂肪转化为能量，从而导致肥胖[12]。当然，并不是每个肥胖的人都会有胰岛素抵抗；相反，有些人有胰岛素抵抗，但并不肥胖（他们的内脏周围仍有脂肪储存），他们被称为 TOFI（外瘦内胖）[13]。

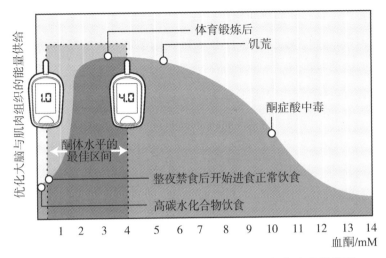

图 4 - 2　轻度酮症状态是 KetoFLEX12/3 饮食的最终目标：血清 β 羟丁酸（BHB）应当控制在 1.0~4.0 mM

胰岛素抵抗的症状和指标包括：

- 腹部脂肪（内脏的）

- 无法禁食

- 低血糖发作（低血糖）

- BMI＞25

- 空腹血糖＞6.3 mmol/L

- 空腹胰岛素＞5.5 μU/L

- 糖化血红蛋白＞5.7%（测量 2~3 个月的平均血糖值）

- HOMA-IR＞1.4（https://www.mdcalc.com/homa-ir-homeostatic-model-assessment-insulin-resistance）

　　胰岛素抵抗往往会随着年龄的增长而趋于严重，而且越来越多的年轻人也表现出这种代谢状况[14]。随着血糖指标的升高和胰岛素敏感性的降低，大脑获取葡萄糖的能力会减弱[15]。

　　事实上，随着年龄的增长，大脑中的胰岛素抵抗也会增加，导致大脑缺乏能量供应[16]。由于胰岛素抵抗和能量缺乏都会随着年龄的增长而加剧，因此很难把这两种风险分开。早期的研究曾假设神经元能量使用率降低是 AD 的结果，而不是一个风险因素。这个观点断定，AD 导致大脑萎缩，大脑不再需要那么多的能量供应了[17]。然而，当我们分析那些有高遗传风险的患者时，这个理论不攻自破。

ApoE4 等位基因被证明是 AD 最常见的遗传风险因素。他们在 30 岁左右时就表现出脑葡萄糖利用率减少，位置和 AD 患者类似[18]。这些年轻的携带有 ApoE4 的受试者并没有认知能力下降的症状，尽管 PET-FDG 测量显示脑部有关记忆处理和学习等区域有 5%～10% 的功能下降。证据表明：大脑葡萄糖低代谢情况在认知能力衰退第一个症状出现的几十年前就开始有了。虽然，目前我们缺乏明确的证据表明这种大脑能量不足会导致 AD，但这种慢性的、渐进的大脑能量的缺乏会大大触发 AD 的发生。幸运的是，它同时也给我们提供了一个干预的良好契机。

即使我们的大脑不再有效地使用葡萄糖，但它们能使用酮体来解决这个问题。史蒂芬·昆奈博士证明，酮体能够有效弥补这种神经元能量的不足，而且大脑更倾向于优先使用这些酮体[19]。因此，即使是较低水平的酮体（0.4～0.5 mM），也能弥补年轻 ApoE4 携带者所面临的 5%～10% 的神经元能量短缺[20]。BHB 的血液测量指标通常用于表示酮症的程度。我们会教你如何跟踪自己的酮症水平。研究发现，当大脑能量严重缺乏时，提高酮症水平到 0.5～4.0 mM，最好在 1.0～4.0 mM，症状即可明显改善。通过不断地检测和跟踪记录，你会找到最佳酮症水平值。

酮体可以非常有效地给大脑提供能量，达到其能量需求的 75% 左右，但大脑仍然需要少量的葡萄糖。这并不意味着你需要吃糖！即使在没有吃糖的情况下，支持大脑所需的少量的（最后的 25%）葡萄糖可以由你的肝脏生产来提供，这个过程被称为糖异生。我们推荐的富含膳食纤维饮食（包括复杂的碳水化合物，但尽量减少简单的碳水化合物）提供了许多有利于新陈代谢和认知恢复的关键性成分——从纤维到益生菌，到抗炎成分，再到黄烷醇和许多其他植物营养素。

从已发表的研究结果中我们强烈地感受到：即使在那些已被正式诊断为 AD 的患者中，使用酮症饮食也能改善他们的认知能力。其中，一个广为人知的案例是，玛丽·纽波特博士详细记录了她丈夫（ApoE4 阳性）在使用这种酮症饮食方法后获得的改善[21]。正如你从下图中看到的那样，通过在他的饮食中添加椰子油（增加酮），史蒂夫·纽波特的认知能力极大地改善了，而且这种改善维持了两年。

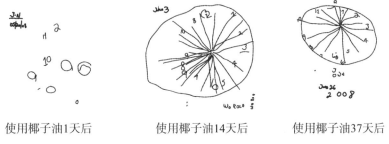

使用椰子油1天后　　　使用椰子油14天后　　　使用椰子油37天后

图 4-3　史蒂夫·纽波特的画钟测试结果，可见施行 KetoFLEX12/3 饮食疗法后其认知能力有了巨大改善

一项随机临床试验显示，仅使用酮类补充饮料能使非 ApoE4 携带者的认知能力适度改善。值得注意的是，这项试验没有采用任何其他策略，如改变饮食等。参与者在 90 天后达到非常低的 BHB 水平——0.4 mM[22]。但是试验在 ApoE4 携带者中没有成功。这就提出了这样一个问题，ApoE4 携带者可能需要更高的 BHB 水平和/或其他的策略辅助。

另一项临床试验获得了令人瞩目的结果。在这项试验中，将轻度认知障碍（MCI，这是阿尔茨海默病的前兆）患者分为两组，一组采用高碳水化合物饮食（50％的热量），另一组采用低碳水化合物饮食（5%～10%的热量）。6周后，只有低碳水化合物组的认知得到了改善，与酮症程度成正比。低碳水化合物组不仅在认知能力上得到改善，而且他们的体重下降了，腰围缩小了，空腹血糖和胰岛素也下降了，仅6周就取得了了不起的变化！

最近发表的关于两例ApoE4患者的案例研究中，他们通过低碳水化合物饮食、禁食和运动相结合，取得了更加令人喜悦的结果——两人都曾被诊断为AD，但是都扭转了认知衰退，其中一人还成功逆转了2型糖尿病。在使用KetoFLEX12/3方法的患者中，我们常常能看到这些趋好的情况[23]。不难看出，将低碳水化合物饮食、禁食和运动相结合的协同作用——KetoFLEX12/3疗法——是持续改善的关键，因为它能治愈潜在的胰岛素抵抗。

这些例子表明，胰岛素的敏感性和酮症对认知有极大的影响。好消息是，饮食、运动、禁食，加上恢复性睡眠——KetoFLEX12/3都有助于提升胰岛素敏感度和酮症水平，从而提高认知能力。

既然酮症是对葡萄糖水平降低的一种自然的内在适应性反应，为什么我们还要用特殊的饮食或生活方式的改变来进行干预呢？因为随着时间的推移，那些有胰岛素抵抗的人不再能自动地从燃烧葡萄糖切换到燃烧身体脂肪[24]。这对大脑是双重危害，因为它同时被剥夺了两个能量来源。KetoFLEX12/3方法的最初目标是从燃烧葡萄糖（主要）转向燃烧脂肪（以及从脂肪中提取的酮），以便为大脑提供可持续的燃料。这可以通过同时应用3种策略来实现：运动、禁食和KetoFLEX12/3饮食疗法，外加优质的睡眠。我们的方法是一种生活方式，而不仅仅是饮食。理想情况下，你需要同时实施3种策略。我们意识到这对任何人来说都是很难做到的，所以我们将提供一些有用的策略和变通的方法。

行动计划

• 如果你已经有了认知衰退的症状或风险，请考虑采用 KetoFLEX12/3 疗法，作为促进代谢灵活性、改善认知能力、防止认知衰退的手段。

• 最初的目标是由燃烧葡萄糖转变为燃烧脂肪，以达到轻度酮症水平。

• 最终的目标是恢复胰岛素敏感性，创造新陈代谢的灵活性，恢复健康的认知水平。

第 5 章

灭 火

我一直在用汽油灭火。

——大卫·鲍伊

开始就告诉你什么不能吃，可能是一个比较奇怪的开始方式，但它真的很重要。如果你吃着我们推荐的食物的同时，还继续吃着那些"不对"的食物，那么你可能会在身体里创造一个高炎症环境，这与我们的目标背道而驰。灭火是治疗的第一步。

请对这些说"不"

单一碳水化合物

为了降低心脏病的发病风险，美国在 1976 年正式推广低脂饮食，并对增加碳水化合物的摄入量作出了指导。让人意想不到的是，效果恰恰相反。到 20 世纪 80 年代初，食品制造商利用新的饮食指南创造了几乎任何可以想象得到的食品的低脂肪版本。令消费者对本该要忌口的食物，也彻底放纵了欲望。然而，这些食品都是经过精加工的，往往含有大量的糖分[1]。于是，在低脂饮食指导下的美国，肥胖人口翻了 4 倍[2]。目前，超过 1/3（约 8000 万）的美国人患有肥胖症。糟糕的是，同一时期，严重肥胖者（通常超重 45 kg 以上）的比例也增加了 4倍[3]。更可悲的是，每 5 个 6～19 岁学龄孩子中就有一个是肥胖者[4]。

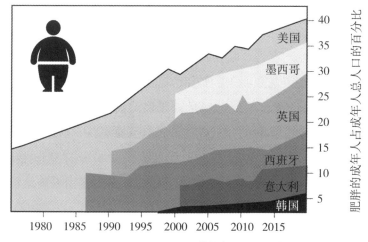

数据来源：OECD各国的健康数据库

图 5-1 自从 20 世纪 70 年代采用低脂肪饮食指南以来，美国的肥胖率如火箭般飙升

肥胖人群患糖尿病风险较高。单一碳水化合物，如糖、淀粉和加工食品，需要人体产生大量的胰岛素，超过了我们身体可承受的范围。这样长期的高胰岛素水平导致我们的细胞尖叫："够了，受不了！"最终往往产生胰岛素抵抗。这意味着，你的细胞不再像以前那样利索地处理糖（大脑减少对葡萄糖的利用，是阿尔茨海默病的特点），而且胰岛素在大脑中的生存也变得岌岌可危。是的，胰岛素非常奇妙，它是脑细胞赖以生存的营养因素。因此，这一点也不奇怪。胰岛素抵抗是导致阿尔茨海默病（AD）神经退行性过程的重要因素。事实上，AD 患者的大脑，胰岛素抵抗是普遍存在的。

我们的底线非常简单。人类的身体构造并不适合糖和淀粉的饮食，正如我们的手臂不是为了扇动和飞翔一样。因此，不管我们是吃还是飞，我们的身体都会因为承受不了压力而崩溃（只是糖和淀粉需要更长的时间让身体崩溃，具体包括高血压、高胆固醇、糖尿病、心脏病、中风、未老先衰、关节炎和痴呆症等）。

幸运的是，通过测量你的空腹胰岛素和糖化血红蛋白水平，可以看到这整个过程在悄悄地接近你。简单地说，糖化血红蛋白就是你的血红蛋白（携带氧气到你的组织）上面黏着一个糖分子，就像黏在鲨鱼身上的䲟鱼。如果你的糖化血红蛋白高达5.7%及以上，那么你就已经是糖尿病前期了。正常的指标为4.0%～5.6%，但我们建议保持在5.3%或更低。糖尿病前期的范围在5.7%～6.4%，而确诊糖尿病则从6.5%开始，持续指标越高表明糖尿病控制得越差。在糖化血红蛋白升高之前，你的空腹胰岛素可能已经上升，当它超过 5 $\mu U/L$，这意味着你的胰岛细胞已经在超负荷地工作以控制你的血糖。追踪指标变化对你来说很重要，它可以帮助你了解你的身体处在哪个阶段。幸运的是，你可以做很多事来阻止情况恶化，恢复胰岛素敏感性不仅能帮助你扭转认知衰退，还能减肥和延缓衰老。

早在1976年，只有约500万美国人患有糖尿病。而今天，有超过1亿人患糖尿病或处于糖尿病前期[5]！这种急剧式的增长向我们揭示了为什么如今越来越多的人会患上 AD。紧随糖尿病而来的是炎症：糖不仅结合到你的血红蛋白，还结合到许多其他的蛋白质（糖分子实际上变成了蛋白质的一部分），改变其形式和功能。导致的结果就是，你的免疫系统检测到异常蛋白而激发炎症反应，从而进一步增加罹患阿尔茨海默病的风险。

好消息是，我们可以解决这个问题，即用纤维丰富的蔬菜和健康的脂肪（同时配合禁食和运动）来替换单一的碳水化合物、糖和加工食品，让身体能够生产出更有效的大脑燃料，从而降低胰岛素抵抗和恢复胰岛素的敏感性。对此，越早越好。

下面就是你要做的，摒除单一的碳水化合物——糖、糖果、饼干、松饼、蛋糕、面包、面食、曲奇、白土豆、谷物、软饮料（包括常规款和减肥款，因为人工甜味剂会扰乱你的肠道健

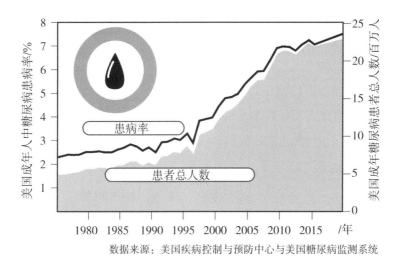

图 5 - 2　美国确诊 * 患有糖尿病的总人数与百分比

数据来源：美国疾病控制与预防中心与美国糖尿病监测系统

* 在 2019 年,尚有 7200 万人虽然患有糖尿病,但是没有得到确诊。

康）、果汁、酒精、加工食品和任何高果糖玉米糖浆的食物。当你控制好单一碳水化合物的摄入量时，你会惊讶地发现你对甜的东西失去了兴趣。

禁食谷物

KetoFLEX12/3 疗法包括禁食所有的谷物（有几个例外，将在第 9 章讨论）。由于已知谷物的炎症特性，我们建议每个专注于提升认知健康的人都应该避免食用它们[6]。

我们先说说麸质（还能分解为麦谷蛋白和麦醇溶蛋白）。它是许多谷物中主要的胶质蛋白，例如小麦、黑麦和大麦。几个世纪以来，为了改善口感和增加产量，小麦不断地被杂交，导致麸质对人类健康的损害越来越大[7]。大家通常怪罪于麸质，其实麸质中的一种较小分子量的蛋白质——麦醇溶蛋白，才是真正的罪魁祸首。现在麦醇溶蛋白有 200 多个变种，其中胶质-α9 更是引发乳糜泻等肠道病的最大诱因[8]。这种麦醇溶蛋白在过去是非常少见的，但现在普遍存在于大部分的麦类中。此外，现代小麦经过人工干预，含有更多的天然凝集素❶（凝集素是一种与碳水化合物结合的蛋白质，不幸的是，它会引起炎症），称为麦胚凝集素（WGA），用来帮助抵御昆虫，并创造出更顽强和可循环播种的作物[9]。与 WGA 一样，目前的小麦作物也已被培育成含有较高水平的炎性植酸，用来抵御昆虫和增加纤维含量。植酸❷通常被称为"抗营养素"，因为它们损害了人体吸收矿物质的能力[10]。

农业产业已经成功地培育出了生命力更加顽强、经济价值更高的小麦作物，却很少考虑到它们对人类健康的影响。因为这种杂交发生在现代转基因产物（GMOs）出现之前（尽管结果是类似的），但大部分小麦作物并不在转基因食品之列[11]。这些因素综合导致了乳糜泻和非乳糜泻敏感性患者的急剧增加[12]。麸质的病理作用在乳糜泻患者中已被证实，所以大多数没有患乳糜泻的人都认为可以无所顾忌地吃麸质——还有什么比热面包更好吃的？然而，不幸的是，很多人患上了非糜烂性麸质敏感症（NCGS），它能引起广泛的炎症[13]，包括消化道问题（腹胀、腹痛、腹泻等）、疲劳、骨关节疼痛、关节炎、骨质疏松、肝胆疾病、贫血、焦虑、抑郁、周围神经病变、偏头痛、癫痫、不孕不育、痈肿和皮疹，等等[14]。

在易感人群中（也可能是每个人！），麦醇溶蛋白会促使肠道发炎，让毒素、食物碎片、细菌和其他微生物透过肠道黏膜而进入血液[15]。吃麸质会增加玉米蛋白的调节作用。玉米蛋白能调节胃肠道连接蛋白的渗透性（其工作原理就像肠道细胞之

译者注：

❶ 凝集素可以结合游离溶液中的糖类或者特定蛋白质结构，会降低人体吸收营养的能力，被称为抗营养物质。

❷ 植酸即肌醇六磷酸，和凝集素一样是一种抗营养物质，不利于人体吸收食物中的养分。

间的尼龙搭扣），渗透性的增加会导致一系列慢性疾病[16]。那些有 ApoE4 基因的人，他们的血脑屏障渗透性较高，会更容易受到麸质的影响[17]。

麸质不仅存在于小麦中，还存在于许多谷物中。甚至，某些乳制品中也被发现混入麸质后含有胶质蛋白，并表现出交叉反应性，对身体的影响和麦醇溶蛋白非常类似。对于那些表现出 NCGS 症状的人来说，需要避免的食物包括大米、玉米、燕麦、小米、苋菜、荞麦、藜麦和乳制品等[18]。值得注意的是，为了适应农药，许多非小麦谷物进行了基因改造，有的谷物可以承受更多的除草剂（这样，人类就可以在作物旁边的杂草上更自由地喷洒有毒的草甘膦）；有的谷物居然能自带除虫机制。虽然，这些基因改造使作物的适应性更强了，但它们对人类健康影响才刚刚开始被注意到[19]。更糟糕的是，甘磷酸盐也被用作干燥剂，有利于谷物收割及保存。它是一种被世界卫生组织（WHO）认定为致癌的化学物，曾在美国被多次起诉，赔偿金额超过 20 亿美元。不幸的是，甘磷酸盐不是说施用一次就可以了，而是会经过多次施用，使人们接触致癌物的概率增加了不少。此外，非小麦谷物通常含有毒素，例如砷等，它们都是极易导致发炎的抗营养素。

谷物对血糖也有很大的影响。以前，农民们给牲畜喂食谷物以增肥，以图卖个好价钱。同样地，政府推出食物金字塔指南，鼓励人们大量食用谷物后，肥胖症和糖尿病的发病率显著增加。指南出台时间正值美国粮食生产和储存过剩，而过剩恰恰是由于政府给予农民的补贴造成的[20]。

你可以考虑进行为期 3 周的试验，从你的饮食中完全消除谷物。请注意，由于麸质有类似鸦片样的特性，这期间，你可能会出现类似的戒断副作用，包括胃肠道症状（如恶心、疼痛增加），它将持续 1 周左右，随后这些症状会有明显的消退[21]。

许多患者说，3 周内他们的症状明显改善了，他们决定从此戒除谷物。

如果你想进一步证实，你可以进行 Cyrex 实验室的血液测试。首先，我们建议你做一下 Cyrex 2 系列，它可以测试肠道的渗透性。如果是阳性，你可做 Cyrex 3X 测试麸质敏感度。如果你有认知能力衰退的症状，做 Alzheimer's LINX 测试，它是专门为认知能力衰退的致病因素检测而设计的，如 β 淀粉样蛋白和其他交叉反应性物质；或者可以用 Cyrex 20 来测试血脑屏障的渗透性[22]。在美国，任何有资质的医生都可以为你安排 Cyrex 实验室的检测。

鉴于 KetoFLEX12/3 全食物疗法，"无麸质"的加工食品不是一个好主意。为什么呢？因为它们充满了化学物质，拿来替代的食物也好不了多少。事实上，你可以尝试剔除日常饮食中的谷物，同时加入补脑食物金字塔中的食物（见第 6 章）。

消除谷物可能是许多人治疗的绊脚石，因为专家的说法不一。一方面，我们有流行病学证据表明，地中海式饮食模式，即全谷物，是健康的[23]。另一方面，地中海式饮食从来没有非谷物类的试验，所以谷物对这种饮食的影响是未知的。来自蓝区❶（人们特别长寿和健康的地方）的各种饮食，也包括一些全谷物，进一步表明谷物的积极作用[24]。但是值得注意的是，蓝区的全谷物并非是我们在美国所认为的"全谷物"。它们是典型的非转基因谷物，不含草甘膦，小麦的麸质含量更低，血糖指数更低，制作和食用方法也简单，让人放心[25]。蓝区冲绳人的饮食中大米的比例比亚洲许多国家和其他地区低很多，而红薯的比例较高。此外，冲绳当地有"八分饱"的传统，他们吃

译者注：

❶ 蓝区，指生活着许多长寿老人的地区，包括日本的冲绳县，希腊的伊卡利亚岛，保加利亚的莫斯利安。

饭只吃到八分饱，从而降低了整体的热量摄入量，也进一步防止了胰岛素抵抗[26]。

乳制品

我们建议禁食传统的乳制品，原因很多，我们将在第 11 章中更深入地介绍。

正如前面提到的，禁食乳制品对那些麸质敏感者尤其重要。通常情况下，麸质（和其他谷物）对肠道的损害会影响消化乳制品中乳糖的能力。此外，免疫系统经常会对乳制品中的酪蛋白产生交叉反应，因为它们与麸质中的麦醇溶蛋白非常相似。这种情况通常被称为分子模仿，会导致相同的炎症反应[27]。

每个人都可能以不同的步伐前进。有些人可能还没有准备好完全接受 KetoFLEX12/3 疗法，他们更愿意分阶段地削减食物：首先是糖，然后是单一的碳水化合物（加工食品），接着是谷物，最后是乳制品。这本身没有对错，但是越早改变，痊愈的机会越大。

警告：如果你还不想戒掉糖、单一碳水化合物、谷物和乳制品的话，至少不要再摄入更多的脂肪，否则，可能会产生危险的炎症，并阻碍愈合过程。

行动计划

- 消除所有糖和单一碳水化合物。
- 消除所有谷物（第 9 章中提到的例外）。
- 禁食所有传统乳制品。

注意事项

禁食一切麸质（见第 77 页"禁食谷物"）

第 6 章

补脑膳食金字塔

"记住睡鼠的话：补脑！补脑！"

——摘自格蕾丝·斯立克名曲《白兔子》

人类的大脑是一个进化的奇迹，自 500 多万年前我们的第一个类人猿祖先出现以来，大脑的容量增加了 3 倍。其中，大部分的扩张发生在过去的 200 万年里。在历史的大部分时间里，我们祖先的大脑和现代黑猩猩的大脑差不多大，生活在 300 万到 400 万年前的已灭绝的南方古猿"露西"可以印证这一点[1]。自那以后，人类的脑容量从 450 mL 扩大至 1500 mL，这点可以从生活在 3 万年前的克鲁马农人那里得到印证。

与身体相比，我们的大脑是巨大的。我们的大脑中约有 500 万亿个突触作为神经元细胞的连接器，负责信息传输，这种不间断的活动需要持续稳定的能量来源。虽然大脑只占我们身体总重量的 2％，但它们所消耗的能量却占人体总能量供应的 20％左右[2]。因此，确保大脑有源源不断的高质量能量及营养非常关键。有趣的是，现代人的大脑比人类进化高峰时期的大脑小了约 10％，平均容量约 1350 mL。人类学家将缩小的时间定在 1 万年前。当时，我们的祖先从狩猎采集者的生活方式过渡到农耕方式。据推测，对巨量农产品的依赖，导致了食物多样性的缺失，造成了我们今天的营养缺乏[3]。

既然自然界中有海量的丰富且可食用的健康植物，我们为什么还要如此依赖农业生产的谷物呢？因为美国政府要通过食物金字塔指南，来推销廉价的"营养的""强化维生素"的食物。

"食物金字塔"的概念于 1974 年在瑞典提出，而美国第一个食物金字塔出现在 1992 年。食物金字塔引导我们多吃金字塔底部的健康食品，并警告我们要少吃金字塔顶部的不太健康的食物。在这一点上，食物金字塔是有益的。

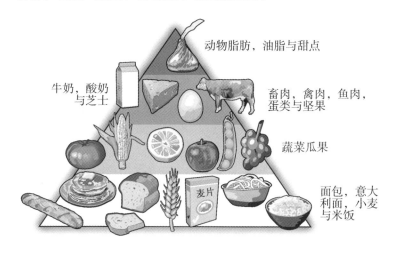

动物脂肪，油脂与甜点

牛奶，酸奶与芝士

畜肉，禽肉，鱼肉，蛋类与坚果

蔬菜瓜果

麦片

面包，意大利面，小麦与米饭

图 6-1　瑞典原版的食物金字塔推荐将面包、意大利面、小麦与米饭作为最主要的食物来源，即金字塔的底层

但是，我们比过去任何时候都更了解导致认知衰退的因素，所以我们构建了一个"补脑食物金字塔"，一个可以优化大脑功能和预防认知衰退的"金字塔"。让我们先来看看最初的金字塔。我们饮食中最大的部分来自底部的"面包、谷类、米饭和面食"，而且建议每天食用"6～11 份"。相比之下，脂肪和油在金字塔最顶部，只能"偶尔食用"。事实证明，这个"好"配方给我们带来的是胰岛素抵抗、糖尿病、高血压，以及认知衰退，等等。

我们再来看看为什么一个新的食物金字塔对认知有这么大

的帮助，以及"补脑食物金字塔"是什么样子的。

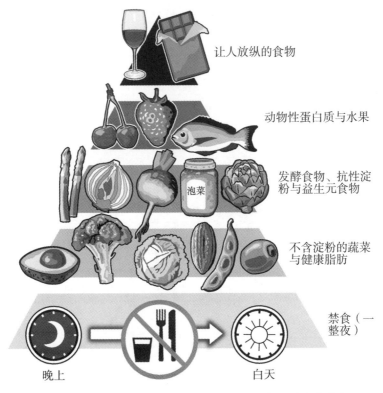

让人放纵的食物

动物性蛋白质与水果

发酵食物、抗性淀粉与益生元食物

不含淀粉的蔬菜与健康脂肪

禁食（一整夜）

晚上　　　　　　　　　白天

图6-2　补脑食物金字塔以能够增强认知能力的食物作为底层，例如禁食策略、健康脂肪以及不含淀粉的蔬菜

　　为了满足对新陈代谢要求极高的大脑的营养需求，"补脑食物金字塔"必须颠覆传统的食物金字塔。这是因为它专注于优化认知能力和整体健康，而不是鼓励使用有利于政府政策和经济利益的食物[4]。事实上，不管在美国，还是在其他许多地方，所谓的"饮食指南"都是基于各种因素考量的。美国心脏协会甚至把"心脏"标志贴在添加了糖的深加工食品上，原因是制造商们支付了认证费用，且他们的食品符合低膳食脂肪的标准[5]。低脂的果酱馅饼更被吹捧为"有益心脏健康"，而新鲜的水果、蔬菜却不在其列，导致消费者误以为加工食品才是更健康的选择[6]。由于营养科学的普及和公众监督，美国心脏协会

的新指南加入了一些新鲜的农产品和一些健康的脂肪，如坚果和牛油果等[7]。

另一方面，人类的祖先都是 ApoE4 携带者，在谷物出现之前的几百万年里吃的都是非谷物类植物[8]。谷物是大约一万年前才大量出现的。目前的环境极其不适合我们的原始基因，所以谷物出现之后人类的基因进化变得非常缓慢。ApoE4 基因大约在 700 万年前出现，目前大约 25％的人口仍然携带这个基因。现在最常见的 ApoE3 等位基因（变异体）直到最近 22 万年前才出现，而 ApoE2 基因只在 8 万年前出现。进化论者不确定究竟是什么原因促使 ApoE3 和 ApoE2 的进化出现，但有人怀疑和火的出现以及人类吃肉的能力增强有关[9]。

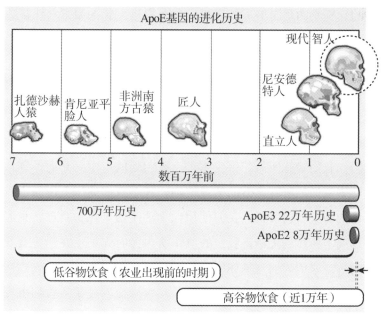

图 6-3 ApoE4 是最原始的人类 ApoE 等位基因。 ApoE3 与 ApoE2 出现得非常晚

作为狩猎-采集者，我们的祖先觅食野生植物，偶尔也会狩猎，因此饮食中含有异常丰富的纤维。当这种纤维被分解时，会在肠道中发酵，产生酮体 BHB（β 羟丁酸），为大脑提供能

量[10]。食物的匮乏，大运动量的生活方式，再加上高纤维饮食以及偶尔的动物脂肪、蛋白，使我们的祖先大部分时间处于自然的酮症状态。ApoE4基因在农业人口中是罕见的，这或许表明食用高谷物的饮食有悖于这种基因[11]。回到农业前的饮食，即食用大量的非谷物植物，可能是避免疾病的另一种途径，以愈合我们原始基因和现代世界之间日益扩大的裂痕。

我们现在所处的环境与祖先们截然不同。在过去的50～100年里，现代环境带来的毒副影响呈指数级增长。我们吃了太多美味的假食品——单一的碳水化合物、转基因谷物、油脂、加了大量添加剂的混合物。我们认为的"健康"农产品也被杂交了，含糖量提高了，还附带着有毒的杀虫剂；为我们提供肉类的动物吃的是深加工的饲料、含有促进生长的激素，还被注射了高剂量的抗生素；我们经常在汽车里、办公桌前、沙发上久坐不动；我们不断暴露在电磁场、Wi-Fi和人工蓝光下，无视我们自然的昼夜节律；我们呼吸的是工业和运输业产生的有毒空气；我们的草坪上充满了有害的化学物质；我们在皮肤上喷洒有害的驱虫剂；我们涂抹着含有有毒化学物质的防晒霜，以阻挡我们身体所需的维生素D；我们喝的水中则充满了日常生活中使用的所有化学品的残留物；甚至我们的床上用品也被有毒的防火材料覆盖；我们使用化学洗手液来保护自己；我们已远离了熟悉的土壤。我们的所作所为无时无刻不在伤害着我们的古老基因，而这种伤害还将继续下去。我们推荐的方式就是尝试治疗和纠正我们自己造成的伤害，而不是模仿我们祖先淳朴的生活方式。

因此，我们把"补脑食物金字塔"作为指南。我们承认这有许多的争议和未知，但是随着新科学的发展，这些谜团终将被解开。我们鼓励你用"补脑食物金字塔"来了解食物，不仅把它们看作是"药"，更是探索、试验和培育美味的机会！在我们的食物选择中，简单的调整可以带来意想不到的治疗效果，就像所有的食物金字塔一样，我们鼓励你从"补脑食物金字塔"的底部开始大量摄取，越往顶部，摄取得越少越好。我们会慢慢地沿着金字塔往上走，讨论每一个层次。

改变的速度取决于许多个人因素，如你的新陈代谢状态（特别是你的胰岛素敏感度）、能动性和抗压能力、睡眠习惯，以及你的支持系统等，以帮助你开始和维持这些变化。调整可以在几周、几个月内慢慢实施，也可以一次性完成。改变的速度越快，治疗的效果越好。值得注意的是，通常温和的过渡性调整可能会导致一些副作用，这些我们将在第7章中讨论，并给你介绍一些简单的变通方法，以帮助你成功调整。

--- • 第 7 章 • ---

膳食金字塔第一层：大扫除

禁食堪比良医良方。

——巴拉赛尔苏斯

如果晚上我们不应该吃东西，那为什么冰箱里要留盏灯呢？

——伍德鲁·佩吉

在开始推荐具体食物之前，我们要先讨论一下禁食问题。这一点非常重要。KetoFLEX12/3 疗法的 12/3 部分指的是你应该禁食多少小时（至少 12 小时），以及何时应该禁食（睡前至少 3 小时）。禁食不仅是人类进化史上应对食物匮乏的手段，也是所有主流宗教创立之始便采纳的信奉方式。禁食可以保持大脑清醒，又有许多健康益处。

禁食对健康的好处是多方面的。禁食可以促进胰岛素敏感性的恢复，帮助改善认知。现代社会中，我们不停地吃着精加工的、含糖和添加剂的食物，导致胰岛素抵抗和代谢不畅。大脑能量来源只有葡萄糖，因为我们的身体用不着消耗脂肪，也就无法产生酮体。胰岛素抵抗是慢性疾病流行的关键，包括阿尔茨海默病（AD）。禁食是帮助恢复胰岛素敏感性的一条途径。恢复胰岛素敏感性让我们摆脱对食物的依赖，并让身体燃烧脂肪来给大脑供应能量；恢复胰岛素敏感性，使新陈代谢恢复灵活地选择葡萄糖或酮作为能量的能力，这是综合治疗的关键。禁食还能减少炎症，增强线粒体功能，促进长寿等。此外，禁食还能降低心脏病、癌症和自身免疫性疾病的患病风险[1]。

禁食，尤其是 12 小时以上的禁食，会产生"自噬"效果。

这是一个逐步治疗的过程，它使你的细胞对身体进行"大扫除"，并且循环使用氨基酸和线粒体等碎片。例如，线粒体中损害或磨损的部分被吞噬和剥离后，剩下的可以用于制造新的细胞[2]。自噬也增强了线粒体的能量产出，就像细胞的一个能量池。健康的线粒体能预防和治疗神经退化，其重要性不言而喻[3]。其他促进自噬的方法包括营养性酮症、运动、限制蛋白质摄入和优质的睡眠等。即使你用营养酮症打破了你的禁食，自噬也会在神经元层面继续进行[4]。

睡眠是一个自然的禁食过程。晚上我们需要的能量较少，而睡眠又是排毒和修复的最佳时间，所以最好在睡前至少3小时内避免进食。消耗糖原储存（储存的葡萄糖）需要至少12小时，之后开始燃烧脂肪。有些人说，他们需要更长的时间消耗储存的糖原（这可能是真实的），但是如果你严格执行Ket-oFLEX12/3的各种措施，我们相信自噬机制正通过多种途径在你睡觉期间发挥着作用。有些人晚餐吃得早，吃得清淡，甚至不吃。而有些人选择不吃早餐，这对他们来说或许更容易一些。你的家庭、工作和社交，以及你独特的昼夜节律等都可以帮助你找到最佳空腹期。

KetoFLEX12/3的禁食目标

• 睡前至少禁食3～4小时　睡眠是排毒和修复的重要时机。随着一天的结束，身体对能量的需求减少，进入燃烧脂肪状态。睡眠，尤其是符合你的昼夜节律的睡眠，是增加禁食时间的好机会。

• 在晚餐和第2天早餐之间至少禁食12小时　ApoE4携带者可能要努力将禁食时间延长到16小时甚至更多。在此期间，你可以喝些绿茶或者清咖啡等，因为它们不破坏禁食。如果你有胰岛素抵抗，正在努力延长禁食时间，你的早茶或咖啡中可能需要添加MCT或椰子油。这些脂肪提供的能量，虽然在技术上打破了禁食，阻碍自噬，但它们可以帮助你实现营养性酮症，最终治愈潜在的代谢问题，让你在规定的时间内完成禁食。

• 最好用排毒饮料来结束禁食　如喝一杯常温白开水加鲜榨柠檬汁或生姜片、奶蓟草、香茅，或蒲公英茶等。

• 对有胰岛素抵抗者来说，禁食是特别难以启动的　正如前面所描述的，对那些有胰岛素抵抗者来说，禁食是特别难以进行的。你可以回想一下，当你的身体习惯于将葡萄糖作为能量时，它将很难转向燃烧脂肪。当身体适应燃烧脂肪时，你将在没有饥饿感的情况下持续更长的时间。

根据胰岛素抵抗的严重程度，过渡到 KetoFLEX12/3 禁食目标可能需要几个星期，甚至几个月时间。遵循我们制订的指导原则，延长你的禁食时间，每天多一点，直到达成目标。许多患者发现，当他们采用 KetoFLEX12/3 的生活方式后，自然而然地就做到了每天只吃一到两餐。保持健康的体重和强壮的体质，是成功的标志。事实上，一旦你对胰岛素敏感，每天长时间的禁食很快就会成为一种习惯，你不再需要频繁的购物、烹饪、吃饭和清理等了。大多数达到这个阶段的人都报告说，他们的能量感和认知的清晰度都明显提高了。

过渡到快车道的技巧

• 区分饥饿和低血糖，后者可能很危险　低血糖会导致头晕、混乱、言语不清、视物模糊、饥饿、易怒、颤抖、焦虑和出冷汗等症状，而且可能会在半夜出现[5]。假设症状轻微时，你不确定自己所经历的是哪种情况，请按照第18章提供的说明来测试血糖。真正的糖尿病，血糖测量值低于 4 mmol/L 就被认为是低血糖。值得注意的是，那些胰岛素敏感者的血糖水平常更低，但是他们没有症状。

• 如果血糖低于 4 mmol/L，且有症状，快速饮一些果汁、巧克力等含糖物　这可能会让你觉得与最终目标南辕北辙，但为了解决眼前的低血糖问题，这是必要的。当你采用 Ket-oFLEX12/3 的营养建议，用富含纤维、非淀粉类蔬菜和健康的脂肪取代糖类和精制碳水化合物一段时间后，一般低血糖症就不再发生。

注意：糖尿病患者在开始这个计划之前必须咨询他们的医生，遵医嘱在康复过程中减少药物治疗，避免低血糖发作。

● 如果你的血糖在正常范围内，而你只是饿了，可以尝试吃一些健康的脂肪 如坚果、种子类食物或牛油果片，以促进生酮。试着每天将你的禁食时间延长 5～15 分钟，直到达成目标。

● 考虑使用酮类补充剂 如中链甘油三酯（MCT 油或椰子油）或外源酮（酮盐或酮酯），以加速进入轻度酮症状态。一旦胰岛素敏感性恢复，且你已成功地采用了 KetoFLEX12/3 的生活方式，你就会通过燃烧体内的脂肪，产生内源性酮体。随着时间推移，你很可能就不再需要外源性酮体了。理想的情况是，补充是过渡性的、短期的。

那些晚些时候打破禁食的人，往往会纠结于何时服用早晨的补充剂，以免影响自噬机制。补充剂中的热量很少，对自噬的影响很小。有些如白藜芦醇和姜黄素，甚至会增强自噬[6]，如果你的身体将 β-胡萝卜素转化为维生素 A 的能力较差，需要额外补充维生素 A，切记一定要用鱼油或鱼肝油来配合脂溶性的补充剂（如维生素 D、维生素 E、维生素 K 和姜黄素）。

体重过轻

我们发现，有些患者的体重减得太多，继续往下减，可能会适得其反。虽然体重指数是参考身高和体重的一个粗略的衡量标准，但根据个人的体型和肌肉成分不同，可以有很多个性化的空间。我们建议女性的 BMI 最好保持在 18.5 以上，年龄在 65 岁以下的男性 BMI 指数尽量保持在 19.0，而 65 岁以上的人 BMI 应更高。如果你的体重下降超过这个数字，就会增加患老年肌肉减少症（指体内瘦肌肉质量的损失）和骨质退化的风险。随着衰老，这两种情况都会出现，并且也会导致认知衰退的风险增加（我们将在第 13 章中再次讨论这个问题）。现在，你要明白，如果你的体重降得太低，你必须调整你的策略。下面有一些有用的提示。

增加体重的策略

• **缩短你的禁食时间**　还是尽量在睡前几小时停止进食，但可以自由地按照 KetoFLEX12/3 食物金字塔，适度放宽早上进食要求。

• 食用更多的健康脂肪

■ 在你的沙拉和蔬菜中添加一两汤匙高多酚特级初榨橄榄油（EVOO）。这是增加额外热量的简单方法。

■ 享受一把（或两把）额外的坚果。坚果异常健康美味，尽情享受吧，夏威夷果和胡桃对增重特别有帮助。

■ 在咖啡中加入酥油、椰子油或 MCT 油。这是补充热量和外源性生酮的简单方法。椰子油和 MCT 油中的外源性酮体可能对那些试图增加体重的人特别有帮助，因为低体脂可能会阻止内源性酮体的产生。

■ 如果你出现消化道症状，可以考虑使用消化酶，但请参见第 8 章中有关注意事项。

• **确保你在饮食中摄入足够的蛋白质**　参见第 10 章的建议。如果你的身体无法合成或储存自身所需的基本蛋白质，需要考虑在饮食中加入蛋白质，否则身体可能会吞噬你的肌肉，这可不好。如果你正在改善你的消化系统，并处在排毒过程中，你将需要更多的蛋白质。同样重要的是，要有充足的胃酸以确保蛋白质的正常消化。

- **身体强壮** 一定要集中精力打造强壮的肌肉和骨骼等。可以将力量训练和负重运动等加到你的运动计划中。

- **不要忘记抗性淀粉** 在每餐中加入少量的煮熟后冷却的豆类、根茎类蔬菜或块茎等。将 EVOO 或酥油作为美味的浇头，既可以钝化血糖反应，又可以增加额外的热量。你也可以每周吃碳水化合物 1~2 次，以远离酮症，如食用红薯等，以避免体重进一步下降。

- **参与膳食计划和准备** 搜索食谱，找到创新的方法来制作你最喜欢的食物，以刺激你的食欲。如果你要为 AD 患者做饭，请让他或她参与到膳食计划和准备工作中来。看到、摸到和闻到食物的味道，可以促进消化酶的分泌，令肠胃做好进食的准备。

- **吃饭时要放松** 关掉电视机和手机，停止你手头的工作，让用餐成为一种滋养和放松的仪式，慢慢地享受你的食物。

行动计划

- 睡前至少禁食 3 小时，总共禁食 12 小时。
- ApoE4 携带者可尝试将禁食时间延长至 16 小时以上。

注意事项

低血糖

低血压

体重过轻

酮症流感 当你逐步延长禁食时间和减少单一碳水化合物的摄入时，你开始自体产生酮体了。恭喜你！这就是 KetoFLEX12/3 方法的目标之一。但有些患者出现了被称为酮症流感的症状，这些都是短暂的，且不是每个人都有，症状的严重程度也因人而异。脱水（和随后的矿物质损失）是过渡期常见的副作用：当你延长禁食时间时，身体将燃烧肝脏和肌肉中的额外糖原（原储存着的葡萄糖），而分解糖原会产生大量的水，肾脏通过排尿排除多余的水，从而导致脱水[7]。如果你同时戒断了加工食品，意味着你的盐摄入量将大大减少，那么在KetoFLEX12/3过渡时期保持水分和补充海盐①就显得尤其重要了。

此外，在过渡期，即使添加了海盐，大多数人的血压也会降低，一小部分人可能在添加盐后血压升高，所以一定要监测自己的血压，观察身体对改变的反应。

酮症流感的可能症状

- 头痛

- 难以集中精力

- 疲劳

- 恶心

- 口臭

- 腿部抽筋

- 心率加快

- 头晕（低血压）

- 体能下降

脂肪里的毒素　一些毒素，包括惰性的有机污染物，会储存在动物及人类的脂肪中。当我们的身体开始燃烧脂肪时，会短暂地将自己重新暴露在这些储存的毒素中，这可能会导致与酮症流感重叠的症状。因为KetoFLEX12/3的生活方式促进了脂肪的燃烧，所以排毒变得异常重要，尤其是在适应酮症的初期和减肥的时候。为了促进具有排毒作用的谷胱甘肽的产生，优先考虑诸如十字花科蔬菜、葱类蔬菜、蘑菇、芹菜、芦笋、

作者注：

① 如果你选择非碘盐，请确保从鱼或海菜等饮食中获得足够的碘。

牛油果、秋葵和动物肝脏等。此外，姜黄素、N‑乙酰半胱氨酸、α‑硫辛酸、硒、锌和奶蓟补充剂等也可以帮助排毒[8]。保证充足的水分和摄入富含纤维的植物也有助于排毒[9]。运动出汗或桑拿浴亦可[10]。

第8章

膳食金字塔第二层：尽情享用

好东西永远不嫌多，这种感觉棒极了！

——麦·韦斯特

蔬　菜

在超市的农产品柜台前疯狂购买蔬菜吧！当然，在自家花园里采摘，或在当地的农贸市场里购买会更好些。非淀粉类蔬菜是KetoFLEX12/3饮食计划中基本不受限制的食物。

请自由地沉浸在五颜六色的蔬菜中吧！选购颜色最深的、野生的、新奇的绿色蔬菜品种和芳香的草药。忘掉淡绿色的生菜，寻找红色、酒红色和古铜色的蔬菜，比如红菊苣（一种抗氧化的超级明星萝卜）和红长叶生菜（一种富含花青素的深色长叶莴苣）[1]。每次选购农产品时，挑战一下自己，尝试一种新的蔬菜，包括熟悉的大头菜、洋蓟、芹菜、秋葵和豆薯等。在可能的情况下，尽量采购有机的、地道原产和当季的蔬菜。在每一餐中，确保你盘子里大部分的食物都是生的或轻度烹调的蔬菜（烹调可提高一些营养素的生物利用率），再淋上大量的特级初榨橄榄油（EVOO），以提高植物营养素和抗氧化剂的生物利用率[2]。

尽可能选择非淀粉类蔬菜。一般来说，非淀粉类蔬菜对血糖的影响较小[3]，只有蔗糖的1/3。蔬菜与健康的脂肪（如高多酚特级初榨橄榄油）结合，也能降低血糖水平。

为了帮助你选择对血糖升高影响较小的蔬菜，请看表8-1。

表 8 - 1　蔬　菜

蔬菜	叶菜	十字花科	水果、豆科和菌菇类	草药和香料
洋蓟＊	芝麻菜（C）＊	芝麻菜（L）＊	小青南瓜＊＊x	罗勒＊
芦笋＊＊	甜菜＊	西蓝花＊	牛油果＊	月桂叶＊
竹笋＊	羽衣甘蓝（C）＊	西蓝花＊	黄瓜＊x	黑胡椒＊
甜菜＊＊＊◆（熟）	蒲公英菜（C）＊	球芽甘蓝＊	茄子＊x	桂皮＊
甜菜＊＊＊◆（生）	生菜＊：红叶生菜、绿叶生菜、橡叶生菜波士顿生菜、比布生菜、什锦生菜、罗马生菜（红、绿）	卷心菜（L）＊：青菜、大白菜、皱叶甘蓝、紫甘蓝、球心菜	青豆＊x	绿韭菜＊＊
胡萝卜＊＊＊（熟）香菜＊＊＊（熟）	菊苣＊：苦苣、芥菜、茴香菜、紫叶菊苣椰菜＊	花椰菜	菌菇类＊：钮蘑菇、酒杯蘑菇、意大利蘑菇、平菇、牛肝菌、大褐菇、灵芝、香菇	香菜＊
胡萝卜＊＊（生）	甘蓝（C）＊◆	羽衣甘蓝（L）＊	秋葵＊	芫荽＊（生）
芹菜＊◆	芥菜（C）＊	蒲公英菜(L)＊	橄榄＊	孜然＊
芹菜根＊＊（芹菜类）	马齿苋＊	山葵＊	豌豆＊x：绿豌豆、豆角、荷兰豆	莳萝籽/草＊
茴香＊	菠菜＊◆	甘蓝（L）＊◆	辣椒＊x	姜＊
蒜头＊	瑞士甜菜（C）＊	大头菜＊	南瓜＊＊＊x	薰衣草

蔬菜	叶菜	十字花科	水果、豆科和菌菇类	草药和香料
棕榈芯 *	萝卜菜（C）*	芥菜（L）*	意面南瓜 * x	柠檬草 *
朝鲜蓟 *（菊芋）	水芹（C）	萝卜（L）*	绿番茄 * x	玛卡 *
沙葛 *	白萝卜 *		番茄 * ◆x	马郁兰 *
韭菜 *		油菜 *	黄瓜 * x	薄荷 *
洋葱 *		瑞士甜菜（L）*	西葫芦 * ◆x	牛至 *
海菜 *		萝卜菜（L）*		欧芹 *
青葱 *		西洋菜（L）*		迷迭香 *
小洋葱 *				红花 *
				鼠尾草 *
				龙蒿 *
				百里香 *
				姜黄 *
				芥末 *

注：升糖指数（GI）❶，＊为低水平；＊＊为中等水平；＊＊＊为高水平。

L：多叶蔬菜。

C：十字花科蔬菜。

◆：美国农业部认证的有机食品。

X：富含凝集素。

彩色蔬菜　含有丰富的类胡萝卜素（β-胡萝卜素、番茄红

译者注：

❶　升糖指数反映了某种食物与葡萄糖相比升高血糖的速度和能力。

素、叶黄素、玉米黄素）和类黄酮等，这几类物质都具有强大的抗炎和神经保护作用[4]。一般来说，色素越深，对健康的益处越大：比如深色绿叶蔬菜、红色卷心菜、红色洋葱、胡萝卜（最好生吃，因为烹调会增加血糖效应）、茄子、番茄（尤其是熟食，会增加番茄红素的含量），以及各种彩椒。

绿叶蔬菜　参与多种神经保护机制。与那些很少吃或不吃绿叶蔬菜的人相比，每天吃绿叶蔬菜的健康老年人，其认知能力衰退的速度要慢很多[5]。绿叶蔬菜富含叶酸，当叶酸与维生素B_{12}、维生素B_6结合时，可减少血液中的同型半胱氨酸（一种蛋白质副产品），减少炎症的发生。同型半胱氨酸升高与认知能力下降、脑白质损伤、脑萎缩、神经纤维缠结、痴呆症等有关[6]。

深色叶菜　包括芝麻菜、香菜、黄油生菜、什锦生菜、罗勒、甜菜、橡叶生菜和瑞士甜菜等，以及大黄❶，是膳食硝酸盐的最佳来源[7]。是的，芝麻菜是新的伟哥！植物性硝酸盐是一种强效的血管扩张剂，它能转化成一氧化氮，自然地放松血管，降低血压，增加全身的血流量，从而促进血管健康，特别有益于心脏和大脑[8]。其他深色叶菜包括甘蓝、菠菜、芥菜、羽衣甘蓝、红罗马菜、蒲公英菜、水芹、油菜、芥菜和茴香等。任何一餐都不要错过这些营养丰富的蔬菜。

十字花科蔬菜　十字花科蔬菜是最强效的，并且营养丰富。其中的硫给人带来一些苦涩的味道，但有许多健康益处。硫是合成谷胱甘肽（主要的抗氧化剂）、肝脏解毒以及生产多种氨基酸的必需物质，而这些氨基酸是许多组织和激素的结构成分[9]。十字花科蔬菜的解毒功效尤其卓著，葱（洋葱、小葱、蒜、韭

译者注：

❶　此处指的是食用大黄（*Rheum rhaponticum* L.），虽与中医药用大黄一样，也是蓼科，但不是同一种植物，它是多年生草本植物，西方栽培种植后以其叶柄供食。

菜）和芸香菜（卷心菜、西蓝花、花椰菜、球茎甘蓝、青菜）都有助于排毒，防止氧化损伤，并改善葡萄糖代谢[10]。当十字花科蔬菜被切碎和咀嚼时，其独特的硫化物将被转化和释放。如果要加热，记得切碎后等10～45分钟，让十字花科蔬菜中的热敏酶、肌红蛋白酶等充分释放出来，转化成有益健康的硫化物[11]。十字花科蔬菜最好是焯水、清蒸，或用中火小炒一下，以保留一点脆感[12]。加入芥末籽或其他生的十字花科产品，如西蓝花芽，可以达到同样的好处，都不宜久煮[13]。

有一种十字花科植物——西蓝花，可以激活 Nrf2 通路❶[14]。Nrf2 是一种强大的蛋白，存在于每个细胞中，是人体解毒和抗氧化反应的"主调节器"。Nrf2 就像我们细胞内的恒温器，可以感知氧化压力和其他压力源的水平，并激活保护机制。Nrf2 的激活是对抗与阿尔茨海默病（AD）相关的毒素和氧化损伤的有效策略（氧化损伤是指自由基和相关破坏性化学物质的影响）[15]。通过食用西蓝花芽菜（3～4 天大的西蓝花植物），可以获得最有效的蔬菜激活剂。你可以在家里种植它们（请确保购买有机的、经过认证的无病原体种子，因为所有的芽菜都容易受到污染）。或者，你可以额外补充萝卜硫素。

牛油果、油橄榄和番茄　沙拉中美味的地中海宝石。它们虽然是水果，但我们有意将它们归入到食物列表的蔬菜部分，以鼓励人们大量摄入。其实，很多水果和蔬菜的分类界限是模糊的，因为蔬菜基本上就是植物的可食用部分，包括叶、茎、根、块茎、坚果、种子或带种子的花。牛油果、橄榄和番茄在植物学上被称为水果，然而，从烹饪的角度来看，它们通常被

译者注：

❶ Nrf2 中文规范用词为"核转录因子红系 2 相关因子 2"，简称"核因子 E2 相关因子 2"，是调控细胞氧化应激反应的重要转录因子，负责调节、维持细胞内氧化还原稳态。

当作蔬菜。

牛油果是最健康的食物之一。它的单不饱和脂肪高且几乎没有糖。牛油果不会升高你的葡萄糖水平，但可以帮助你达到酮症状态。它富含钾、镁、维生素 C 和维生素 E，它的脂肪可帮助你吸收脂溶性维生素（维生素 A、维生素 D、维生素 E 和维生素 K）[16]。牛油果还富含可溶性纤维，可以降低低密度脂蛋白和低密度脂蛋白颗粒数，有助于代谢健康[17]。牛油果可以很容易地添加到每一餐中，且由于其厚厚的保护性皮层，不强调一定需要有机的。

由于橄榄的碳水化合物含量低，单不饱和脂肪含量高，植物营养素含量丰富，因此，是任何沙拉的健康补充，也可以单独食用[18]。但在食用之前，橄榄需先进行发酵[19]。发酵过程使橄榄果富含乳酸菌，这是一种对肠道友好的细菌，使橄榄的健康功效更进一步[20]。

番茄是地中海式饮食中不可或缺的部分，以其健康特性而著称[21]。它富含类胡萝卜素（许多水果和蔬菜中的红色、黄色和橙色的植物色素），特别是番茄红素，可预防癌症、心脏病、氧化应激和眼疾等[22]。那些饮食中含有丰富的类胡萝卜素和 Ω-3 脂肪酸的老年人，常显示出更好的认知能力和更强的神经细胞链接效率[23]。因为类胡萝卜素是脂溶性的，所以摄入脂肪的同时摄入类胡萝卜素能大大提高神经保护多酚和类胡萝卜素的含量[24]。将西班牙番茄青椒洋葱酱添加到你的饮食中，也许是简单而美味的！这种酱是大多数地中海酱汁不可或缺的一部分，通常由番茄、大蒜、洋葱和辣椒在橄榄油中烹调而成。最近的一项研究表明，一点点辣酱就能大大消除炎症[25]。值得注意的是，在地中海地区，番茄在烹饪前通常是去皮和去籽的，以减少其凝集素含量。罐装番茄经过高压锅烹调加工，也可以减少凝集素。选品方面，最好选择美国农业部认证的、去籽去皮的品类。

草药和香料 在烹调食物时能起到锦上添花的效果，它们通常比传统蔬菜含有更多的抗氧化剂和多酚[26]（多酚是在植物中发现的化合物，可保护细胞免受损伤）。草药和香料也有公认的抗病毒和抗菌特性[27]。欧芹、罗勒、香菜、迷迭香、鼠尾草、百里香、牛至、茴香、香菜籽、小茴香和薄荷等都可很容易地搭配到每一餐，还可以和腌制品、油搭在一起，以更大程度地释放香味，促进健康。许多常见的草药和香料，如藏红花、姜黄、肉桂、生姜、人参、鼠尾草、大蒜、黑胡椒和辣椒粉等，都被发现具有神经保护作用，有助于预防和治疗阿尔茨海默病[28]。

• 姜黄 是香料界的佼佼者，也是咖喱粉的主要原料，在印度被用作增味剂和药物使用已有数千年历史。姜黄粉和姜黄块都可用于烹饪，以增加辛辣和姜味，带点芥末或辣根的味道（注意，一些姜黄可能含铅，所以最好从值得信赖的人手里购买）。姜黄素是姜黄中的活性成分，和β淀粉样蛋白（Aβ）结合具有抗炎作用。尽管姜黄素的吸收率很低，但与黑胡椒结合在一起却可提高2000％的生物利用率[29]。此外，咖喱中含有的元素，如椰奶中的脂肪（姜黄是脂溶性的）、含有槲皮素的食物（如洋葱）等，也能提高姜黄素的生物利用率。已有众多研究证实，姜黄素在多种机制下具有治疗痴呆的功效，其中最令人兴奋的是在加州大学洛杉矶分校进行的一项小型随机双盲安慰剂对照试验。参与者年龄为50～90岁，有轻度记忆障碍，但未被诊断出患有AD。他们随机服用90 mg姜黄素或安慰剂18个月后，记忆功能上升了28％，抑郁症状减轻了，大脑中Aβ和牛磺酸的含量也减少了[30]。

• 藏红花 是目前大多数高档食品店中最珍贵的香料，可以容易地通过其长长的深红色线来识别它们，然而它们有时已被磨成粉末。在烹调中使用藏红花，既能带来泥土味，又能带来甜味，并使食物呈现出丰富的金黄色[31]。最近，在一项小型临床试验中，研究人员对 AD 患者进行了藏红花实验，结果令人印象深刻[32]。

• 茶　通常由草药干燥后获得，其中一些草药已被发现可以预防 AD。表没食子儿茶素没食子酸酯（EGCG）是绿茶中的一种黄酮类化合物，能穿透血脑屏障，是绿茶中的主要抗炎成分，我们在泡茶时，切记要将水温控制在 80℃ 以下，以保持其功效；冷水泡也可以，但应至少泡 2 小时。在可能的情况下，不要购买袋泡茶，因为现在有些公司在茶袋中添加塑料，当茶包与热水结合时，塑料颗粒会渗入茶中。抹茶的 EGCG 浓度最高，比绿茶高 137%，我们在采购时应选择有机抹茶，以避免重金属污染。在制作抹茶的过程中，温水或冷水都可以，不一定要冲泡。

行动计划

• 每天至少吃 6~9 份深色、有机、当季、本地的无淀粉蔬菜，并逐渐增加摄入量。

• 摄入绿叶蔬菜，尤其是能产生一氧化氮的蔬菜。

• 摄入十字花科蔬菜，注意制作方法，以最大限度地提高其健康效益。

• 每次购买蔬菜时，挑战自己，带一种新奇的蔬菜（或熟悉蔬菜的新品种）回家，以丰富你的菜谱。

• 摄入新鲜的草药、香料和茶。

注意事项

华法林（抗凝血剂）的干扰　如果你正在服用华法林，你的医生应该监测任何富含维生素 K 的食物，如绿叶蔬菜和其他蔬菜（和一些水果）摄入量的变化。华法林是通过干扰维生素K来发挥抗凝血作用的，因此，维生素K的摄入量增加可能会降低其疗效。

杀虫剂/除草剂 草甘膦和其他广谱除草剂和杀虫剂在第19章中介绍。

此外，已知对人类健康有害的其他农药，在多数国家已被禁止，但美国仍在使用，包括百草枯（与帕金森病、肾脏和肺部问题有关）、1,3-二氯丙烯（被环境保护局列为可能的人类致癌物）和阿特拉津（激素干扰物、免疫系统失调物、可能的致癌物，对生殖和发育有影响）[33]。

美国环境工作组（EWG）的年度杀虫剂污染农产品清单可以帮助你挑选有机的水果和蔬菜，选择有机农产品对ApoE4携带者尤为重要。研究表明，血液中的杀虫剂含量和这个群体认知功能障碍风险密切相关[34]。虽然DDT和DDE在美国和加拿大已被禁多年，但土壤中仍然含有农药残留，有证据表明土壤中的有毒物质残留长达15年之久，在水中甚至可达100～150年[35]。

如果有些国家还在使用这些杀虫剂或刚禁用不久，那么来自这些国家的农产品的毒素水平很可能会高得多。这些有毒的杀虫剂在体内的脂肪中积累，目前80％的健康美国人的血液中仍可检测到[36]。因此，最安全的方式就是购买美国农业部（USDA）的有机产品。

转基因生物 转基因生物已经渗透到我们的食品供应中。它们出现的初衷是培育出能耐受更多除草剂的植物，并能自带杀虫功能。改变植物的特性虽然带来了经济效益，但也对健康产生了一系列不良影响[37]。因此，请避免任何转基因食品（包括食用这些食品的动物），如大多数大豆、玉米、油菜籽、乳制品、糖、小麦和西葫芦等。美国农业部有机认证的标志意味着该产品是非转基因食品。被非转基因项目认证（Non-GMO

Project Verified）的农产品在生产过程中，其农药残留都低于0.9％。

BPA/BPS 双酚A❶（BPA）和双酚S（BPS）常见于塑料、食品、饮料罐内衬和纸质收据。众所周知，BPA会对大脑造成伤害，而这两种化学物质都是激素的干扰物。注意塑料或罐头产品包装上有没有BPA标签，如果没有这个标签，请查看产品底部的回收号码，♯7是含有BPA的，请尽量避免。但请注意，不含BPA的产品可能仍然含有BPS。要避免这两种情况的发生，请寻找利乐包容器（由75％的纸板制成），它们都标有森林管理委员会的FSC标志。而且这对番茄罐头来说尤其重要，因为它们的酸可能会导致这些有毒化学物质的额外析出，这也是另一个完全避免使用包装食品的原因。而且，对它们尽可能从头开始进行烹饪加工。

重金属 重金属污染是发展中国家和工业化国家都绕不开的话题。很多时候，灌溉的废水、采矿或冶炼的副产品，导致这些地区的土壤被重金属污染[38]。鉴于美国1/3的蔬菜和一半的水果都是进口的，我们无法知道进口的有机产品是否安全[39]。这将有赖于"抽查"和"现场测试"。但我们无法知道检测的频次[40]。出于这个原因，我们建议只购买美国农业部的有机产品。

凝集素 凝集素是一种与糖类结合的蛋白质，可能会通过损害肠道完整性（表现为"肠漏"）引起消化系统的炎症，并可能导致轻度疼痛，或广泛的系统性自身免疫病。凝集素含量高的食物包括谷物、仿制谷物、豆类、一些蔬菜（尤其是茄属的番茄、土豆、茄子、枸杞子、甜椒和辣椒）、坚果（尤其是腰

译者注：

❶ 双酚A是一种有机化合物，广泛存在于易拉罐、塑料罐等食品饮料包装中，双酚A被证实对内分泌系统有干扰作用。

果）和种子等。浸泡和压煮豆类、发芽坚果和种子，或去籽去皮（特别是茄属蔬菜），都可减少凝集素。然而，对于那些易受其炎症影响者来说，这些加工方法可能还不够。他们可能需要一些医学检查来帮助找到病因，然后消除病因，并在重新摄入这些之前对他们的肠道进行后续治疗（见第9章）。史蒂文·甘德里博士撰写的《植物悖论》一书，可能会对那些希望进一步探讨"肠漏"这一主题的人有所帮助。

低 FODMAP 饮食❶　饮食中添加葱类蔬菜（特别是洋葱和大蒜），或其他十字花科蔬菜和豆类时，每个人都容易出现腹胀和胃气（请参阅第9章的 FODMAP 部分，了解如何解决这个问题）。通常情况下，只需减少这些食物的食用量，直到肠道达到最佳状态。

致甲状腺肿素❷　历史上的甲状腺肿大（增大的甲状腺）常常是由土壤中缺乏碘元素所导致的（在引入加碘盐之前）。大量食用生的十字花科蔬菜（以及许多其他食物、药物和化学品）会抑制甲状腺对碘的吸收，减少甲状腺激素的分泌，促使甲状腺肿大。因此，这些食物被称为"致甲状腺肿素"。故十字花科蔬菜至少需要煮过之后再食用，因为加热会减弱甲状腺肿素的作用。桥本甲状腺炎通常是由自身免疫反应引起的。但如果是因为碘缺乏，那么你应该考虑从食物中补充碘（海盐、海藻和

译者注：

❶ FODMAP，字母分别代表不同的碳水化合物种类：果糖（fructose）、乳糖（lactose）、果聚糖（fructan）、低聚半乳糖（galacto-oligosaccharides）、多元醇（polyols）。这些食材是易导致不容易消化的复杂碳水化合物，部分人吃了后会加剧肠道问题。而低 FODMAP 饮食法，就是尽量减少、规避这类食物。

❷ 可导致甲状腺肿大的物质，叫致甲状腺肿素，主要包括硫氰酸酯、异硫氰酸酯、噁唑烷硫酮等，它们常可与血液中的碘结合，致使甲状腺素合成所需碘来源不足，导致甲状腺代偿性增生肿大。部分十字花科蔬菜生吃时也有类似后果，故也被归为有"致甲状腺肿素"类食物。

其他蔬菜、鱼和鸡蛋等），且避免大量（超过 454 g）生食十字花科植物，直到你的碘水平足够。矛盾的是，碘过量也可能是桥本甲状腺炎的原因，特别是那些经常吃加工食品或外出就餐的人，因为这些食物含有大量的碘盐。

草酸盐 基因易感者（和任何肠道健康受损者）如果大量食用高草酸盐的食物会引发肾结石和炎症。高草酸盐的食物主要包括碧根果、杏仁、菠菜、食用大黄、甜菜、甜菜叶和巧克力等。因为绿叶菜烹饪时会严重缩水，所以很容易过量食用。平时应注意尿液有无异味、是否有频繁的膀胱感染、肾结石，甚至纤维肌痛那样的疼痛和神经系统症状。你的医生可以通过检查你的尿液草酸盐水平来确认。减少食用高草酸盐的食物通常能纠正这些问题。烹饪、发酵和发芽都可帮助减少草酸盐。随着"肠漏"的愈合，你可能会惊喜地发现，你能慢慢增加这些食物的摄入量了。

组胺不耐受 有些人，特别是那些"肠漏"的人或服用某些药物（如二甲双胍）者，对组胺（一种神经递质，通常保护我们的免疫、消化和神经系统）比较敏感。如果你对组胺不耐受，可能会在摄入高组胺含量食物（如菠菜、牛油果、茄属食物、发酵食品、骨头汤或茶叶等）后出现类似过敏的症状或偏头痛等。

更多信息请参见第 9 章。

健康脂肪

在 KetoFLEX12/3 的生活方式下，你可以尽情享受健康的脂肪。脂肪的饱腹感和高热量，很难让人过量摄入。我们明白，对许多人来说，增加脂肪是一件很可怕的事，因为数十年来，医学界和政府的食品指南仍然在推荐低脂肪的食物。在重新审视这些毫无根据的建议后，这种想法正在慢慢转变[41]。

最重要的是，健康的脂肪有助于酮体的产生，以抵消与AD伴随而来的神经能量不足。通过将健康脂肪与富含抗氧化剂的植物性低碳水化合物饮食相结合，再加上禁食和运动，身体将更容易产生酮体。

高健康脂肪的饮食比高碳水化合物的饮食更能有效地优化血糖指标。最近的一项对100多篇论文的荟萃分析发现，用不饱和脂肪替代碳水化合物能显著改善血糖值。而仅仅减少碳水化合物和饱和脂肪的摄入是远远不够的，只有两者同时被替换为高不饱和脂肪的食物，血糖才会有明显的改善。这些食物包括健康的植物油，如橄榄油、牛油果、肥鱼、坚果和种子等。单不饱和脂肪或多不饱和脂肪每增加5％，糖化血红蛋白（HbA1c）就会提高0.1％。这可能看起来并不多，但作者估计，0.1％的HbA1c减少可以减少22％的2型糖尿病和几乎7％的心血管疾病的发病率[42]。

研究表明，脂肪是地中海式饮食中负责改善认知的主要部分，即便对ApoE4携带者亦是如此。一项关于地中海式饮食的研究将高脂肪（橄榄油和坚果）饮食与低脂肪饮食进行了比较，发现前者受试对象的认知能力更强[43]。这个结果对ApoE4携带者来说，也是成立的[44]。在另一项研究中，180名老年人参与了一项试验，每个人都尝试了一年的地中海式饮食。一半的人还接受了30 g（2汤匙）EVOO的补充。试验证明，接受较高膳食脂肪的一组老年人在认知方面有显著改善[45]。

我们的大脑中有60％～70％的脂肪。脂肪的作用是支持神经元、线粒体膜、髓鞘（神经传导绝缘层）和其他结构的功能[46]。

脂肪有4种主要类型（大多数食物都含有多种脂肪，但通常以一种脂肪为主）。

1. 单不饱和脂肪酸（MUFAs）：如牛油果、橄榄、橄榄油、坚果和种子等。

2. 多不饱和脂肪酸（PUFAs），主要有以下品种：

（1）Ω-3：

二十碳五烯酸（EPA）和二十二碳六烯酸（DHA）：主要见于藻类、磷虾和冷水海鱼等之中。

α-亚麻酸（ALA）：在核桃、亚麻籽、奇亚籽、紫苏油、大麻籽、大豆等中。

（2）Ω-6：在坚果、种子以及来自坚果和种子的油之中。

3. 饱和脂肪酸（SFA）：动物脂肪，包括肉类和乳制品；椰子；以及中链脂肪酸甘油三酯（MCT）油等。

4. 反式脂肪①：人造黄油，起酥油、其他保质期长的产品（饼干、蛋糕、曲奇、薯片、微波爆米花、奶油）和油炸食品（薯条、甜甜圈和大多数餐馆的油炸食品）。

反式脂肪、工业化氢化植物油和种子油是这里唯一明确的禁忌。尽量优先使用以基于植物的单不饱和脂肪、Ω-3、饱和脂肪。这些脂肪，在正常的情况下（取决于加工方式、采购、低碳水化合物的配合食用，高纤维的摄入量，以及Ω-6和Ω-3的良好比例），可以构成相当一大部分（热量）饮食，使你拥有一个健康的新陈代谢。

饱和度越高的脂肪越稳定，越不容易氧化和变质。然而，我们建议限制动物脂肪的摄入量，一部分原因是毒素会在脂肪中储存和积累[47]。出于这个原因，野生捕捞或牧养的动物产品会更好些[48]。ApoE4携带者倾向于过度摄入膳食脂肪，导致胆固醇升高。因此，谨慎起见，我们建议限制饱和脂肪酸的摄入，

作者注：

① 只要食品中饱和脂肪酸含量低于 0.5 g，食品制造商便可以在标签上宣称 0 反式脂肪。即便含量不高，吃多了，总量会增加！故需要提醒注意，加以防范。

优先考虑单不饱和脂肪与多不饱和脂肪，如橄榄油、坚果、种子、牛油果和肥鱼等（更多内容请参见第 8 章）。

Ω-3 和 Ω-6 是必需的多不饱和脂肪酸。必须通过饮食才能获得它们，因为我们无法在体内自动合成。由于它们是多不饱和脂肪酸，更容易被氧化和变质，从而加重炎症，特别是在高脂肪的结构中，比如我们的大脑[49]。Ω-3 是抗炎的，而 Ω-6 是促炎的。我们的工业化饮食、不健康的植物油，谷物和谷物喂养的动物肉等已经使我们的摄入量向 Ω-6 倾斜了。我们祖先的 Ω-6 和 Ω-3 的比例接近 1：1，而一般的美式饮食爱好者该比例高达 25：1[50]。在现代，想实现 1：1 的比例几乎是不可能的。我们建议目标为 4：1 或更低些，但不要降到 0.5：1 以下，因为这样的低比例可能会使血液过度稀薄而导致出血。如果你有出血史或脑卒中家族史（尤其是携带 ApoE4 基因的男性），参见第 12 章第 185 页的警告。

为了取得更好的抗炎效果，我们建议排除所有不健康的 Ω-6 植物油和增加健康 Ω-3 的脂肪。

避免使用热加工或通过化学分离的脂肪。尽量寻找冷榨油。购买储存在玻璃罐中的油脂，因为塑料容器中的油会导致塑料溶解，增加身体的毒性积累[51]。对于任何不饱和的油脂，例如 EVOO、海藻油，或牛油果油等，最好用深色玻璃容器存储。

表 8－2　健康脂肪

特级初榨橄榄油（高多酚，已知收获日期，冷榨）	椰子和椰子油◆♥（未经精制、冷压、初榨或特榨，无化学加工）
牛油果和牛油果油	MCT 油♥
坚果	红棕榈油♥（未经精制、原生态、经认证的可持续发展）
种子	可可脂

续表

核桃油	肥鱼♥
夏威夷果油	蛋黄♥
芝麻油	酥油♥
紫苏油	黄油（D）♥
海藻或海藻油	猪油

注：◆：美国农业部认证的有机食品。

（D）：可能造成炎症的乳蛋白。

♥：高含量的 SFA。

特级初榨橄榄油（EVOO）——脑健康的最佳选择

在进行膳食脂肪选择时，优先选择新鲜的高多酚 EVOO。多酚有助于保护心肺和神经，是 EVOO 的关键成分[52]。EVOO 在其他方面也有健康益处，比如促进自噬，提高新陈代谢水平，减少神经炎症，改善突触完整性，减少 Aβ 和牛磺酸，增加 BDNF。此外，EVOO 还能通过促进胆固醇的排出（清除），提高高密度胆固醇（"好"胆固醇）的功能，减少低密度胆固醇（"坏"胆固醇）的氧化，来改善血脂状况。我们的目标是促进大脑和心脏健康[53]。

你想要最新鲜的 EVOO，取决于你能忍受多高的多酚含量。因为含量高的多酚带着一点苦味，这也是选择高质量 EVOO 的参考。超高级特制初榨橄榄油网站可以帮助你采购到最新鲜、品质最好的 EVOO，有已知的收获日期和详细的化学成分，价格通常与杂货店的品种相同，后者还经常混进一些便宜的油[54]。EVOO 主要作为成品油食用（在室温下食用），与低血糖的醋或柑橘一起搭配，制成沙拉酱是非常美妙的；也可以用新鲜的香草和香料来调味，为你的蔬菜制作浇头或蘸料。用 EVOO 烹饪会损失一些多酚和维生素 E[55]，但如果你选择这样做，请确保使用多酚含量高的油，并保持低温，以最大限度地减少加热产生的有害影响。

烹饪用油

对于食用油，要选择烟点高的油，这意味着它们在较高温度下不会产生烟雾（油烟损害健康）。灶台中火烹调的温度是177 ℃左右。烹饪用油可以选择牛油果油（271 ℃烟点）、酥油（252 ℃）、芝麻油（210 ℃）、椰子油（177 ℃）和黄油（177 ℃）。EVOO 的烟点是 160 ℃～210 ℃，烟点越高，说明多酚含量越高。你可以通过添加迷迭香等香草来提高油的健康品质[56]。

坚果和种子：营养的宝库

常吃坚果的人活得久[57]。坚果可保护心脏和神经，促进酮症，提供优质的脂肪、蛋白质、维生素、矿物质和纤维等[58]。坚果和种子最好是生吃，且是新鲜的、有机的[59]。如果可能的话，最好是浸泡和发芽的，因为这样可以减少凝集素、植物酸盐和酶抑制剂等影响消化和吸收的成分。如果你喜欢烤坚果和种子的味道，最好将它们脱水或在 77 ℃～104 ℃ 的低温下烘烤，不同种类的坚果烘烤温度和时间也不同。在烤箱中烘烤坚果和种子时，一定要定时翻动它们，以确保受热均匀。不同的坚果和种子所含的脂肪类型和含量都不同，有 MUFAs、PUFAs 和 SFAs。PUFAs 在暴露于较高的烘烤温度下时，特别容易氧化和变质。你可以尝试将坚果和种子与各种香料（如辣椒粉、小茴香、咖喱粉和海盐等）一起拌匀，然后再进行烘烤。你也可以将杏仁切成丝，跟海盐、大蒜和迷迭香等一起用小火慢炒，作为沙拉的松脆佐料；或者将生核桃与少量甜菊糖、肉桂拌在一起，作为酸奶的搭配。坚果奶是乳制品的极好替代品（详细见第 11 章）。

当你无法自己烘制坚果和种子时，干烤（不添加油）也是不错的选择，尽管它们是在非常高的温度下烹调的，这会降低部分（而不是全部）健康特性[60]。建议不食用不健康的油烤制的坚果。大量的坚果和种子可储存在冷冻室，小量的可储存在冷藏室里，这样有助于保鲜。

核桃、夏威夷果、开心果、胡桃、栗子、杏仁、榛子、松子以及芝麻或黑芝麻、黑孜然籽、亚麻籽或大麻籽等都是很好的选择。腰果、南瓜子、葵花籽和奇亚籽虽然是不错的选择，但对凝集素敏感的人来说可能会有些问题（浸泡和发芽可能会有帮助）。巴西松子富含硒，但每天几颗即可，因为每颗坚果的硒含量是 68～91 μg；只要吃 5 颗，就会超过成年人推荐水平的上限（400 μg）并产生毒副作用[61]。

• 核桃富含 Ω-3 脂肪酸，有益大脑健康和认知。核桃最好生吃并避免加热，因为多不饱和脂肪很容易氧化[62]。

• 榛子具有保护神经功能的作用，有助于预防脑萎缩[63]。此外，由于榛子含有丰富的单不饱和脂肪，可以降低低密度脂蛋白和总胆固醇[64]。但是榛子的植酸（抗营养素）含量较高，因此，应限制摄入量。

• 夏威夷果对血脂有积极影响。它们是所有坚果中单不饱和脂肪含量最高的，同时，碳水化合物和凝集素含量也很低[65]。

• 碧根果的健康脂肪含量高，碳水化合物和蛋白质含量很低，可改善 HOMA-IR（胰岛素抵抗的稳态模型评估，一种衡量胰岛素抵抗的方法），并降低患心脏代谢疾病的风险[66]。

• 杏仁富含蛋白质、单不饱和脂肪和抗氧化剂，已被证实对神经系统有保护作用，能改善血糖水平和血脂状况，并能减少氧化压力[67]。杏仁棕色的皮衣其抗氧化剂含量最高，但凝集素含量也很高[68]（敏感的人可能需要采购焯过的杏仁）。美国法律规定生杏仁必须经过巴氏消毒，出售小包装的店或许卖的是真正的生杏仁。

• 亚麻籽也含有大量的 Ω-3 脂肪酸，对心脏和全身健康都有好处[69]。亚麻籽的 Ω-3 是植物性的，称为 α - 亚麻酸（ALA）。亚麻籽是木酚素（一种有助于平衡激素的多酚类物质）最丰富的来源，也是抗氧化剂和纤维的极佳来源。亚麻籽应该生吃，或新鲜研磨，或浸泡一夜发芽，以使其营养丰富的内容更容易被人体消化和吸收[70]。可是，亚麻籽很容易变质，所以最好每次研磨少量的亚麻籽储存在冷藏室中，未研磨的整粒种子放在冷冻室中。

　　坚果和种子提供了健康的膳食脂肪，并促进酮症。它们的热量很高，如果你想增加体重，是很好的选择。同样，如果你发现使用 KetoFLEX12/3 饮食计划后体重增加了，则可以减少摄入量。

欢欣吧！咖啡爱好者们！

　　咖啡豆实际上并不是一种豆子，而是咖啡浆果的果核，是咖啡树的种子，起源于埃塞俄比亚。由咖啡豆冲泡而成的深色、具有浓厚醇香的饮料——咖啡，从 15 世纪开始风靡全球。如今有许多研究发现，晨起喝一杯咖啡，这一生活习惯与健康长寿有着紧密联系[71]。咖啡同时也被证实具有保护认知能力方面的好处，能够减少认知衰退的风险。其提神功效，能够有效增强大脑的反应功能与认知能力表现，并且延缓生理性脑萎缩与阿尔茨海默病所带来的记忆力衰退[72]。众所周知，咖啡中的咖啡因是最主要的提神成分，但咖啡制品中的多酚类化合物与生物活性物质同样能起到相同的作用，因此哪怕是不含咖啡因的咖啡制品，对于认知能力仍然是大有裨益的。咖啡通过增加环磷腺苷（一种与记忆相关的细胞内信息物质），增强胰岛素敏感性，刺激机体抗氧化应答等机制，从而起到保护认知能力的效果。并且，咖啡还上调了 Nrf2 通路，从细胞层面上保护我们[73]。另外，咖啡中的生物活性物质还能起到抗炎、抗菌的功效，甚至还能帮助人体对抗糖尿病与几种癌症[74]。最近还有科学家研究发现，咖啡豆烘焙过程中所产生的苯胺类化合物，具有抑制 β 淀粉样蛋白和 tau 蛋白聚集的功效[75]。

别担心！晨起一杯咖啡不会对血酮水平产生影响！甚至有研究还发现，饮用咖啡实际上还会增加血酮[76]。当你处于禁食时间时，尽量饮用完全不含糖和乳制品的黑咖啡，如果实在是觉得难以下咽，可以略微在黑咖啡中添加一些天然甜味剂。如果你有胰岛素抵抗的问题，并且光凭禁食难以达到目标，那么我建议你可以在咖啡中加入少量的 MCT 油，直到自己可以顺利做到内源性生酮为止。老生常谈，咖啡豆的来源最好是纯天然、无霉菌污染的有机产品，这一点对于Ⅲ型阿尔茨海默病患者而言尤为重要。

虽然咖啡有很多健康裨益，但是我们仍然需要严格管控摄入量。如果每天摄入超过 1 L 咖啡，同型半胱氨酸水平会升高20％[77]。而同型半胱氨酸升高会导致脑萎缩与认知衰退[78]，因此咖啡不能多喝。另外咖啡最好是在中午之前全部饮用完毕，因为咖啡有可能扰乱你的睡眠节律，降低睡眠质量，尤其那些咖啡因代谢速率比较慢的朋友们，更应该趁早饮毕。其次要当心，咖啡的酸度可能会引起烧心（胃食管反流征）的症状。对于正在消解慢性压力、皮质醇水平较高者，应当等这些问题解决后再喝咖啡，因为咖啡因会加重这些问题。

行动计划

- 增加摄入健康脂肪（并增加植物性膳食）来治愈胰岛素抵抗，同时生成酮体来为大脑供能。
- 优先选用高多酚 EVOO、牛油果、坚果与种子类食物。

• 切记不可以将高升糖指数与有促炎效果的食物混入膳食脂肪中。

• 请注意，随着代谢状况的不断好转，身体对于脂肪的需求会逐日递减。

注意事项

肠胃不适　如果出现了肠胃不适的症状，可以尝试着缓慢增加脂肪与坚果、种子类膳食的摄入量，不要一下子转换饮食结构。对于胆囊功能受损的人来说，饮食结构的调整可能是最为困难的。一旦在增加脂肪摄入量的过程中出现了右上腹部的疼痛，请去消化科医生处就诊以排除胆囊疾病。胆囊是人体储存胆汁的器官，胆汁则是用于分解脂肪的。那些胆囊已切除的人们通常来说可以毫无问题地耐受高脂肪饮食，但是有些人仍需缓缓调节。消化酶、脂肪酶、牛胆汁或苦草补充剂对于消除胃肠道问题（包括腹泻）有一定帮助，详情参阅第9章。

体重减轻　很多增加脂肪摄入量的人们都会出现体重减轻的症状，因为高脂饮食带来的饱腹感太强，以至于他们摄入的热量反而减少了（参阅第7章注意事项）。

体重增加　有些人则可能会出现体重增加，对此建议延长禁食时间，并加强锻炼。体重不减反增也有可能意味着自己实际摄入的碳水化合物比想象中的要多，导致胰岛素抵抗迁延不愈。请使用饮食记录器来追踪每天的饮食，把隐匿的糖类与谷物给"抓"出来。未经确诊的食物敏感性也有可能导致炎症并增加体重。

坚果与种子类食物中的霉菌　请务必确保食用的坚果与种子类食物中没有馊味与霉味。例如，巴西坚果，其中含硒量较高，容易带有霉菌[79]。尽量不要吃花生（尤其是花生酱），因为花生非常容易被霉菌感染，并产生黄曲霉等有害物质，造成炎症[80]。

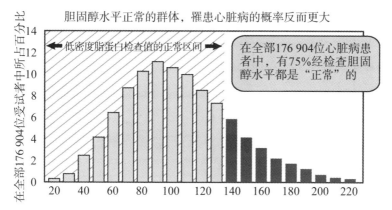

图 8-1　大部分心肌梗死患者的低密度脂蛋白胆固醇水平
实际上都是正常的，更好的预测指标是甘油三酯与高密度脂蛋
白的比值（TG/HDL）

血脂升高　有些朋友增加了脂肪（尤其是饱和脂肪）的摄
入量，可能会发现自己的总胆固醇指标与低密度脂蛋白胆固醇
（LDL-C）指标居然升高了。这一现象会更多地出现在 ApoE4
基因携带者身上，因为他们对于膳食中脂肪的吸收量能力更
强[81]。那么血脂指标的升高需不需要担心呢？这一问题还得取
决于其他几项检查指标的数值。首先我们推荐的饮食原则会为
身体带来良性的转变，例如血糖值会降低，空腹胰岛素与糖化
血红蛋白也会降低；甘油三酯（TG）降低，高密度脂蛋白胆固
醇（LDL-C）的数值升高。以上几项良性转变都会降低心脏病
的发病风险。

其次，有一个旧观点，即脂质假说。该假说宣称控制胆固
醇水平，能有效降低冠状动脉意外事件发生的风险——这一观
点在过去几年里被重新审视，虽然脂质假说仍然是现在的主流
观点，并且被写入了膳食指南中，但现在确已有了质疑的声
音[82]。并且现在有数据显示，因心血管疾病入院治疗的患者
中，大部分人的胆固醇指标其实都是正常的[83]。

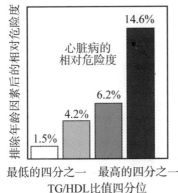

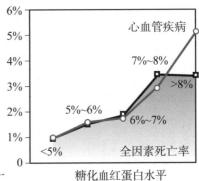

数据来源：EPIC-Norf-olk研究项目

图8-2　糖化血红蛋白升高，则心血管疾病的发病风险也随之增加

　　因此光看总胆固醇❶指标是绝对没有意义的，应该拆开来分析各种脂蛋白的胆固醇含量，如此才能准确预测患病风险[84]。总胆固醇指标由低密度脂蛋白胆固醇（LDL-C）、高密度脂蛋白胆固醇（HDL-C）与甘油三酯（TG）的20%相加而成。因此TG与HDL-C的比值是更为精准、更为直观的风险预测指标[85]。TG与HDL-C的比值最好不超过2：1，理想目标为小于1.1。

　　当你开始关注糖化血红蛋白这一指标时，可以发现，糖化血红蛋白升高，则心血管疾病的发病风险也随之增加[86]。糖化血红蛋白可以反映人体3个月左右的空腹血糖水平，糖化血红蛋白水平最低的人群，罹患心脏病的风险也是最低的。了解"胆固醇"的方方面面对于预防心血管疾病非常有益。

　　还有几项指标可以更为精准地帮助你追踪自己的心脏健康：氧化低密度脂蛋白（Ox-LDL，目标为＜60 U/L）；低密度脂蛋

译者注：

❶　总胆固醇是指血液中所有脂蛋白所含胆固醇之总和。

白颗粒数测试（LDL-P，目标为＜1200 nmol/L）与小而密低密度脂蛋白（sdLDL，目标为＜28 mg/dL），上述几项都与糖化血红蛋白息息相关。更进一步，若你有明确的心脏病家族史，那么我建议你定期做一种低辐射的心脏 CT 扫描，这项检查被称为冠脉钙化扫描（CAC），价格为 100～400 美元，取决于你住在哪里。男性超过 40 岁，女性超过 50 岁，都应该考虑一下 CT 基线扫描。一旦检查出确实患有进行性冠脉疾患，请去求助那些以低碳水化合物饮食作为指导思想的心血管医生与脂质代谢学专家，这样做可以有效保护大脑健康。

有些医生一看到患者的总胆固醇指标超过 5.17 mmol/L，没有收集其他关键指标，没有仔细评估患病风险，就贸然为患者开具他汀类药物。而他汀类药物可能会对认知能力产生不利影响[87]。当然，这里我不是说他汀类药物不能吃，而是说尽量寻求替代药物。如果你患有诸如家族性高胆固醇血症等较为严重的疾病，请一定要遵循医生的医嘱服用他汀类药物。还有一个方法就是尽可能小剂量地使用亲水性他汀类药物（而不是亲脂性他汀类），并联用依泽麦布，以图在保护认知能力的同时，将 LDL-P 控制在理想水平。若是你在使用他汀类药物的过程中出现了认知衰退，建议定期监测链甾醇，链甾醇水平低下预示大脑中胆固醇耗尽，导致认知衰退[88]。

我们再来说说饱和脂肪（SFA）吧。根据我们的观点来看，饱和脂肪是一种健康脂肪。SFA 健康与否仍然饱受争议，它被广泛认为是心脏病的风险因素之一，实际上如此考虑欠妥，因为 SFA 的食用环境并没有被考虑进去。马克·海曼博士在其著作 Eat Fat, Get Thin 中提及一种名为"贝尔福达三角"的食物组合，即 SFA、简单碳水化合物和缺乏纤维素的食材。"贝尔福达三角"才是引发心脏病的罪魁祸首，SFA 本身其实是无辜的。汉堡包、油炸薯条和含糖饮料是"贝尔福达三角"的典型代表，其中蕴含了 SFA、糖（简单碳水化合物）与缺乏纤维素的食物。而一块草饲牛排搭配一大份蔬菜沙拉，富含 SFA 与健康营养物质，这两份餐食，一经对比简直有着云泥之别！所以一味地把 SFA 污名化，说它会诱发心脏病与阿尔茨海默病，并非严谨之论，应当充分考虑营养搭配与烹饪方法。

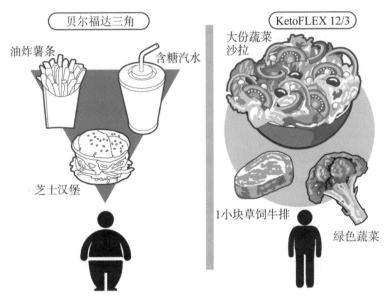

图 8-3 "贝尔福达三角"是一种很不健康的食物组合，由饱和脂肪、简单碳水化合物与缺乏纤维素的食材组成

诚然，SFA 不可避免地会升高部分人群的胆固醇水平，其中就包括了 ApoE4 基因携带者[89]。因此出于谨慎考虑，我们建议这些人尽量减少摄入 SFA，优先摄入 MUFAs 与 PUFAs，如高多酚 EVOO、牛油果、富含优质脂肪的海鱼、坚果与种子类食物，这些食物都可以降低心脏病发病率。

胆固醇对于阿尔茨海默病造成何种影响，目前学界仍然知之甚少。但是有一些朦胧的证据似乎表明，中年期的高水平胆固醇与阿尔茨海默病有联系，但是更高水平的胆固醇在老年期却显示出了神经保护作用[90]。鉴于当前两者的关联仍未明晰，我们建议保持血脂指标稳定，努力降低炎症指标与血糖指标。

血管性痴呆与心脏病 血管性痴呆与心脏病患者在考虑施行生酮饮食前，应优先治疗潜在的胰岛素抵抗。作为生酮饮食的替代，他们应当服用酮盐或酮酯类的外源性酮体补充剂来为大脑供能。在增加摄入健康脂肪的过程中，将糖与精致碳水化合物从食谱中剔除至关重要。对于血管性痴呆与心脏病患者而言，更是如此，因此我们建议这部分人不要单打独斗，应当寻找专业医生的协助，最好是那些以低碳水化合物饮食作为指导思想的心血管医生与脂质代谢学专家。

此外，你可能需要考虑使用脉搏波速检测仪，测量动脉硬化程度，以确保你在采用 KetoFLEX12/3 生活方式的同时，优化自身的血管健康。检测仪的结果与 SphygmoCor 系统高度吻合，而该系统是检测脉搏波传导速度（PWV）❶的金标准。低水平的 PWV 是引发心血管疾病与痴呆症的重要风险因素[91]（详情请参阅第 18 章）。

译者注：

❶ 脉搏波传导速度（PWV）指心脏每次搏动射血产生的沿大动脉壁传播的压力波传导速度，是动脉壁扩张、回缩产生脉搏由近心端向远心端传导的速度，即脉搏波在动脉的传导速度，它与动脉硬化呈现良好的相关性。研究表明，PWV 是评估动脉硬化程度的一个无创指标，与动脉硬化的病理进展及预后密切相关。

---·第9章·---

膳食金字塔第三层：升级你的肠胃

直觉往往来自常识。

——德巴西斯·姆里达

肠道健康是身体健康的基石，并且在认知能力下降的治疗干预中扮演着重要角色，要知道，大脑和肠道之间有着错综复杂的双向连接。许多研究者都在探索如何利用肠道微生物群对大脑神经系统进行保护[1]。健康、协调的肠道微生物菌群为我们的营养吸收、免疫系统、内分泌和神经系统功能提供了良好的基础。正如我们一再指出的，遗传基因的局限性和现实世界压力源之间的不匹配，正在成为许多慢性疾病的关键驱动因素。焦虑、久坐、过度紧张的生活，含糖量高但缺乏营养或纤维的饮食，以及抗生素、除草剂、杀虫剂等和其他化学物质的毒害，已然破坏了我们肠道及其微生物群落的完整性。慢性疾病，如肥胖症、糖尿病、癌症、自身免疫性疾病和神经系统疾病的暴发，很可能与肠道微生物菌群失调及功能障碍有着共同根源[2]。

如果你有任何潜在的肠道问题，如肠道渗漏（"肠漏"，指肠壁过度通透性）、失调（胃肠道内的微生物群失衡）、小肠细菌过度生长（SIBO，一种通常在肠道其他部位生长的细菌开始在小肠生长时出现的情况）、肠易激综合征（IBS，表现为腹痛伴腹泻、便秘或两者兼有），或幽门螺杆菌（与消化性溃疡相关的常见感染），你可能需要额外的干预措施来帮助优化你的健康和营养计划。我们既不能夸大说这些胃肠道疾病有多么常见，也不能说有多少人未被诊断和治疗，但客观的说这一问题的确相当常见。

好消息是，通过密切关注早期症状，我们有能力纠正和调整我们的肠道，使其保持健康。事实上，优化消化道功能可以让你完全避免（和治疗）食物过敏和异常敏感。对许多人来说，探索潜在胃肠道问题的根本原因是至关重要的，需要考虑以下几点：

食物过敏或异常敏感（不耐受）

• 任何真正的食物过敏都应该通过过敏专家的正规测试来发现。食物过敏有时是严重的，甚至可危及生命，通常发生在摄食后不久。症状包括口腔刺痛或瘙痒；皮肤瘙痒，伴有荨麻疹或湿疹；嘴唇、面部、舌头或喉咙肿胀，或呼吸困难；腹痛、恶心、腹泻或呕吐；眼花、轻度头晕或晕厥，等等。

• 食物敏感通常发生在食物摄入后较久的时间，不太严重，通常局限于胃肠道症状，如胃胀气、腹胀、便秘和/或腹泻等，但也可能包括皮疹、痤疮、关节炎、全身疼痛、头痛、疲劳、情绪波动、易怒和"脑雾"之类。

• 除了谷物（尤其是小麦）和奶制品外，常见的食物过敏和异常敏感的食物有鸡蛋（通常是蛋清，而不是蛋黄）、花生、大豆、坚果、贝类、茄科类作物（如茄子、番茄、辣椒和甜椒以及土豆）等，以及加工食品中使用的多种成分和化学物质。

• 鉴别食物敏感性的最佳方法是进行淘汰试验，去除最常见的诱因：所有谷物（尤其是小麦）、奶制品、玉米、大豆、鸡蛋、茄科类作物、糖和所有加工食品，试验持续 3 周。糖之所以也在这张单子里，是因为它常常是造成炎症性疾病的罪魁祸首。如果在淘汰试验后你感觉变好了，再重新将一种食物加入食谱，从鸡蛋开始；然后是可接受的茄科类食物；再是美国农业部认证的有机大豆；以及少量的 A2 乳制品（可选）。每天吃两次这种食物，持续 2 天；然后在第 3 天避免吃这种食物。第 4 天，重新引入下一个食物并记录你的反应。对于一些人来说，食物敏感性测试，如麸质过敏测试等，可有助于明确过敏原。识别食物的敏感性是纠治此类病态的第一步。当一个人的肠胃功能异常完全纠治后，他们会发现自己甚至可以偶尔忍受小剂量的曾引起过敏或异常敏感的食物。

胃肠功能障碍常见的基础性病因

除了确定食物过敏和敏感性异常并消除它们之外，还有许多其他因素会影响到胃肠健康，并导致肠壁炎症、胃肠功能失衡和胃排空延迟等。其中主要包括：

• 抗生素。

• 非甾体抗炎药：如阿司匹林、布洛芬（如美林）、萘普生钠等。

• 质子泵抑制剂（PPI）：如奥美拉唑、兰索拉唑、泮托拉唑、雷贝拉唑和埃索美拉唑镁等。

• H_2 受体拮抗剂：如雷尼替丁等。

• 抗酸剂中的氢氧化铝：如碳酸钙片、卡巴铝等。

• 抗胆碱剂：抗组胺药，如苯海拉明、西替利嗪等；三环类抗抑郁药，如阿米替林、西可巴比妥等；肌肉松弛药，如环苯扎林、萝巴新等；苯二氮䓬类，如阿普唑仑、氯硝西泮等。

• 酒精。

• 过量的糖，尤其是高果糖玉米糖浆，常用于软饮料和调味咖啡等。

• 人工甜味剂。

• 草甘膦。

- 压力。

- 胃酸不足。

导致许多胃肠道功能障碍的主要因素之一是缺乏足够的胃酸。随着年龄的增长，大多数成年人胃部的盐酸含量会减少，有些人可能因为长期慢性压力或甲状腺功能减退也会导致胃酸不足。更为严重的是，质子泵抑制剂和其他抗酸剂通常用于治疗烧心或胃食管反流病（GERD，指胃酸逆流到了食管）。矛盾的是，胃酸过少也会导致胃食管反流病，因为用于消化食物的胃酸量不足，导致食物反流。KetoFLEX12/3生活方式中包含的饮食和生活方式等的策略，能够改善并纠治胃食管反流病，但是你可能还需要兼顾下面描述的其他措施。

解决胃食管反流病的生活方式策略

- 减少腹部脂肪，避免腰部穿紧身衣。

- 避免咖啡因、酒精、尼古丁、巧克力、柑橘、番茄类食物以及辛辣食物、油炸食物、麸质、乳制品和加工食品等。

- 在计划施行期间少食多餐。

- 确保有足够的胃酸帮助消化食物。

- 进食时避免压力。

- 慢慢地咀嚼食物。

- 睡前3小时内不要进食。

- 将床头抬高15～20 cm。

戒断引起胃部灼热的药物（如PPI）

值得注意的是，长期使用PPI会增加罹患痴呆、抑郁症、结直肠癌、肺炎和髋部骨折等的风险，并造成维生素B_{12}、维生素C、铁、钙、镁和锌等的缺乏，还会扰乱肠道微生物菌群的平衡[3]。适当的胃酸对许多胃消化酶的正常工作十分重要，尤其是胃蛋白酶。胃酸对杀死我们在饮食中接触到的各类细菌、病毒、寄生虫和酵母菌等也很重要。

戒断质子泵抑制剂通常是很困难的。患者可以成功使用的一些措施，包括：逐步降低 PPI 剂量的同时，暂时增加胃蛋白酶的使用；使用消化酶、解甘草甜素提取物 DGL（一种甘草提取物）、芦荟、L-谷氨酰胺、肌肽锌、镁和益生菌等也有帮助；医生的监督也是有益的，特别是如果你想同时治疗由幽门螺杆菌或酵母菌过度生长导致的胃食管反流病。

促进消化的策略

有一些特定的策略可以帮助你强化消化功能，并过渡到新的饮食方式，如增加蔬菜、脂肪、抗性淀粉和富含益生菌食物的摄入。

• 消化始于备餐。在烹饪过程中尽量让每一位就餐者都参与进来。闻到食物烹饪时的味道，实际上会促使人体释放出一些有助于消化的胰酶[4]。

• 在人类历史上，饮食总是与社会关系联系在一起的。当你和你所关心的人在一起吃饭时，你的副交感神经系统会被刺激并放松，从而以最佳的方式消化食物，最大限度地增加营养[5]。如果你是一个人吃饭，可以考虑关掉电视机或电脑，放下工作。这是一个放松和调适自己的重要时刻。

• 花点时间咀嚼。消化的第一步是适当地咀嚼，咀嚼会释放出好几种酶，包括分解碳水化合物的唾液淀粉酶和分解脂肪的脂肪酶[6]。就餐时尽量减少液体的摄入，以免稀释你的天然消化酶。避免冰饮料，保持消化道的自然体温，以促进消化。

• 补充胃酸以帮助消化（除非你患有胃溃疡或食管炎）。将1汤匙有机苹果果醋加入到一小杯水中，于饭前或饭后饮用；或补充胃蛋白酶与盐酸甜菜碱，这些方法都是有帮助的。对于盐酸甜菜碱，从 500～650 mg 开始，然后每两天增加 1 片。使用剂量最多不要超过 5 片。如果补充胃酸不仅没有取得效果，反而使症状恶化了，可考虑改为 1/2 茶匙的小苏打，用一小杯水冲服。

● 你可以通过添加苦味草本植物（如洋甘菊、奶蓟、蒲公英、金盏花、牛蒡、龙胆等）、苦味蔬菜或香料（如生姜、肉桂、豆蔻）等，或使用含有天然消化酶的水果（如柠檬、牛油果、绿木瓜、绿芒果或未成熟的猕猴桃等）来增强消化。骨膏汤、抗性淀粉、益生菌等食品添加到你的饮食中都将改善胃肠道的消化和吸收功能，并将有利于平衡微生物菌群。另外，特殊的补充剂，如菠萝蛋白酶（由菠萝制成）、木瓜蛋白酶（由木瓜制成）或无糖甘草酸二铵（由甘草制成）可能有所帮助。

● 排便，可能是帮助消化最重要的方面。只要摄入更多的肠道所喜爱的食物，就可以促进排泄和排毒。从而调整你的微生物菌群，改善你的血糖控制和血脂状况，降低结直肠癌的风险，帮助降低你的雌激素水平，以避免子宫癌和乳腺癌，并整体上提升你的幸福感[7]。

● 如果你每周排便少于 3 次或排便困难，这意味着你便秘了。每天至少 1 次大便是最佳的。富含加工食品、糖、精细米面、奶制品和肉类的饮食会导致便秘。锻炼、补充水分和增加蔬菜（尤其是益生元纤维和抗性淀粉）等对排便有帮助，还要考虑补充有机纤维、亚麻籽、魔芋提取物、益生菌等，或柠檬酸镁。

骨膏汤有益于治疗"肠漏"

骨膏汤是一种传统食物，含有一种叫谷氨酰胺的氨基酸，可以帮助封补"肠漏"或改善肠道的通透性。谷氨酰胺是骨膏汤中的几种氨基酸之一，在人体内含量最丰富，是深层消化系统中肠道细胞的首选供能来源。这些细胞，形成一层单细胞屏障，是通过免疫系统调节塑造肠道内环境的积极参与者，包括食物抗原、压力和毒素在内的许多因素都会影响这一关键屏障的完整性。骨膏汤中的谷氨酰胺给这些肠细胞提供营养并使它们之间紧密连接，从而降低肠通透性[8]。

尽管骨膏汤对胃肠健康有益，基于多种原因，我们仍建议尽量减少骨膏汤的摄入量。首先，如果动物在有工业污染物的地区吃草，骨头内的重金属可能会渗入肉汤。其次，骨膏汤是一种蛋白质（我们要限制摄入动物性蛋白质，第10章会讨论）。另外，有些人担心，从骨膏汤中提取的谷氨酰胺会逃离肠道屏障，穿过受损的血脑屏障，从而对大脑中的神经递质产生负面影响。这很可能是由于加工食品（如味精）中谷氨酰胺使用过量引起的，并有造成蓄积负担的可能。

事实上，谷氨酰胺是谷氨酸和丁氨酸的组成部分，前者在大脑中起兴奋作用，后者起镇静作用。在健康的大脑中，这两种神经递质以一种平衡的方式工作，相互制约。然而，过量摄入谷氨酸盐，谷氨酸和丁氨酸的不平衡就会发生。其症状表现可能包括焦虑、抑郁、烦躁、注意力不集中、头痛、失眠、疲劳和对疼痛的敏感性增加等。如果你在使用骨膏汤后出现上述任何一种症状，请停止使用，并专注于本节讨论的其他治疗肠道的方法。最重要的是，减少富含谷氨酸的加工食品，包括酱油、大豆蛋白、鱼露、葡萄酒、啤酒、腌肉和任何含味精的食品的摄入。在我们的"补脑食物金字塔"中，奶制品和小麦也富含谷氨酰胺，应该尽量避免或减少使用。因此只有在症状完全缓解后，方可重新尝试骨膏汤。

骨膏汤的另一个潜在问题是它的组胺含量。组胺是一种神经递质，通过引起我们的身体对潜在威胁的反应来保护我们的免疫、消化和神经系统。组胺反应的症状包括头痛、瘙痒、肿胀、焦虑、胃肠不适和皮疹等。组胺不耐症最常发生在肠道渗漏时，使得骨膏汤的使用左右为难[9]。在使用本节介绍的策略治疗肠道疾病的同时，应努力识别和消除其他高组胺食物。富含组胺的食物（通常是陈年的食物）包括烟熏肉和鱼、发酵食品、醋、酒精、酸味食品、干果和剩菜等。菠菜、牛油果、柑橘、茄类食物、坚果、巧克力、红茶和绿茶也富含组胺。建议待组胺不耐症状明显好转后，再尝试用少量的骨膏汤。一些人发现补充一种天然存在于肠道内的二胺氧化酶，可以代谢组胺。

骨膏汤的制作其实很简单。从100％草饲放牧的动物身上收集1.4～1.8 kg骨头；或是直接在商店里购买剔骨肉。在慢炖锅或高压锅中加上约2200 mL水，确保水完全盖过骨头。再加入2汤匙醋、盐，下入洋葱、欧芹和大蒜，煮沸，然后小火在慢炖锅里炖一整天，或在高压锅里炖90分钟左右。最好是小火慢炖，以免在炖煮期间，肉汤高温沸腾导致胶原蛋白被分解和蛋白质变性（改变结构）。一份上好的骨膏汤冷却后会结冻，说明其富含胶原蛋白和蛋白质。那些介意饱和脂肪酸的人可以去除汤顶部的油。最后，就请尽情享用吧。骨膏汤可以冷冻后用作其他汤或炖菜的底料，给蔬菜调味，或者直接拿来享用也是不错的选择。

如果你有任何潜在的胃肠道问题，在制订治疗方案的过程中，应优先考虑肠道治疗。你可能需要医生的帮助来解决潜在的胃肠道问题（见第18章）。许多患有慢性胃肠功能障碍的患者发现，自己在无休止的检查与药物处方中循环，从未根本性地解决过任何问题。

随着胃肠道状况的改善，个性化程序中的其他策略就能起到更好的改善效果。健康肠道菌群环境将促进消化、促进营养吸收和排毒等，并最终改善你的神经和免疫系统，使其优化到最佳状态。如果你希望进一步探索肠道健康对痴呆症的作用，不妨拜读一下戴维·佩尔穆特博士的《大脑制造者：肠道微生物治疗和大脑健康保护力》(*Brain Maker：The Power of Gut Microbes to Heal and Protect Your Brain for Life*）一书。

帮助消化的食物

益生元纤维（部分抗性淀粉也算在内）与益生菌食品的结合，可以使得消化系统保持在最佳状态。许多富含纤维素的植物性食物对肠道非常有益，植物碳水化合物是淀粉、糖和纤维素的混合物，它们在每种植物的表皮、果肉和种子中的类型和含量各不相同。人体内没有消化纤维素的酶。当纤维素被肠道微生物消化（发酵）时，它也可以变成一种益生元。益生元纤维有很多种，包括一种所谓抗性淀粉。抗性淀粉具有抗消化的特性，因此更像是一种纤维素。有些纤维素并非被人类或肠道微生物消化而发挥作用，而是通过改善排泄、增强解毒、降低葡萄糖、改善脂质分布的方式来支持肠道消化。

益生元

益生元对肠道健康至关重要。它们为肠道菌群提供营养支持。人类不能直接消化益生元纤维，它在肠道中被有益菌群消化（发酵），产生的副产品有助于肠道的健康。它并没有在小肠中被完全分解和吸收，而是被大肠中的细菌转化为短链脂肪酸，如丁酸等。产生的这些脂肪酸可能有助于内源性生酮，以解决神经元的能量不足，建立一个健康的微生物菌群，并修复肠壁[10]。

富含益生元纤维的食物包括纤维状植物、植物根部与块茎，这些部位通常也富含抗性淀粉。虽然烹调过程会使食物更加可口，但是烹调会破坏益生元纤维，所以请尽量减少对这些食物的烹调，以获得最大效用。表 9 - 1 列出的是富含益生元纤维的食物，它们都有降低血糖的作用。

表 9-1　富含益生元纤维食物

洋蓟菜心*	洋蓟心*
菊芋*	芦笋*
蒲公英*	蘑菇*
亚麻籽*	洋葱*
大蒜*	柿子***
绿香蕉*	海藻*
菊苣根*	韭菜*
牛蒡根*	魔芋*

注：升糖指数（GI）：＊为低水平；＊＊＊为高水平。

蘑菇　是益生元食品中最有利于大脑健康的一种。最近的一项研究表明，每周食用两份（300 g）以上的熟蘑菇可以将轻度认知衰退（MCI）的风险降低 50%，MCI 是老年期痴呆的典型前期征兆[11]。这些不起眼的真菌含有谷胱甘肽和另一种强大的抗氧化剂麦角硫因。麦角硫因含量最高的蘑菇品种是牛肝菌，它在大多数杂货店都能买到[12]。蘑菇还富含 B 族维生素和 β-D-葡聚糖。β-D-葡聚糖对先天免疫系统（我们的免疫系统的初始部分，起着第一反应者的作用）相当重要，被认为具有逆转认知能力下降的作用[13]。几乎所有的蘑菇都有增强免疫的作用，包括白蘑菇、褐菇、香菇、灵芝、鸡油菇等。蘑菇可生拌沙拉或清炒，搭配大蒜、洋葱等蔬菜一同烹调，相当美味。

蘑菇还含有生物活性化合物，可能有助于防治老年期痴呆。一项对 11 种蘑菇的研究发现，它们可以提高脑神经生长因子（NGF）的含量，并增加脑灰质面积。其中一些蘑菇还被当作药物来使用，包括狮鬃菇和冬虫夏草等。某些公司生产的调味咖啡中就含有这两种药用蘑菇，建议大家选购。

葱蒜类蔬菜　这是另一类重要的益生元，包括洋葱、大蒜、韭菜、大葱、小香葱等。如同蘑菇和十字花科蔬菜一样，它们也有助于谷胱甘肽水平的提升，谷胱甘肽除了具有抗氧化特性外，有时还被称为人体的主要解毒剂[14]。

益生元还有其他补充形式，包括车前子壳、合欢纤维、旋覆花粉、低聚果糖（FOS）和低聚半乳糖（GOS）等。为防止胃肠道不适，我们建议循序渐进地食用富含益生元纤维的食物，尤其推荐上表列出的食物。

抗性淀粉

准备好剧情反转了吗？在禁止淀粉类的碳水化合物之后，我们现在要推荐前文提及的碳水化合物：抗性淀粉。它们的作用不同于其他淀粉类碳水化合物，具有许多有益于健康的特性。抗性淀粉具有抗消化的特性，因此更像是一种纤维素。这一特性也意味着你不能像吸收其他碳水化合物和谷物那样，完全吸收糖的热量[15]。作为一种益生元纤维，抗性淀粉也有助于大肠中丁酸盐的生成，而丁酸盐又有助于肠道健康，并为大脑提供能量[16]。

在人类历史的大部分时间里，我们的祖先进食了大量的抗性淀粉，因为他们的食物并未经过精加工或高温烹饪，而是被整个吃掉[17]。当食物经过精加工变得高度易消化时，会导致血糖控制不良、肠道健康状态不佳和体重增加。那些仍然食用富含抗性淀粉的人身材往往较为苗条[18]。巴布亚新几内亚附近基塔瓦岛的居民就是一个很好的例子，岛民中 ApoE4 基因携带者非常多，但是他们的痴呆症发病率却很低。他们的传统饮食习俗以山药、红薯和芋头以及椰子和鱼为主食，意味着岛民的主要热量来源都是抗性淀粉，这一饮食风俗被证明是非常健康的，岛民并没有被西方人常见的慢性疾病所困扰[19]。

抗性淀粉对健康的益处：

- 更强的饱腹感[20]
- 改善胰岛素敏感性[21]

- 改善脂质[22]
- 增强脂肪的燃烧[23]
- 改善消化功能[24]

抗性淀粉需谨慎摄入

学界存在反对抗性淀粉的声音，有人认为抗性淀粉可能会对血糖水平有负面影响。有鉴于此，我们建议谨慎摄入抗性淀粉，一开始仅少量摄入，并在摄入后1～2小时内进行餐后的血糖检查，看看它们对你的影响（见第18章第271页）。要知道，食物对血糖的影响是高度个性化的，甚至可能因为你每天的压力水平、睡眠、激素环境、肠道健康和许多其他因素而变化。不要为了一个红薯而破坏掉胰岛素抵抗的修复进程。权衡利弊是摄入抗性淀粉的关键。既要能从抗性淀粉得到足够的健康收益，又要尽量不损害新陈代谢的治疗效果。

那些因接触真菌毒素（霉菌）或其他毒素而导致的Ⅲ型（毒素型）AD患者，在得到一定程度的治愈之前可能需要避免使用抗性淀粉。针对这些患者，低直链淀粉饮食是非常有效的，他们需要严格避免所有的蔬菜根、豆类、谷物和仿制谷物。

一如既往地注意你的消化道。那些有潜在胃肠道问题的人最初可能无法耐受抗性淀粉（或益生元和益生菌食品），尤其是那些富含凝集素的食物。它们最好与其他植物碳水化合物、蛋白质和脂肪一起作为有机食品食用。另外一个建议就是缓慢地、渐进地尝试不同类型的食物，直到消化道慢慢适应。

我们对各种抗性淀粉的升糖指数与凝集素含量进行了罗列，以提醒你抗性淀粉仍可能对你的血糖水平产生负面影响。我们建议你逐步增加抗性淀粉的摄入量以降低血糖的波动值，具体方法是烹调抗性淀粉（土豆、其他根类蔬菜、豆类和大米等）

类食物宜冷却后食用。要知道，有些人仍然不能耐受这些食物的升糖效应，哪怕这些食物已经煮熟并冷却。另外你还应该测试餐后血糖，看看特定食物对你的影响（见第18章第271页）。但要注意，豆类、坚果类（尤其是腰果）抗性淀粉含量较高，同时也富含凝集素。

表9-2　抗性淀粉

豆类（青豆和小扁豆）＊＊	山药＊＊＊
栗子＊＊	红薯＊＊＊
开心果＊	土豆（彩色的）＊＊＊
腰果 x	青香蕉（生的）＊
木薯根＊＊	车前草（生的）＊
芋头根＊＊＊	青芒果（生的）＊＊
萝卜＊＊	青木瓜＊＊
防风＊＊＊	柿子＊＊＊
芜菁甘蓝＊＊＊	埃塞俄比亚画眉草＊＊＊x
豆薯＊	荞麦＊＊x
丝兰＊＊	高粱＊＊＊
老虎果＊＊	小米＊＊

注：升糖指数（GI），＊为低水平；＊＊为中等水平；＊＊＊为高水平。X：富含凝集素。

豆类植物　豆类植物不是美国的传统食物，但却是抗性淀粉的极好来源，尤其是在满足素食者对蛋白质和矿物质的需求方面。此外，尽管豆类植物纤维素和抗性淀粉的含量比大多数谷物都要高，但它们并不会引起血糖水平过快升高。可是，它们含有凝集素、植酸和消化酶抑制剂，这可能会影响人体的消化和营养吸收。以下方法可以帮助减少这些影响：

• 将干黄豆浸泡一夜，最好48小时。

• 在浸泡过程中，每1L水加入1/6茶匙小苏打。

• 浸泡时每天最多更换3次加了小苏打的水。

- 烹饪前彻底冲洗。

- 慢煮慢炖，最好是一整天。

- 烹饪时去除泡沫。

- 高压锅是个不错的选择。

- 烹煮时加入一条约 10 cm 长的海带。

- 烹饪时添加香料，如茴香、大蒜、孜然、丁香、肉桂等。

上述这些方法将使豆类更易消化，不容易产生腹胀，并有助于增加营养素的吸收。如果你没有充足的时间，罐装豆子是一个不错的选择，因为它们已经在加工厂中被充分处理过了，凝集素含量降低了。

块茎植物　马铃薯、甘薯、山药和其他块茎植物通常有硕大的根或茎，其主要成分是淀粉。我们的祖先吃这些食物有几千年历史，高温烹饪处理使它们变得更容易消化和吸收，但也减少了它们的抗性淀粉含量。烹饪后再冷却有助于恢复部分抗性淀粉。深色的块茎蔬菜，如紫薯、红薯、山药和芋头等，都具有较高的营养价值。例如，红薯含有较高的 β-胡萝卜素（维生素 A 的前体），但其含糖量是烤土豆的 4 倍，为此，需配合添加健康脂肪一同食用，有助于降低其升糖效果。

那些对茄科植物敏感的人可能需要避开土豆（红薯和山药不属于茄科植物）。外皮发绿的土豆，意味着其感染了霉菌，故也不可食用。那些对茄科植物敏感的人，最好还是从"补脑食物金字塔"中选择更健康的 KetoFLEX 12/3 饮食疗法。

并不适合所有人！

对胰岛素敏感、新陈代谢旺盛、好动而需要更多热量的人群来说，这些基本上就是"骗局"。

无麸质谷物和仿制谷物包括画眉草、荞麦、高粱和小米等。米饭、燕麦和爆米花也需三思。它们的升糖效应还是很强的，并需要监测食用这些碳水化合物后的血糖波动。此外，如果有任何自身免疫或胃肠道问题者，不宜考虑食用这些凝集素含量较高的食物。与豆类不同，谷物的凝集素水平很难通过加工来降低。这些谷物虽然不是十全十美，但作为抗性淀粉和营养素的便利来源，确有一定益处。

■大米作为世界一半以上人口的主食，90%的消费量都在亚洲。糙米、黑米和菰米的营养价值、纤维含量均高于大米。虽然，大米因为经过了一道脱壳的工序后凝集素的含量并不是太高，但其升糖效应过高，因此要谨慎食用。寿司米❶通过自然煮熟、冷却，提高了米中的抗性淀粉含量。你可以添加健康的食用油，来减缓其对血糖的影响。水稻也会从土壤中蓄积无机砷，但只有长期食用后才会有潜在毒性问题。

■传统碾碎的（未经加工的）燕麦，或整片的、粗大的、生的燕麦，含有大量的β-葡聚糖、可溶性纤维和抗性淀粉，具有独特的抗炎功效，营养价值很高。即使是未经加工的原生态燕麦，其升糖效应也非常高。机械加工的燕麦可通过浸泡、煮熟，甚至冷却等工序，来增加抗性淀粉含量。有机生燕麦或烤燕麦，可与椰肉、浆果、肉桂和特定的牛奶混在一起，制成牛奶什锦早餐。必须注意，需购买认证无麸质燕麦，以防止交叉污染。

■爆米花让人上瘾！光是这个理由就足够让我们对其敬而远之了，因为它很容易让人吃得太多！然而，玉米这种谷物有一些可弥补的优点——富含营养素、抗氧化剂、纤维素和抗性淀粉。4杯有机非转基因无麸质的空气爆米花，富含大约11 g纤维素（4 g是抗性淀粉），可提供16 g净碳水化合物。把有机玉米放入空气炸锅，淋上橄榄油，加入海盐、迷迭香或其他草

译者注：————————————————————

❶ 寿司米是用来做寿司的特制食材，大米与糯米的比例为4∶1，放凉后还会添加白醋和盐。

药、香料、营养酵母或碎海藻片等，你就能做出一杯完美的养生爆米花了，当然，哪怕是健康的爆米花也不可多吃。电影院里售卖的爆米花不是个好选择，电影院里所有的爆米花都是有毒的，一小包就有 7 杯的量，一个中包是 16 杯的量，一个大包是 20 杯的量。微波炉制作的爆米花毒性更大。另外，考虑到玉米是一种有可能像小麦一样引起过敏的谷物，许多人应该避免食用。

典型的现代饮食中，每天抗性淀粉的摄入量不足 5 g[25]。我们建议抗性淀粉的摄入量每天为 20～40 g。你应该缓慢地增加摄入量，并密切关注它对消化功能和血糖的影响。每一餐都要吃一些抗性淀粉和其他食物。添加额外的脂肪（如特级初榨橄榄油）也有助于减缓血糖升高。

益生菌

益生菌可以将碳水化合物转化为乳酸（发酵）并与病原菌竞争的有益菌群。在冷藏技术出现之前，各民族都开发出了通过发酵使食物保存更长时间的方法，通过这种方法发酵的食物更易消化。几千年来，这些技术一直被用来使食物更易消化和更持久保存。道地食物和其独特的口味，导致了与不同文化相关的多种益生菌食品和饮料的产生。醋、加热和巴氏杀菌法都能杀死益生菌，因此不要在益生菌食物中添加任何醋或糖。如果选择加热或巴氏杀菌的食物，确保标签上注明已重新添加活性益生菌。以下是富含益生菌食物清单。

表 9-3　富含益生菌食物

酸菜（一种发酵的，细碎的卷心菜）*	丹巴（一种印度尼西亚的发酵豆豉）*◆
格瓦斯（原产于东欧的发酵甜菜汁饮料）**	纳豆 **◆

续表

腌黄瓜（发酵黄瓜）＊	康普茶（一种原产于中国东北的发酵茶饮）＊＊
发酵什锦蔬菜＊	椰子或杏仁制成的无奶酸奶或开菲尔酸奶酒＊
韩国泡菜（一种辣味发酵白菜）＊	A2牛奶制成的酪乳（D）＊＊
腌橄榄（不要加醋）＊	A2牛奶制成的酸奶或开菲尔酸奶酒（D）＊＊♥
味噌（一种日本酱料，由发酵的大豆、大米、鹰嘴豆、黑麦或大麦制成）＊＊◆	

注：升糖指数（GI），＊为低水平；＊＊为中等水平。

◆：美国农业部认证的有机食品。

(D)：可能造成炎症的乳蛋白。

♥：高含量的SFA（饱和脂肪酸）。

把益生菌类食品纳入你的日常膳食之中，这是一个好主意！如果你能进入自己的"有机花园"，那要提醒你——吃东西时最好别"过度清洗"！我们的祖先并没有给食物消毒，这倒可能有益于他们的肠胃。健康的"土壤"是健康的关键。新兴的微生物组学正在研究哪些菌株可能与特定疾病的产生有关联。这些益生菌类食品大多提供乳酸菌和双歧杆菌等的菌株（纳豆除外，纳豆含有枯草芽孢杆菌）。另一方面，益生菌补充剂可能有助于肠道菌群的再生，尤其是在使用了抗生素后。然而，益生菌补充剂似乎只是在短期内影响肠道微生物菌群，而不具有持久的效应。

行动计划

• 如果你有慢性胃肠道问题，需要努力找到根本原因，结合优化消化等策略，考虑一个为期 3 周的消除有害饮食计划，必要时可考虑运用 FODMAPs 饮食方案，以辨识隐匿的食物敏感性问题。

- 逐步地每餐加入一些含有益生元纤维的食物。
- 如果抗性淀粉适合你，方便时在你的饮食中少量添加；必要时可使用健康脂肪来降低血糖影响。
- 一旦胰岛素敏感性和肠道紊乱等得到了纠正，再逐步加入更多抗性淀粉。
- 尝试在饮食中添加多种益生菌类食品。

注意事项

胃肠道不适　过快过多地摄入益生元纤维、抗性淀粉或益生菌类食物会导致胃肠道不适，如轻度腹痛、痉挛、腹泻、胀气和腹胀等。我们建议从少量开始，逐渐增加。由于这些副作用与肠道渗漏、肠道生态失调、小肠细菌过度生长和肠易激综合征（IBS）等密切相关，患有这些疾病的人可能更容易出现胃肠道副作用[26]。

低 FODMAPs 饮食　如果你已进行了全面的优化饮食计划，但仍然有一些挥之不去的胃肠道症状，你可以考虑一个额外的淘汰试验——剔除高 FODMAPs 饮食。FODMAPs 是一系列短链碳水化合物和糖醇类物质的首字母缩写所组成的单词，这些成分组合在一起，可能会导致营养吸收不良与胃肠道不适。属于 FODMAPs 的成分有：可发酵的低聚糖、双糖、单糖和多元醇。富含这几种成分的食物便称为高 FODMAPs 饮食，部分高 FODMAPs 食物实际上是很有益健康的。少量食用只引起少数人的消化不良，但大量食用可能会造成许多人的消化不良问题。我们的目标是治疗我们的胃肠道，使它能够顺利地消化这些食物。

低 FODMAPs 饮食可用于治疗小肠细菌过度生长、肠易激综合征和其他功能性胃肠道疾病，也可用来减轻其他疾病的症状：如桥本甲状腺炎、多发性硬化症、湿疹、类风湿关节炎和纤维肌痛等。在低 FODMAPs 饮食试用期间，不要食用发酵食品和益生菌等。

当 IBS 患者食用 FODMAPs 食物时，FODMAPs 食物会被肠道内的细菌迅速发酵，产生气体，导致腹胀等，从而影响肠道正常收缩的能力，最终表现为大便不畅或便秘等。生活在大肠中的细菌逆行进入小肠时，会发生小肠细菌过度生长的情况，从而导致肠道通透性增加，出现反酸、腹胀和肠易激综合征等，这些症状通常在食用纤维食品（包括益生元和抗性淀粉）和发酵食品后立即出现。不用 FODMAPs 饮食可切断小肠内致病菌的食物供应。单靠低 FODMAPs 饮食可能不足以治疗 IBS，但这是很好的第一步。IBS 有时需要专门的抗生素治疗，功能医学的内科医生可以指导你测试和治疗 IBS。

表明你对 FODMAPs 饮食敏感的可能症状包括：

- 产气
- 胃胀
- 腹胀
- 腹痛
- 腹泻
- 便秘
- 饱腹感

与任何剔除不良食物一样，你可以在 3～6 周内执行低 FODMAPs 饮食，看看它是否有助于改善你的症状，让你的肠道紊乱症状减轻；然后慢慢地，一次只摄入其中的一种食物，以确定哪些食物会引起相关的症状。请注意，通常可能是 FODMAPs 饮食的量引起了问题（也就是吃多了）。简单地减少一顿饭有时就可以预防不良症状。我们知道，剔除饮食计划的实施是困难的，但其提供了强大的信息：你今后一辈子可以个性化地饮食，营养你的身体，优化你的健康。

组胺不耐症　一些人，特别是那些有"肠漏"的人，对组胺很敏感（组胺是一种神经递质，保护我们的免疫、消化和神经系统）。他们经常在摄入高组胺食物后出现过敏样症状。富含组胺的食物包括醋、发酵食品和骨膏汤。更多相关信息，请参见第 127 页关于骨膏汤的叙述。

逐步纠治 GERD，以减少 PPI 的使用量（见第 125 页）

血糖升高警告（见第 133 页）

第 10 章

膳食金字塔第四层：明智的选择

选择，塑造了我们的人生。

——让·保罗萨特

动物性蛋白质

远古时期，野生动物食草而居，所食之草俱为纯天然植物，而人类祖先又会猎取这些野生动物来获取洁净、纯天然的肉食。彼时的野生动物是一种相当健康的动物性蛋白质来源，富含 Ω-3 与共轭亚油酸（CLA）等，而 Ω-3 与共轭亚油酸是既可改善免疫功能，又具有一定抗炎能力的脂肪酸。但到了近现代，为提高牲畜的出肉率与利润等，许多大型养殖企业几乎都采用集中型的养殖模式，机械化生产出超大量的成品肉送上商店柜台，供现代人消费。他们将牲畜集中饲养在狭窄且不卫生的厂房之中，方便投食与管理；饲料中投放了大量的抗生素以防止牲畜病死；甚至喂食生长激素等来缩短牲畜的生长周期，提升出肉率。这些抗生素与激素等会残留在肉食之中，从而传递到食用者身上。现代人类面临的抗生素耐药危机、激素水平紊乱、性早熟和胰岛素抵抗等一系列健康问题，都可以追溯到不净肉食问题上[1]。集中养殖的牲畜饲料往往都是那些廉价的、被施放过农药的谷物，这种谷饲动物所产出的肉会将炎性物质再转移到食用者身上[2]。哪怕人们刻意不吃受污染的蔬菜，这些集中养殖的谷饲动物肉仍然会对人们的健康产生危害。

许多长寿的民族，例如冲绳人❶，他们的传统习俗不提倡吃肉，不管是散养的还是养殖的，吃得都很少[3]。即使吃的话，也会把动物身上所有的组织（包括皮、内脏、骨头、尾巴等）全部吃干净，而现代的美国人却仅仅盯着动物身上的肌肉组织吃（例如鸡胸肉和无骨的碎牛肉），且吃得非常多。这些肌肉组织俗称"红肉"，虽然富含蛋氨酸（一种必需氨基酸），但是缺少甘氨酸；甘氨酸广泛分布在动物皮肤与骨骼的胶原蛋白之中，动物的脏器内也有不少的含量。而现代美国人只吃红肉，却把皮肤、骨骼等"边角料"弃之如糟粕，必定会导致甘氨酸摄入的不足。

蛋氨酸，又称甲硫氨基酸。现今美国人偏好红肉的饮食习惯会导致人体被动地摄入超量的蛋氨酸。研究发现：减少蛋氨酸的摄入有利于人体的新陈代谢，增加胰岛素敏感性，促进脂肪燃烧，还能延长寿命；而体内蛋氨酸过量则会导致同型半胱氨酸的升高[4]。因此，为了优化健康水平，蛋氨酸的摄入量应当与甘氨酸等必需氨基酸保持平衡。最简单的方法就是调整饮食结构，少吃些红肉，多吃些草饲动物（不要吃谷饲动物）的骨膏汤及其内脏等[5]。少量吃些动物肝脏对健康也大有裨益，肝脏含有大量维生素 A、维生素 B_{12} 和胆碱等。

为扭转认知能力下降的趋势，我们推荐根据个人需求，适量摄入洁净无污染的动物性蛋白质。这意味着尽量避免机械化集中养殖的肉食，转而购买那些自然喂养的，无添加剂的有机类肉食。

译者注：

❶ 冲绳人的平均寿命位居世界首位，老年疾病的发病率也很低。冲绳人的饮食传统中碳水化合物占比高达 85%，蛋白质占比为 9%，这一数字被称为"冲绳比例"。冲绳人用鱼类和大豆等作为主要的蛋白质来源，动物的肌肉组织，即红肉，吃得非常少。

计算每天蛋白质需求量

KetoFLEX12/3 饮食干预计划中的"FLEX"，得名于"flexitarian"，即"弹性素食主义"，弹性素食主义并不强求纯素食，是允许实行者进食一些动物性蛋白质的。FLEX 的主要宗旨还是以素食为主，肉食只能算是调味品或是小配菜，主食则须是植物类食物。

因为生产力低下，故先民几乎什么都吃，食物面的选择非常广；从昆虫、树皮、植物的根茎与叶子，到鱼、蛋等。若是偶然打猎成功，方能美美吃上一顿肉食大餐[6]。通常，动物性蛋白质是很少能够吃到的。故肉食不是，也不应该是人类的主要食物。显然，现代美国人有些本末倒置。人们的肉食实在是吃得太多了！沃特·隆格博士的研究表明：我们中年时动物性蛋白质摄入量越少，剩余的寿命就越长，少吃肉与长寿有必然联系[7]。许多养生专家将每天动物性蛋白质摄入量严格控制在我们所推荐的每千克瘦体重（LBM）0.8~1 g；并且，他们对每个人的蛋白质需求量有一个通透的认识，每天摄入目标也是高度个性化的（有关蛋白质摄入目标的更多内容，详见第 12 章）。各人实行 KetoFLEX 12/3 的起点不同，因此，伊始蛋白质需求量也各有不同；随着机体潜在损伤的不断被纠治，人们对于动物性蛋白质的需求也会逐步减少。故对蛋白质的摄入量进行高度个性化定制，至关重要。相较于其他人来说，下列特定群体可能需要摄取更多的蛋白质：

• 慢性胃肠道疾病患者——此处所述的慢性胃肠道问题包括胃食管反流病，尤其是那些正在使用质子泵抑制剂（PPIs）以及其他种类抑制胃酸药的患者、小肠细菌过度生长（SIBO）和肠易激综合征（IBS）等患者。

• 被确诊为Ⅲ型（毒素型）AD 的患者。

• 处于手术后恢复期，需要额外蛋白质帮助恢复的患者；

以及机体有潜在损伤，或正在进行抗感染治疗者，都应提高蛋白质的需求量。

• 65 岁之后蛋白质摄入量应当适量提高，尤其是那些已出现肌肉萎缩症状的老年人。

• 体重指数（BMI）过低的人们应当多吃蛋白质（女性BMI 低于 18.5，男性 BMI 低于 19.0 者即属于体重过轻）。

• 体力劳动者与健身者。

若是发现自己符合上述特征，切勿粗放地认为自己一定比常人需要更多的蛋白质。比如说，你虽然超过了 65 岁，但是胃肠道相当健康，营养吸收很好，那么，这种情况下也没有必要多吃。

一旦上述特征中满足了两种以上，那就建议你必须将每天的蛋白质摄入量上调 10％～20％，加到每千克瘦体重（LBM）1.1～1.2 g。直到你发现自己不再满足上述特征。比如肌肉萎缩症状消失，体重指数达标了，或是手术的伤口完全长好了，即可恢复到推荐的蛋白质摄入量。

值得一提的是，减少肉食，减少动物性蛋白质的摄入量，可能会导致身体肌肉的流失。因此，倡导在少吃肉的前提下配合力量训练是十分必要的。第 13 章中我们叙述了很多相关内容，供大家学习。

如何判断自己是否存在肌肉流失呢？建议大家多多注意身体力量是否出现了下降，肌力下降必然意味着肌肉流失。另外，胃肠道吸收功能的下降可能会加重这一现象。

对于平素身体健壮，且在推荐蛋白质摄入量的情况下仍然生龙活虎者，建议进一步减少动物性蛋白质的摄入量。减到每天 15～25 g，以促进细胞自噬，也就是激活你细胞内的"管家"程序，增进细胞修复水平。甚至可以每周选 1～2 天，彻底断食肉类。

其实，所有的植物类食物都含有一定量的蛋白质，故一直建议将植物作为主要的食物来源。前提是你得吃得够多、够全（尽可能多吃！）。日常生活中也能见到一些素食主义者，他们一点肉食都不吃。那是因为不少素食，比如豆类、坚果、种子类与蔬菜等，也能为人体提供蛋白质。比方说，30 g 开心果中所含有的蛋白质与一个草鸡蛋是相当的。然而，植物中蕴含的蛋白质，通常都是非完全蛋白质，生物利用度相较动物性蛋白质要低。仅以植物性蛋白质作为单一蛋白质来源，可能会导致 Ω-3、维生素 B_{12}、维生素 A、维生素 D、锌以及胆碱等的缺乏，而这些营养物质对于大脑健康来说，是至关重要的。

更多信息，请参考第 12 章有关严格素食主义者与普通素食者的相关论述。

海鲜类与蛋类食物有益于大脑健康

哪种肉食对于优化认知能力最有益呢？答案是野生海鲜与天然散养禽蛋类！虽然，在这一节谈论的主要是动物性蛋白质，但是海鲜与蛋类中还存在着比动物性蛋白质更加有益的营养：脂肪酸。海鲜富含鱼油（即 Ω-3 脂肪酸，特别是 DHA），蛋黄则富含卵磷脂（即胆碱）。这两种脂肪酸对于支持神经突触尤为关键[8]。

二十二碳六烯酸（DHA） 人类大脑中有 60％以上的成分都是脂肪，而 DHA 占到了大脑中 Ω-3 脂肪酸总量的 90％。但大脑没有能力自主合成 DHA，全靠血液系统中的 DHA 以脂质形式穿过血脑屏障后上达于大脑，补充并维持脑内 DHA 的浓度及稳态[9]。在人类的整个生命周期中，保持脑内 DHA 浓度及稳态至关重要。人类从妊娠期、哺乳期，再到婴儿期，生命伊始阶段需要 DHA 来帮助大脑和眼睛等的良好发育。到了青年阶段，长时间维持 DHA 浓度稳态也同样重要，因为人类要到 30 岁才能彻底完成髓鞘形成。而 DHA 是这一发育过程中必不可少的重要物质。髓鞘形成是在脑神经细胞周围形成髓鞘（或称绝缘体，因为髓鞘的作用是防止神经电冲动从神经元轴突传递至另一神经元轴突）的过程，是人类神经系统发育的必经过程；这一过程较为缓慢，往往要持续多年时间[10]。DHA 可以溶入细胞膜，增加神经细胞膜的流动性，这点对于神经递质的跨膜运输与信号传递有重要意义。简而言之，就是可以提升认知能力。事实上，DHA 可以说是神经突触结构中最重要的脂肪之一。

DHA 还可增加 BDNF（脑源性神经营养因子），这是一种具有抗 AD 作用的生长因子，可起到促进神经细胞的再生并保护现存神经细胞等的作用[11]。同时，DHA 对于衰老中的脑细胞尤其重要。因为衰老中的脑细胞有以下三大趋势：细胞体积萎缩；细胞氧化作用增强，造成更大的氧化性损伤；细胞膜脂质构成逐步劣化，细胞膜流动性趋弱[12]。这三大趋势理论上都可以通过 DHA 来进行逆转与修补。现有的大量研究证据几乎全部指向这一结果，那就是维持脑中 Ω-3 脂肪酸（包括 DHA 与 EPA）浓度及稳态，给予我们的神经系统强大的保护作用。下文列举了一些重要建议。

将 Ω-3 脂肪酸的神经保护能力放大到最大程度

1. 请确保摄入了足够多的 Ω-3。由于基因和饮食偏好等多因素作用，很难粗略估算自己是不是摄入了足够的量。因此，最好的办法就是对血液中的 Ω-3 水平进行精确的测量。这里推荐一种名为 Ω-3 指数的简单测试。这项测试能够准确测量出血液红细胞中的 EPA、DHA 的水平，对于非 ApoE4 基因携带者，目标应控制在 8%～10%；而对 ApoE4 基因携带者，则应该努力达到 10% 以上[13]。同时，Ω-6 与 Ω-3 的比例应该控制在（1∶1）～（4∶1）。请注意，有出血倾向的人们，请尽量减少 Ω-3 脂肪酸的摄入量。因为比率小于 0.5∶1 与出血倾向有很大关联。ApoE4 纯合基因型（携带有两个 ApoE4）的人更应当注意这一风险。

2. 确保达到了同型半胱氨酸水平≤7 μmol/L 的目标。最新研究表明，除非控制住同型半胱氨酸的水平，否则，补充 Ω-3 脂肪酸并不会带来认知能力上的益处[14]。

胆碱 胆碱是一种对大脑至关重要的微量营养素。蛋黄、鱼和动物肝脏等是胆碱的最佳饮食来源。乙酰胆碱是脑内重要的神经递质，负责记忆活动所必需的神经突触连接，而胆碱可以刺激乙酰胆碱的生成❶。另外研究者们发现，AD 患者脑内的磷脂酰胆碱（又称卵磷脂）水平非常低，磷脂酰胆碱是一种磷脂（磷脂是细胞膜中脂质的主要大类），而胆碱又是磷脂酰胆碱的重要成分之一，意味着补充胆碱对于认知健康来说非常有益！已有研究证实：高水平的胆碱能有效提升人的记忆能力，并且可以大幅延缓认知衰退进程[15]。前已述及，同型半胱氨酸与痴呆症、心血管疾病等息息相关。胆碱也被发现有助于降低同型半胱氨酸水平，从而降低这两种疾病的发病率。最近一项相关的动物研究还发现，不给怀孕小鼠补充其他营养物质，单单补充胆碱，不仅改善了怀孕小鼠（亲代）的空间记忆，甚至连子代小鼠也因此获得了记忆能力上的补益。说明胆碱的增益作用是可以代际遗传的，彰显了胆碱在神经保护方面的重要性[16]。

动物性蛋白质来源

鱼类 我们真正应该吃的是野生、富含 Ω-3 脂肪酸、含汞量低的冷水性鱼类。那么，在日常生活中该如何正确选择呢？这里教给大家一个小窍门：三文鱼（Salmon）、小鲭鱼（Mack-

译者注：
❶ 胆碱是乙酰胆碱的前体。

erel)、凤尾鱼（Anchovie）、沙丁鱼（Sardines）和鲱鱼（Herring）这五种鱼完美符合上述要求，这五种鱼的首个字母合起来就是"SMASH（粉碎）"。因此，挑鱼的时候牢记这个单词就可以了。在购买方面，最好是买鲜鱼和冰鲜鱼；若只能买罐头鱼，请买那些包装不含双酚A（BPA）的鱼罐头。鉴于地球上的海洋、湖泊，乃至所有水域等都是非封闭性的生态系统，容易暴露在各种致痴毒素之下（详情请参阅第19章）。因此，鱼类来源地的选择格外重要。尽量别买工业化水平较发达地区周边水域出产的鱼类。工业活动自然避免不了向海洋排污，因此，那些欠发达地区附近水域产出的鱼类通常是较为干净的，前提是不要碰上什么大的全球性生态灾难❶。一般来说，寿命长的（活得长所以生物累积量大）且嘴巴大（生态位较高，吃得也多）的鱼类含汞量是比较高的，比如金枪鱼、剑鱼和鲨鱼等，这些鱼类应当尽量避免食用。总之，生态位比较低、体型比较小的鱼，才是最安全的、适合食用的。这里多说一句，别吃烟熏鱼，烟熏鱼中往往含有大量的硝酸盐，会增加患胃癌的风险。

野生三文鱼相当不错，富含Ω-3，并且受污染概率也小。推荐北太平洋的野生三文鱼，最好是阿拉斯加州出产的。红三文鱼、国王三文鱼、银三文鱼、粉三文鱼与狗鲑鱼等品种也是好的选择。三文鱼鲜鱼的上市时间主要是在每年的5—9月，冰鲜鱼则全年有售。这里之所以推荐野生三文鱼，一个重要原因就是养殖的三文鱼确实不好，而市场上销售的其实大部分都是养殖鱼，许多餐厅甚至拿养殖鱼来冒充野生鱼。如何分辨呢？且听我道来！野生三文鱼呈现出的红橙色，其色泽深，且口味较甘美，而养殖的三文鱼味道较为平淡，颜色也较苍白；另外，养殖鱼缺乏运动，鱼肉中的脂肪组织往往呈大理石样纹理。绝大多数养殖的三文鱼毒性是比较高的，其养殖过程中往往投喂了杀虫剂、抗生素，还有持久性有机污染物（POPs）、多氯联苯（PCBs）、汞、镉、二噁英的污染❶。养殖三文鱼的生长环境拥挤、肮脏，在这样的环境中长大的三文鱼应激状态与炎症水平也很高，再加上投喂的饲料往往是那些转基因制品，导致养殖鱼病态尽显；更不要说养殖鱼极容易被海虱子等叮咬，野生三文鱼则可通过跃溅、回流等方式祛除海虱子，集中养殖的鱼可没这条件了。从营养角度来说，养殖鱼体内包括 Ω-3 在内的各种营养素皆会受到影响[17]。

上文介绍的"SMASH"五大鱼种，除三文鱼之外，剩余四种鱼基本上都是以野生的居多。原产于阿拉斯加州的阿堤卡鲭鱼是其中值得推荐的。北大西洋围网捕捞来的鲱鱼与小鲭鱼也不错。国王鲭鱼与西班牙鲭鱼不推荐，虽然同属于鲭鱼种，但是它们体型太大、寿命太长，汞含量太高。凤尾鱼与沙丁鱼的软骨中富含钙质、胶原蛋白和其他营养成分，具有很高的营养价值。大西洋鲱鱼和太平洋鲱鱼也是不错的选择。产自北欧的斯堪的纳维亚鲱鱼主要以罐装腌制为主，有些人对此有着迷之热爱❷。如果你硬是要吃，建议买低糖的腌鱼，或是干脆买鲜鱼自己腌制。除了上述五大鱼种外，野生鳕鱼、狭鳕鱼或比目鱼也是比较健康的鱼类。

译者注：

❶ POPs 指的是一类具有长期残留性、生物累积性、半挥发性和高毒性的污染物，会积累在生态系统中，对人体造成危害；PCBs 则是一种脂溶性的合成致癌物，容易累积在生物体脂肪中，并且会对神经、生殖系统造成伤害。

❷ 这种鲱鱼罐头味道实在醉人并且气味极其浓郁，建议读者不要轻易尝试。

贝壳类、甲壳类（虾、蟹）和软体类（鱿鱼、章鱼）水产

对于这一大类水产海鲜，能吃野生的就吃野生的。其中，虾（明虾）尤其要吃野生的品种。遗憾的是，美国市场上售卖的虾类绝大部分都是养殖或国外进口的，应当避免购买食用。养殖的扇贝、蛤蜊、贻贝和牡蛎等通常认为是安全的，可以吃。美国市场上大部分现售的螃蟹全是野生捕捞的❶，一般来说没有太大问题。有一点必须注明，不要吃仿制蟹肉（如超市中售卖的蟹柳、蟹肉棒等），其中含有高水平的致炎性谷氨酰胺转氨酶，这种物质会穿透血脑屏障，从而破坏神经递质。

万幸如今社会上有很多优秀的工具，美国环境保护基金会推出的海鲜选择器、蒙特利湾水族馆的海产观察表以及美国环境工作组的海鲜计算器等都能帮助我们很好地选择低毒性的海产品。另外，正确认知海产品上的认证标识也很重要，拥有诸如 Fishwise、Seafood Safe 以及 Marine Stewardship 等标识的产品一般都是比较洁净、低毒的优质海鲜。

鸡蛋　最健康的鸡蛋产自最健康的母鸡，这一点自然是毋庸置疑的。而此处所指的健康母鸡是由露天牧场在无毒、无添加剂的条件下散养的。纯天然散养草鸡蛋含有丰富的 Ω-3 脂肪酸（含量比养殖场里的洋鸡蛋高出 13 倍）、维生素 B_{12}（高出 70%）、叶酸（高出 50%）；脂溶性的维生素 E、维生素 A 与 β-胡萝卜素也比常规洋鸡蛋高出一倍多[18]。草鸡蛋蛋黄呈现出的橙色越深，说明母鸡吃的天然杂食越多。天然杂食包括牧草、杂草、昆虫和蠕虫，这些可比养殖场里投喂的人工饲料要健康多了。这里推荐购买那些具备动物福利协会（Animal Welfare Approved）与人道主义饲养（Certified Humane）认证标签的

鸡蛋，因为天然草鸡蛋这块没有官方的认证机构，所以具备上述两个动物保护协会认证的鸡蛋相对来说是很健康的。毕竟，集中喂饲并逼迫母鸡产蛋在动物保护人士看来是一种不人道的行为。丰饶角学院推出的有机鸡蛋排行表能够帮助你选取最适宜的鸡蛋品牌。

草饲动物肉　你的选购目标是 100％ 牧草喂饲的动物肉食，这些动物在纯天然、健康的草场上吃草，不会接触到抗生素与生长激素。草饲动物肉的肉食更精瘦，也更为健康。有些人觉得草饲肉有点淡淡的膻味，这是因为他们业已习惯了谷饲动物肉的气味，这种集中养殖的谷饲动物脂肪含量要比草饲动物高不少。草饲肉应当低温烹调，将肉的表面慢慢烹饪至成熟，这样做可以使烹调过程中自然产生的糖在肉的表面焦糖化；同时，肉的肌纤维加热过快会变得坚韧、难以咀嚼，慢火烹调有助于提升肉质。

之前的几种农产品都优先推荐美国官方认证的品类，但草饲动物肉是个例外，美国农业部认证的有机肉食不应作为你的最佳选择，因为谷饲动物，只要它们喂饲的是有机谷物，那么它们同样可以获得农业部的有机认证。并且，现在越来越多的肉食不贴原产地标签了，这给人们寻找 100％ 草饲动物肉带来了困难，因为我们不知道这些所谓"有机肉食"是哪里出产的，是牧场还是养殖场？鉴于上述理由，推荐选购那些具备美国草饲动物协会的草饲认证标签的肉食。或是干脆上网找一个你家附近的牧场主，直接向他的牧场里订购。最后，鉴于红肉（牛肉、羊肉、野牛肉、猪肉）中含有大量的醛糖分子 Neu5Gc（N-甘醇醛酸，会升高血糖），建议限制红肉的摄入量。另外，也建议不要使用任何鹿肉（鹿、驼鹿、麋鹿等），慢性的消耗性疾病在北美鹿群中广泛传播，甚至还传到了挪威与韩国，因此千万不可以食用鹿肉（详见下页"注意事项"处的内容）。

家禽 家禽选购的目标是 100％ 散养的鸡、鸭、鹅或火鸡等。但说实话，百分之百散养的家禽在市面上几乎找不到。有关健康禽肉的认证目前在美国国内未受政府监管，因此，乱象横生。现在市面上看到的所谓"无笼饲养（cage-free）""自由放养（free-range）""自由放生（free-roaming）"与"完全散养（pastured）"的认证标签大多都是虚假的，目的就是让你以为买到了非谷饲、非集中养殖的家禽肉。这些贴了标签的家禽实际上在户外散养的时间有限，投喂的饲料仍然以麸质谷物为主，哪怕你自己刻意避开麸质食物，这些谷饲禽肉还是会给你带来慢性炎症。那些标有美国农业部有机认证的禽肉还稍许健康些，虽然喂饲的还是谷物，但至少它们吃的是有机谷物，没有农药和污染。

所以，在这里建议用一个笨办法，直接跑到农场和农场主聊聊，问他们是如何喂养家禽的。理想状况下，需要的是那种在天然无污染的土地上全时散养，且完全靠吃草与捉虫长大的家禽；只有这种禽肉里才完全不含杀虫剂、除草剂与其他污染等。真正的全时散养禽肉中含有更高水平的 Ω-3 脂肪酸，个头也要比传统喂饲的小很多，肉质也更加坚韧，但只要放在汤中慢火熬煮，肉质会变得很柔嫩。有关散养家禽是否可以完全通过自然觅食获取足够的营养，曾在业界引起广泛的争论。但有一点是确信的：在北方寒冷气候下，冬季草场上覆盖着厚厚的积雪，虫子也深藏在地底下，家禽百分之百无法在这样的积雪地面上吃到足够多的食物，农场主必定会投饲谷物。因此，若你生活在北方寒冷地区，建议你在冬季到来之前提前储备好散养家禽的冰鲜肉，届时市面上绝对买不到真正的散养禽肉。有的网购平台提供搜索引擎，你可以借助这个搜索引擎找到那些拥有每天至少 6 小时散养时间，并且只有在恶劣天气状况下才喂饲谷物的、相对完美的禽肉。

行动计划

- 健康人群应将动物性蛋白质的摄入量限制在每天每千克瘦体重（LBM）0.8～1 g；特定人群除外。

- 注意蛋白质需求量可能随着干预程序的逐渐推进而逐步降低，以此增强细胞自噬。

- 所有植物都含有一定量的蛋白质。没有必要限制自己从植物性饮食中获取蛋白质。

- 优先考虑野生海鲜和散养草鸡蛋。

注意事项

避免食用养殖三文鱼（见第 149 页）

避免食用养殖的虾类（见第 151 页）

抗生素和激素　根据上述讨论，请仔细溯源自己购买的草饲肉食是否被投饲过抗生素与激素。美国农业部认证的有机家禽通常不含抗生素和激素，但仍会喂饲有机谷物。

重金属污染以及动物生长环境中可能遇到的其他污染　千万要当心，汞、铅、镉等各种重金属以及各类环境污染在当下是无处不在的。因此，不管是陆地上的动物还是海洋里的水产，全都无法幸免于难。污染物堆积在动物的脂肪与骨骼中。当然，人类也是一种动物，所以人们体内也会有，这些积蓄会持续抵消人们为排解毒素而做出的所有努力。除了重金属之外，海洋中还充斥着成千上万吨的废塑料（包括直径小于5 mm的微塑料颗粒物），海洋中哪怕是最小的鱼类都有可能吞入这些废料。顺着食物链，塑料释出的脂溶性化工毒素会逐步地在高生态位的生物体内积累；人们再食用这些生物脂肪，最终将反过来传递到人类身上。毒素对于人体的毒害作用是逐步累积的，这也是倡议限制蛋白质摄入总量，少吃肉的另一重要原因。

有害谷物（见第 142 页）

血糖升高警报　许多人为了降低血糖，已降低了碳水化合物摄入量，但他们不习惯进食大量脂肪，所以，他们倾向于摄入更多的蛋白质。殊不知摄入过多蛋白质同样会升高血糖！因此，应当限制蛋白质摄入量，代以脂肪与不含淀粉的蔬菜等，这可以帮助你保持饱腹感和轻度酮症状态，从而将血糖维持在健康水平。

高同型半胱氨酸（见第 148 页）

三甲胺氮氧化物（TMAO）　部分研究表明，进食红肉会增高 TMAO 水平，进而增加心脏病、癌症等及各种原因死亡率的风险。然而，当研究者们排除肾脏疾病与胰岛素抵抗等的混杂因素后，以上流行病学证据却呈现出截然不同的转归——有些研究中 TMAO 的致病性与致死性甚至消失了[19]。其实，上述研究都没有考虑到人体微生物群（TMAO 的起源地）的健康，而且也低估了人类意识的影响力。因为 TMAO 水平低、不吃红肉的人，他们的生活习惯也更好，间接导致了流行病学研究结果的失真。从我们的角度来说，建议在施行健康生活方式与进食大量植物性食物的基础上，少量摄入未经人工添加、未受人类干扰的洁净的动物性蛋白质，可能可以减少 TMAO 的潜在负面影响。

鸡蛋和前列腺癌　在鸡蛋食用量较小的北美地区，鸡蛋的摄入量被认为与前列腺癌发病率呈正相关，吃得越多，发病率就越高。但在那些多食鸡蛋、同时蔬菜摄入量充足的国家，这种相关性就消失了。最新研究认为：北美的这一问题可能与人们对鸡蛋的偏见有关[20]。因为在北美地区，人们先入为主地认为"多吃鸡蛋会导致前列腺癌"，所以研究过程中，这一偏见会导致研究结果产生偏移，而其他国家没有这种偏见，故就没有发现相关性。即便如此，还是建议患有前列腺增生，或是有前列腺癌高风险的男性，应该谨防过量地摄入鸡蛋，不应超过人体正常的胆碱需求量。

胰岛素样生长因子-1（IGF-1）升高　进食过量蛋白质可能会导致 IGF-1 的升高，这一情况在欧美人中间尤为严重：久坐不动的生活方式，再加上西方（肉食过量）的饮食习惯。IGF-1 水平过高与许多癌症有关，其中包括结肠癌、胰腺癌、子宫内膜癌、乳腺癌和前列腺癌[21]。

晚期糖基化终末产物（AGEs）　AGEs 是蛋白质和脂质糖基化时产生的有害化合物。它们天然存在于未煮熟的动物性蛋白或其他食物之中，而动物性蛋白的烹调过程（尤其是高温烹调并添加糖）会大幅度增加食物内 AGEs 的含量。人体内部血液系统中的糖、蛋白质与脂肪也会混杂后产生内源性 AGEs。不管是内源性的 AGEs，还是外源性的/食物中蕴含的 AGEs，都会催促人体早衰；同时还会导致诸多慢性退行性疾病的发生与恶化；其中就包括了老年期痴呆、动脉粥样硬化、糖尿病和慢性肾病等[22]。故应当用加水烹饪法（如炖、蒸、煮等），而不是干热烹饪法（如烧烤、爆炒、烘焙、油炸等）来处理肉食。低温、慢火烹调能有助于减少 AGEs 的生成；同时，提前用醋、柑橘汁、葡萄酒等酸性成分或迷迭香等草药制成的腌渍汁等对肉食进行腌制，也常有好处。另外，有人发现使用慢炖锅的方法也有助于解决以上问题[23]。

Neu5Gc　这是一种醛糖分子，它在大部分的哺乳动物体内都可发现，但在人体中是不含有这种物质的。初步研究发现：若是人类摄入了红肉中的 Neu5Gc，身体可能无法识别出该分子，并随之产生炎性抗体。另外，有研究证实，体内 Neu5Gc 炎性抗体水平前 1/4 的人，罹患直肠癌的风险是抗体水平后 1/4 的 3 倍多[24]！

慢性消耗性疾病　这是一种致命的朊病毒疾病。前文有提及，该病正在侵袭北美、挪威和韩国等的鹿群。美国疾病预防控制中心（CDC）已经发出警告：不要食用受感染的鹿肉。鉴于此疾病在症状出现之前有较长时间的潜伏期，人们不知道鹿受感染与否，所以，建议禁食一切鹿肉类[25]。

水　果

一些人称水果为"上帝的糖果"。在他们的思维定式中，水果就是富含植物性营养素与健康纤维的优良食物。可悲的是，现代的很多水果品种已然与其原种大相径庭。商店货柜上陈列售卖的水果品种全部都经过长年累月的培育改造，比起原种，果实更大、更甜、更易于食用，且易于运输，这也意味着它们不再富含纤维，同时含糖量也大大增加，多食只会损伤新陈代谢及健康。古时候，人们会有意识地"贴膘"，在夏末进食大量水果以增肥，为食物匮乏的冬季做准备。而到了现在，一切都变了，人类即使在冬季也能获取充足的食物。因此，有人将肥胖的流行归因于"食物匮乏之凛冬永不到来"。而其中一个有力的佐证就是全年供应的水果，连白雪皑皑的季节人们也能吃上高热量、高糖的水果，肥胖确实难以避免。

水果不宜过食。少量精选水果，佐以复合坚果，是一份完美的餐后小甜点[26]。所谓精选，意味着必须精心挑选有机的、本地特色的、低碳水化合物含量、低升糖指数的时令水果。一个完美例子就是在夏末秋初时节，吃些当季的野生酸苹果，佐以少量英国核桃等。表 10-1 是推荐食用的水果，同时附上它们的升糖指数。

表 10-1　水　果

越橘＊＊	绿芒果＊＊
黑莓＊＊	绿番木瓜＊＊

续表

黑醋栗 *	绿车前草 *
蓝莓 * *	猕猴桃 * （未成熟）
博森莓 * *	柠檬 *
樱桃 * （酸）	酸橙 *
椰子 * ♥	桑葚 * *
酸苹果 * * （野生，当季）	柿子 * * *
蔓越莓 *	石榴 * * *
葡萄柚 *	覆盆子 * *
青香蕉 *	草莓 * * ◆

注：升糖指数（GI），* 为低水平；* * 为中等水平；* * * 为高水平。
　　◆：美国农业部认证的有机食品。
　　♥：饱和脂肪酸含量高。

部分水果，如野生浆果类，不需要当季食用，如此方能发挥其保护神经系统的功效。野生的不含糖浆果主要有蓝莓、野草莓、覆盆子、桑葚、越橘、黑醋栗、黑莓、博森莓、蔓越莓和野石榴等。这些水果内含的多酚类化合物能有效防治认知能力下降；它们的深色色素，即花青素，具有保护人类神经系统的功效[27]。

蓝莓有增强记忆力的功效，人类对此机制的研究非常充分。这里列举两项随机对照试验：研究发现蓝莓可改善言语记忆、工作记忆和任务转换等诸多方面的认知能力，而这些方面是执行功能的重要组成部分[28]。脑功能磁共振成像显示认知衰退者进食蓝莓后，其脑中的血糖水平依赖信号❶明显增强，说明神

译者注：

❶　大脑脑区被激活时，神经元会消耗氧与葡萄糖，从而相应皮质会发出信号，血糖水平依赖信号增强说明思考更为活跃。

经活动的强度增加了[29]。酸樱桃，本质上说算是一种核果，不是浆果，也被证明能够改善心脏代谢健康、氧化应激水平与炎症状态等。一项小型的随机对照实验表明，酸樱桃能够改善人类的长、短期记忆力，也能提升语言流畅性[30]等。柿子是益生元纤维❶的极好来源，具有一定神经保护作用，但升糖指数较高，应谨慎食用[31]。

最好食用野生的新鲜浆果和樱桃，冷冻的也可以。令人惊讶的是，即使是浓缩包装中的干果也保存有大量的营养成分。不建议购买含糖高的品种。另外，最好不要榨汁，要把整个果子都吃干净，以最大程度摄取果内的纤维成分并降低升糖效应。部分浆果非常酸，有些人认为其难以下咽，比如蔓越莓和黑醋栗等。请尽量探索出能让其变得美味的方法，加点甜味剂不失为一个好主意。

柠檬与酸橙也无需当季食用，它们的维生素 C 含量很高，并且糖含量也较低。这两种颜色鲜亮的水果能为沙拉、肉食、甜点等增添清爽风味；哪怕橘皮、柠檬皮等也是极好的佐料（请注意：酸性食物会软化牙釉质，因此最好在进食后半小时再刷牙，以防牙刷损伤牙齿）。

注意：不要吃太多熟透了的热带水果，因为它们的升糖指数往往很高。其中一个例外是含糖量较少的椰子（本质上算作核果）和前文提到过的抗性淀粉类水果（未成熟的车前草、绿芭蕉、香蕉、芒果和番木瓜等）。其中，值得注意的是车前草与绿芭蕉，切勿水煮，否则会降低其抗性淀粉的含量。前已述及，猕猴桃中含有天然消化酶，同样被证实具有改善血脂以及减少脂质氧化等的作用[32]。

译者注：

❶　益生元纤维是一种存在于天然食物中的物质，能提升饱腹感，控制胰岛素水平并保持体重，同时益生元纤维也有助于保持肠道菌群健康。

甜 菜

如果说水果是"上帝的糖果",那么,甜菜就是上帝的珠宝。甜菜是一种含糖但不含淀粉的根类蔬菜,呈深深的红宝石色。它能通过多种途径,改善心脏与大脑的健康状况。甜菜内富含硝酸盐,硝酸盐则在血管内皮细胞中被转化为一氧化氮。而一氧化氮是一种血管扩张剂,有助于降低血压和改善血供,从而维护心脑血管的健康。因此,缺血性痴呆患者应当多吃。甜菜同时还富含尿苷,尿苷配合 Ω-3 脂肪酸与胆碱,能够支持神经突触生长[33]。另外,最近一项基础研究发现:甜菜之所以呈现出独特的宝石红,是因为其中含有一种名为甜菜碱的化合物,这一物质有助于缓解 Aβ 的积累[34]。甜菜还具有抗氧化与抗炎的功效[35];甜菜根中蕴含丰富的类胡萝卜素,被证实有助于视力的改善[36]。

沙拉中放些生甜菜,味道鲜美,对血糖的影响最小。煮熟的甜菜有一种独特的泥土味,与土豆类似。甜菜可煮,可烘烤,不过煮食的时候应当心不要煮过头,否则其营养成分会流失,含糖量也会大幅增加。蘸着特级初榨橄榄油(EVOO)或黄油等优质脂肪一起吃,有助于降低升糖效应;对比较嫩的甜菜(甜味更足),建议带皮食用。嫩甜菜还被东欧人用来做格瓦斯,一种乳酸发酵甜菜汁,东欧人制作时也不去皮;因为甜菜皮中含有丰富的微生物,易于发酵。因此,不要用醋来腌制甜菜,这样做会破坏这些可爱的微生物,它们对肠道菌群是很有益处的。最后总结一下,甜菜是非常具有代表性的食物,它们虽然很有健康益处,但是含糖量不小,因此,对此种食物,平衡利弊是关键:不要多吃,但至少要吃一点,餐后 1 小时与 2 小时测量血糖,看是否会对身体造成影响。

行动计划

- 按照所处的季节，吃时令水果。当然，这取决于你所居住的国家与地区。推荐的水果品种毕竟有限，说不定就能在你们当地找到相当不错的特有水果品种呢！切记，需平衡水果内的含糖量和营养价值之利弊。

- 全年享用适量野生浆果。

- 未成熟的热带水果，如绿芭蕉、车前草、芒果、番木瓜和猕猴桃等，可作为抗性淀粉和天然消化酶的食物性来源，少量食用。

- 柠檬和酸橙是维生素 C 的重要来源，可以尽情享用。

注意事项

血糖升高警告　这些内容在上文讨论过。餐后 1 小时和 2 小时的血糖检查必须要做，以判断吃进去的水果对自己的血糖造成了何种影响。血糖控制目标与警戒数值请参考本书第 18 章第 270 页。餐后吃水果，或是与坚果一起吃，能减少升糖效应。

草酸盐　甜菜和上述推荐列表中的某些水果，如覆盆子、蔓越莓、蓝莓、绿番木瓜和猕猴桃等，其草酸盐的含量较高。草酸盐是一种植物性的化合物，对于遗传病与"肠漏"的患者，大量摄入草酸盐可能会增加炎症与肾结石等的风险。

第 11 章

膳食金字塔第五层：风险管理

> 地球能满足人类的需要，但满足不了人类的贪婪。
>
> ——莫罕达斯·卡拉姆品德·甘地

甜味剂

旦你完全适应了低碳水化合物、低糖的饮食，你会惊奇地发现，自己对于甜味的味觉感知出现大幅度的变化。既往那些不是很甜的食物，你现在尝起来也会觉得甘美。甚至柠檬与酸橙等很酸的水果，现在尝起来就像是甘甜的橘子一样。这一过程被称为味蕾的再训练，是一个相当积极的信号，表明你业已戒掉了那些大量添加精糖的、"美味"的垃圾甜食。但是，非常不希望你用人工甜味剂来破坏掉这一进步，因为有研究证明，人工合成的甜味剂，虽然不含糖，不含热量，但是仍然会诱导人体产生胰岛素以及其他参与葡萄糖调节的激素，这对于代谢功能的纠治是不利的[1]。不过，好在还是有几种天然的甜味剂可供你适度使用。

甜菊糖　略微吃一点甜菊糖无伤大雅。甜菊糖提取自甜叶菊，这种植物非常甜，广泛分布于日本、中国、巴西和巴拉圭等国。它的甜度比普通蔗糖要高 200～300 倍，因此，非常少量的甜菊糖就能让你享受到甘甜之滋味。作为一种天然的甜味剂，甜菊糖完全不含糖，热量为 0，一般商家会选择将其与其他甜味剂混合。因此，在选用时要注意这一点，避免混合甜味剂，尽量选用纯甜菊糖产品。

和尚果　少量吃些和尚果也是可以接受的。和尚果在东亚地区称为罗汉果，原产于东南亚地区。据传，800 年前由佛教僧侣栽种了此果，因此而得名。和尚果比普通蔗糖要甜 100～250 倍，且完全不含热量。和甜菊糖一样，商家往往混合售卖。所以，也请小心选购。

蜂蜜　我们推崇天然、传统的食物！蜂蜜完全符合此饮食原则，且蜂蜜是一种相当有益的健康食物，唯一的缺点是它含糖量较高，升糖效应较大。因此，胰岛素抵抗患者不应进食，而就算是没有胰岛素抵抗者，也只建议少量吃一些，同时还必须配合摄入纤维素与脂肪等来减弱其升糖效应。未经高温消毒的本地原产蜂蜜富含有机酸与酚类化合物，这两者在人体内一经结合就是一种强大的抗氧化剂[2]。蜂蜜同时也是一种益生元，含有纯天然的消化酶，有助于肠道健康[3]。蜂蜜既可以抗细菌，又有抗真菌的功效；若是本地原产的蜂蜜（未经商业化消杀包装的），还有助于抗过敏[4]。食用蜂蜜后务必要做餐后血糖检测，测试蜂蜜是否对你造成了影响。禁食时间内切勿在咖啡中添加蜂蜜，它会阻碍你的生酮目标。

糖醇类　这种物质可在腐烂的水果与发酵的食品内自然产生，但如今绝大部分的市售产品（赤藓糖醇、山梨醇和甘露醇等）都经过高度加工处理或直接从转基因玉米淀粉中提取。木糖醇是个例外，它是从硬木的葡萄糖中提取的。糖醇类被广泛用作食品添加剂，其最为人诟病的一点就是会造成食用者的头痛与胃肠道不适等副作用，会加重肠易激综合征（IBS）与小肠细菌过度生长（SIBO）等，哪怕是少量的糖醇也会引起腹泻[5]。此外，糖醇似乎还会改变肠道菌群的环境，它会供养肠道内的有害微生物群体，比如大肠埃希菌、沙门菌属、志贺菌属和链球菌等[6]。

行动计划

● 如有必要，仅适量使用天然甜味剂。

注意事项

血糖升高警告　蜂蜜会导致血糖升高，健康人也应适度食用。

过敏警告　被蜜蜂蜇咬过敏的人，都应该谨慎食用蜂蜜。

可可黄烷醇

巧克力，多么令人着迷的食物啊！巧克力不仅好吃，且富含可可黄烷醇，这种物质对人体健康大有裨益，但它也具有一些毒性，因此，饱受争议。可可黄烷醇是一种非常独特的植物性营养素混合物，仅存在于可可豆中。要注意，不要把可可豆与咖啡豆搞混，这是两种不同的果实。生可可与加工可可粉人们也常常分不清。生可可指的是可可树的大果荚内采摘下来的生豆；而加工可可粉则是采摘后经由干燥、发酵与高温烘烤后的加工制品。不管是生可可还是加工可可粉，抑或是货柜上销售的巧克力，都含有可可黄烷醇。

大量研究都显示可可黄烷醇具有神经保护作用。随着人们年龄的增长，特定脑区的血液循环会持续恶化，从而损伤记忆功能。可可黄烷醇不仅能改善认知能力，而且能强化大脑中特定区域的血液循环，从而改善记忆力[7]。故可可黄烷醇被确定具有改善脑血管功能，从而优化整个大脑中氧气与营养物质的输送效率，并降低血压，提升整体的健康水平[8]。

不幸的是，必须平衡可可黄烷醇的益处与潜在的毒性。加工可可制品容易受到镉、铅等的污染，这两种重金属原本就存在于地壳中，但因各种人为因素，导致重金属在深加工过程中积聚。这两种重金属对健康有诸多不利：

镉会影响中枢神经系统，导致注意力下降、嗅觉受损和记忆障碍等。此外，它还是一类致癌物，对多种器官具有毒害作用[9]。世界卫生组织（WHO）规定每克干燥植物原料中镉的含量不应超过 0.3 μg[10]。美国尚无官方标准，唯独加利福尼亚州州政府要求任何超过 4.1 μg 镉的食物，都必须贴上警告标签。

铅能影响诸多器官，最终扩散到大脑部位，造成不可逆转的脑损伤，从而降低智力水平与认知能力等。其中，儿童和孕妇最容易受到伤害[11]。根据 WHO 的说法，食品中的铅没有安全限量[12]，意味着食物中不应存在任何微量的铅。美国食品和药品监督管理局（FDA）却规定，儿童与成人食品中铅的最高限量分别为每天 3.0 μg 和 12.5 μg[13]；加利福尼亚州规定每人每天铅的限量为 5.0 μg[14]，如此设置，明显是不合理的。

说了那么多题外话，再回到可可黄烷醇的话题上来。人们应当优先选用生可可含量高的可可制品，且应当满足以下条件：

- 高可可黄烷醇含量。一般来说，生可可含量越高，黄烷醇含量越高[15]。

- 低糖。一般来说，生可可含量越高，含糖量就越低。

- 低镉。根据上文所述的标准，找到含镉量最低的品种。

- 低铅。根据上文所述的标准，找到含铅量最低的品种。

我们为你的行动准备了小贴士与相关资源，有助于你评估实施行动所带来的效果。

首先，应尽可能选购生可可含量高的巧克力。百分之百的纯粹生可可拥有最高水平的黄烷醇，且含糖量也是最低的，但味道比较苦。你所选的巧克力中生可可浓度最低不可以低于85％。有一个评估健康营养产品的网站，该网站上有对各种可可制品的点评分析，黄烷醇含量与毒素分析都有，方便你权衡利弊。至于巧克力的含糖量，你只需要查看产品包装背面的营养成分表便可得知。老调重弹：务必选择含糖量最少的品种。

　　有一个名为 As You Sow 的免费资源网站对人们评估各类巧克力中镉、铅的含量大有帮助。网站的有毒巧克力搜索引擎也有标注生可可含量（不要觉得打上美国农业部认证的有机标签就意味着食物里不含有重金属污染了，不可迷信）。

　　最后，市面上能看到多种多样的可可制品，常见的有巧克力与加工可可冲饮粉等，而另一些则充满异域风情，如生可可豆碎粒与生可可豆粉。许多无良商家会隐瞒其产品中的毒性。

　　生可可豆碎粒（CACAO NIBS）　　这些坚硬、松脆的小宝贝是市面上能找到的最纯净的生可可豆制品；生可可豆采摘下来轻微烘烤后，再磨碎成小碎粒。有些产品会加一道发酵工序，这会增加可可豆的苦味，非发酵品种苦味略低一些。生可可豆碎粒除了含有黄烷醇，还富含益生元纤维。可惜，它们的镉含量较高，只有少数几个牌子的产品达到了 WHO 每克 0.3 μg 的临界值，因此，建议偶尔适量食用，每次食用不要超过 1 汤匙。

　　加工可可冲饮粉（COCOA POWDER）　　加工可可粉是可可饮料与巧克力的重要原料，它的生产制造过程更为精细，烘焙温度更高。纯粉是不含糖的，可可黄烷醇的含量也高。但是，镉与铅的含量会在精加工的过程中大幅提升，均超过了 WHO 的临界值。因此，建议避免直接食用加工可可粉。

　　生可可豆粉（CACAO POWDER）　　和加工可可冲饮粉不同，生可可豆粉的制作方法是将生可可果粒冷压成糊状，然后烘干成粉末。这意味着生可可豆粉中的生可可豆含量最高，加工工序中几乎没有流失，因而镉和铅的毒性也最高。对此，实在是无法推荐任何产品。

　　巧克力　　幸运的是，镉与铅的浓度在巧克力中是最低的，但巧克力的含糖量较高，可可黄烷醇也流失了不少。因此，选择巧克力的标准会较为严苛：最高的黄烷醇含量、最低的毒性与最低的含糖量。一般情况下，巧克力是由纯可可与食品添加剂制成的，这意味着纯可可含量越高，食品添加剂就越少，黄烷醇含量就越多。餐后吃几块精心挑选的健康巧克力，能为生活增添不少情趣。

行动计划

- 为了获得黄烷醇的健康益处，适量食用生可可含量高，含糖量较低，镉、铅含量越低越好的巧克力。
- 出于毒性考虑，微量食用生可可豆碎粒，禁食生可可豆粉和加工可可冲饮粉。
- 考虑可食用黄烷醇补充剂。

注意事项

血糖升高警告（见第 164 页）
重金属毒性警告（见第 165 页）

乳制品

鉴于乳制品会导致炎症，且慢性炎症状态又是阿尔茨海默病的主要诱因之一，故不建议食用乳制品。若是你业已习惯于在咖啡里倒上一大杯牛奶，那么这一习惯一定会使你"很受伤"。乳制品一直以来都是美国人的传统食物，说不吃就不吃，实在是难以接受啊！我们充分理解你的心情，并为你准备了一些健康的应对方法。

乳制品之所以会引发炎症，其中有多个原因。首先，世界上近 70% 的人患有乳糖不耐症，而大部分人根本没有意识到自己患有此病。人类在婴儿期时需要进食母乳。此时，所有的人都具备消化母乳中乳糖的能力。但乳糖不耐症患者在度过婴儿期后，便丧失了消化乳糖的能力。乳糖不耐症在非欧洲人中尤其常见，高达90％的东亚人都无法正常消化乳糖[16]。乳糖不耐症的常见症状包括胃痛、腹胀、胀气和腹泻等。其他不常见的症状包括胃肠动力减弱、恶心、呕吐、便秘、湿疹、鼻窦炎、关节炎、肌肉疼痛、疲劳、心律失常、短期记忆减退、头痛、口腔溃疡等。上述这些，充分说明乳糖不耐症不仅仅是一种简单的消化道疾病，而且是一种广泛影响身体多个系统的炎症[17]。

乳制品同样可能会促使麸质过敏者产生炎症，乳制品中的酪蛋白，与谷物蛋白中的醇溶蛋白非常相似，会让免疫系统产生混淆。要记住，当人们对于特定食物敏感时，人体适应性免疫系统会产生相应的抗体，对麸质起反应；那么，就产生针对谷物蛋白的抗体。每当摄入谷物麸质时，体内的警钟就会响起，抗体出动去攻击"坏家伙"，这一过程就表现为炎症。但很明显，人类的免疫系统并不完美，像酪蛋白和醇溶蛋白，结构上比较类似，免疫系统就搞混了，迷迷糊糊发起了攻击。因此，若不排除掉致炎因子的来源，将会促使免疫系统持续生成炎性细胞因子，从而导致慢性炎症的持续存在[18]。

除乳糖不耐症患者和麸质过敏患者，健康人也有可能对乳制品过敏，因为人类的奶源已发生了翻天覆地的巨变。大自然为所有哺乳动物提供了最完美的食物——母乳，哺乳动物通过自体分泌母乳，来哺育自己的后代。随着几百万年的不断演化，哺乳动物们都发展出了这样一套机制——本物种的母乳专门用来喂养本物种的幼崽。而牛和人类明显不属于同一物种，人类食用牛奶的历史也不过短短一万年。农业和驯化牲畜出现之后，方才开始用反刍动物（牛、羊等）的乳汁来为自己提供营养[19]。

起初，包括人类在内的所有哺乳动物，产出的乳汁都属于A2奶。在8000年前的欧洲某地，那里的牛发生了一些基因突变，促使它们产出一种名为 A1 的新型牛奶。没人知道此突变是如何发生的，或是为什么会发生！只知道从那之后，大多数牛产的奶，都变成了 A1 奶。有人推测，变异的 A1 奶牛，其产奶能力更强。所以，农民在育种之际优先地选育了 A1 奶牛，以增加产奶量。现如今，西方世界的奶牛几乎全是 A1 奶牛，喝的奶，绝大多数都是 A1 牛奶[20]。

大约 25 年前，科学家们发现了一个有趣的现象——即 A1、A2 这两种牛奶之间的小分子差异。众所周知，酪蛋白是牛奶中含量最丰富的蛋白质，由 209 种氨基酸排序组成。A2 酪蛋白的第 67 顺位上是脯氨酸；而 A1 酪蛋白第 67 顺位上却是组氨酸。乍听之下，209 种氨基酸里面只有 1 种氨基酸不同，貌似没啥改变。但即便是如此细微的差异，都会对蛋白质结构与蛋白质功能造成巨大影响。例如，臭名昭著的地中海贫血病（镰状细胞贫血），就是因为血红蛋白结构里 1 个氨基酸发生了变化而引起的。而免疫系统的"火眼金睛"绝不会遗漏哪怕是最细微的差异[21]。越来越多的证据发现：A1 牛奶与炎性疾病有直接的关联性，其中就包括了 1 型糖尿病和心血管疾病等[22]。进一步研究表明：消化 A1 牛奶，可能会在胃肠道内产生炎性类物质，造成消化障碍等问题；甚至可能导致神经功能缺损[23]。这些研究成果遭到了 A1 奶农的强烈反对，这点毫不奇怪！他们质疑这些研究背后的利益动机，并宣称是 A2 奶农资助的，就是为了商业竞争。诚然，有部分研究确实是出于商业目的而进行的，但独立的研究者们并不接受商业资助，研究目的清正，也得出了对 A1 奶不利的结果[24]。人们知道：肠道健康与大脑健康之间存在着广泛的联系，A1 奶的致炎性是不利于认知健康的，因此，建议你改食 A2 乳制品。

动物奶 现如今 A2 奶非常容易购买到，大部分商场超市皆有售。当然，就健康而言，常见的 A2 奶是不够格的，人们真正需要的是"草饲动物产出的 A2 全脂奶"，满足这一条件的奶就比较少了。奶中的脂肪可以降低奶的升糖效应，因此，要喝全脂奶。而奶牛很少有草饲的，基本上都是谷饲。在此，建议选用山羊、绵羊、水牛、骆驼或牦牛等的奶，这些动物大多是草饲的，并且产出的也均是 A2 奶。类似的替代品还有不含糖的杏仁牛奶、椰奶、亚麻籽奶、榛子奶和美国农业部认证的有机豆奶等。腰果奶则不建议喝，因其富含凝集素，致炎性较高；有机糙米奶也不太推荐，其中的碳水化合物实在太高。别忘了运用丰饶角学院推出的植物饮料排行榜，能帮助你去伪存真地选择最佳奶类饮品。

请记住，在咖啡中添加奶制品会直接导致禁食"泡汤"。因此，若你想在禁食时间内喝咖啡，不宜添加任何形式的奶制品。至多可以加一点点天然甜味剂。更多信息请参见第 7 章"延长禁食时间的技巧"。

酸奶 上述有机草饲动物的酸奶制品可以适度食用。这一点有官方认证，推荐选购带有美国国家酸奶协会（NYA）认证标签的酸奶。如果实在买不到，教你一个办法，对货柜上的酸奶制品进行逐一比对，阅读产品配料表，尽量选取不含糖的酸奶。不含糖的酸奶不会让你难以下咽的，厂商们一般会在酸奶内添加一些坚果与浆果，来适量增加甜味；适量加一些天然甜味剂也是可行的。不加糖的有机椰子酸奶与大豆酸奶同样可以替代动物酸奶。不过，满足上述要求的酸奶确实较难找到。所以，很多人会倾向于自己制作酸奶。

开菲尔酸奶酒 开菲尔酸奶酒是一种略带酸味的发酵饮料，富含大量活性益生菌，非常有助于健康。开菲尔酸奶酒和普通酸奶性质差不多，只是内含的益生菌群数量更多，丰度更高，开菲尔的选食要求与酸奶完全一致。

奶酪 上述草饲动物产出的奶酪，均可适量吃一些。山羊、绵羊以及水牛奶酪等如今都可以轻松购得。

行动计划

- 避免所有的传统动物乳制品。
- 若你喜欢吃，且体质能够耐受，可以适量摄入一些 A2 乳制品。

注意事项

胃肠道不适（见第 168 页）

炎症（见第 168 页）

血脂升高警告　绝大多数的全脂乳制品的饱和脂肪含量都较高，对于人群中的 ApoE4 基因携带者而言，饱和脂肪酸可能导致 LDL-C（低密度脂蛋白胆固醇）参数升高。当然，这并不意味着就完全不能吃，而是提醒人们需要更深入地权衡利弊（详情请参阅第 8 章第 117 页相关内容）。

潜在的致癌作用　奶牛产奶期间处于怀孕状态，这意味着奶中的生殖激素水平含量较高。有些癌症的产生与高水平的生殖激素有关，比如乳腺癌、子宫部癌症与前列腺癌等[25]。尤其是前列腺癌，研究者们已发现：牛奶会显著增加前列腺癌的风险[26]。

酒　精

为了生活……干杯！虽然后面要说的话令人难以接受，但是还是会耿直地告诉你这样一件事：大量饮酒会大幅度地提升痴呆症的发病风险[27]！目前学界对于"大量饮酒"的定性还存在着分歧：比如喝多少算是大量饮酒？酒精致病的讨论始终处于一个混乱且暧昧的境地；甚至还有人提出，滴酒不沾者似乎也会增加阿尔茨海默病风险[28]。这就让人摸不着头脑了！究竟是喝酒好呢，还是不喝好？究竟应该喝多少才算健康呢？至少有一点是很清晰的，那就是 ApoE4 基因携带者应该滴酒不沾，不管喝多喝少，都只会为身体带来损伤[29]。

我们倾向于酒精是有害的，应尽量少饮酒。酒精其实是一种神经毒素，会损伤人类大脑中的诸多结构。酗酒会造成癫痫发作（常出现于戒酒期间）、脑萎缩、记忆丧失、睡眠障碍与小脑损伤（表现为体态不平衡、言语含糊不清与行走能力丧失）等。酒精还会干扰酮体生成[30]，加重肝脏排毒等的负担[31]。酒精还会影响睡眠质量（详情请参阅后文第 14 章相关内容），毁伤记忆功能，并降低整体认知能力等[32]。此外酒精还是致癌物，是肝癌、直肠癌、喉癌以及女性乳腺癌的重要诱因[33]。

出于谨慎，建议所有的高危人群都不要饮酒，此处的高危人群包括：认知能力下降者、ApoE4 基因携带者以及酗酒上瘾者。对于这部分人，任何量的酒精都可能增加其认知能力下降的风险。除了认知能力外，酗酒对于整体健康状况也有很大损伤。有鉴于此，所有酒精成瘾者都应当积极寻求外界帮助，孕期或哺乳期妇女更是应该滴酒不沾。

若希望偶尔"破戒"，小酌一番，建议你适量喝一点干红葡萄酒。毕竟很多研究都证明：红酒能提供其他酒类所不能提供的健康益处[34]。但红酒也不可以饮用过量，对此，强烈推荐每次饮酒量控制在 150 mL 就够了。一般来说，红酒的一次标准斟酒量差不多装到高脚杯的 1/3，这个量我们觉得非常合适，千万别喝多了！另外，买一个画有容量刻度的玻璃杯，或是用电子食物秤，也是不错的办法。

众所周知，即使是饮用红酒也可能导致饮酒上瘾。在酒精作用下，你极有可能彻底放纵，开始大吃大喝垃圾食品。红酒中也含有一定量的糖，阻碍你进入轻度酮症状态。所以要求，红酒务必放在餐后饮用（防止你酒精上头后放纵）；同时，做好餐后血糖检查。我们发现有家公司主营有机的低酒精无糖葡萄酒，且完全不含真菌毒素和化学添加剂，酒中的亚硫酸盐含量也极低，非常适合人们品尝。

世界上最美好的感觉就是头脑清醒，并精神抖擞地从睡梦中醒来，充满信心迎接新的一天！这是一种超棒的感觉！故务必不要酗酒，保持自律，保持清醒！若你想偶尔小酌一杯，切记，要记录下饮酒对于血糖值、睡眠质量与认知能力等的影响；若发现其对于健康无益，那"小酌怡情"也应当明令禁止！

行动计划

- 酒精是一种神经毒素，认知能力衰退者最好滴酒不沾。
- 如你决定偶尔放纵，小酌一杯，请选用完全有机原料酿造、无糖、低酒精度数的干红葡萄酒。

---・ 第 12 章 ・---

小细节决定大成败

> 我们虽以宏观视角思考，但我们却生活在微观世界中。
>
> ——阿尔弗雷德·诺尔司·怀海德

严格素食与普通素食主义者

不管你是严格的素食主义者，还是普通的素食主义者❶，抑或是啥都吃的杂食主义者，大家的饮食偏好虽然不同，但目标是一致的，那就是营造能够保护并逆转认知障碍的神经化学环境。在这个过程你可以选择不吃肉，但需要在饮食计划中做出相应的调整与补全，以此来抵消肉食缺失对整个饮食干预计划的影响。

KetoFLEX12/3 饮食计划要求所有人都摄入大量的植物性蛋白质，而动物性蛋白质则是可选项。素食主义者们看似可以从坚果、种子类食物、豆类与蔬菜中摄取足够的蛋白质，但这些植物性蛋白质实际上是不完整的，其成分中缺少一些必需氨基酸，无法完美地取代动物性蛋白质。日常饮食中，只要摄入足够数量与种类的植物性蛋白质，基本能满足日常所需的 9 种必需氨基酸。

译者注：——————————————————

❶ 严格素食指的是那些非常严格的素食主义者，他们拒绝食用任何肉食和/或动物来源的食品，连牛奶、奶酪或者鸡蛋他们也拒绝食用；普通素食则没有这么严格，更多指代的是普通的，以素食为主的人们，他们不一定抗拒蛋奶等，在必要条件下也允许自己食用一些肉食。

表 12 - 1　高蛋白质的植物性素食

毛豆（CP）◆（100 g 中含有 18 g 蛋白质）	杏仁奶油 ＊（1 茶勺中含有 3.3 g 蛋白质）
蚕豆 ＊ ＊ x（平均 1 杯含有 15 g 蛋白质）	芦笋 ＊（1 杯含有 2.9 g 蛋白质）
火麻籽（CP）＊（28 g 含有 10 g 蛋白质）	西蓝花 ＊（1 杯含有 2.6 g 蛋白质）
苋菜 ＊ ＊ ＊ x（1 杯含有 9.4 g 蛋白质）	花椰菜 ＊（1 杯含有 2 g 蛋白质）
豆腐（CP）＊ ＊◆（100 g 含有 9.2 g 蛋白质）	芥末菜 ＊（1 杯含有 1.5 g 蛋白质）
特夫面粉 ＊ ＊ ＊ x（1 杯含有 9.1 g 蛋白质）	苜蓿芽 ＊（1 杯含有 1.3 g 蛋白质）
青豆 ＊ x（1 杯含有 9 g 蛋白质）	菠菜 ＊◆（1 杯含有 1 g 蛋白质）
藜麦（CP）＊ ＊ ＊ x（1 杯含有 8.1 g 蛋白质）	白菜 ＊（1 杯含有 1 g 蛋白质）
杏仁 ＊ x（28 g 含有 6 g 蛋白质）	羽衣甘蓝 ＊（1 杯含有 0.9 g 蛋白质）
开心果 ＊（28 g 含有 6 g 蛋白质）	西洋菜 ＊（1 杯含有 0.8 g 蛋白质）

注：CP：完全蛋白质❶。

升糖指数（GI）：＊为低水平，＊ ＊为中等水平；＊ ＊ ＊为高水平。

◆：美国农业部（USDA）认证的有机食物。

x：富含凝集素。

并不是所有的植物性蛋白质都是不完整的，火麻籽、奇亚

译者注：

❶　完全蛋白质俗称优质蛋白，即那些含有必需氨基酸种类齐全，数量充足，相互比例适当，既能维持生命，又能促进生长发育的一类蛋白质。

籽、藜麦以及大豆等就是非常好的、完全性蛋白质的来源。火麻籽撒在沙拉上吃，味道非常棒；不含糖的火麻提取奶（类似于豆奶）是牛奶的绝佳替代品。奇亚籽经过浸泡，减少了植酸的含量，加到奶昔或布丁里，既营养，又美味。至于大豆，经过大量的相关数据的研究，并权衡利弊，我们决定将大豆也纳入 KetoFLEX12/3 饮食计划之中，前提是必须选用美国农业部（USDA）认证的有机大豆（非转基因的），并且经过发酵。需要注意的是，大豆有极小可能性会引起甲状腺肿大（更多相关内容请参阅本书第 8 章第 106 页）。

丹贝、味噌与纳豆❶等也是不错的蛋白质来源，这些食物在制备过程中经过发酵，大部分的抗营养物质已被破坏，因此更加富有营养。有机大豆做出的豆腐与毛豆，是中国人的传统美食，可以吃，但需要控制好摄入量，因为这些食物中的植酸没有被大范围地消除，会影响吸收，尤其是在大豆不耐受的情况下。再说说藜麦，藜麦虽好，但其碳水化合物含量较高，应注意适量摄入。

我们并不建议食用动/植物来源的蛋白质补充剂，比如蛋白粉等。但螺旋藻与营养酵母类的蛋白质补充剂可以适当吃一些。

克罗诺饮食记录器（Cronometer）是一种在线的食物记录工具，能够有效帮助你追踪/记录每天的氨基酸摄取量，以确保能满足每天所需（有关详细信息，请参见第 188 页的"跟踪大营养素摄入比例"）。一般来说，植物性蛋白质的生物利用度低于动物性蛋白质，很大程度上是因为其内部含有抗营养物质，比如凝集素、植酸及草酸等。这方面内容我们在之前的篇章中提及过，这些抗营养物质会减少消化系统对于营养的吸收。巧

译者注：

❶ 丹贝是一种印度尼西亚的大豆发酵传统食物；味噌与纳豆则是来自日本的同类食物。

妙运用正确的制备技术，比如浸泡、催芽、发酵和烹饪等，能够帮助解决抗营养物质的问题。改善自身胃肠道功能状态也是增加营养吸收率的重要措施（详细内容请看第9章）。

不管是严格的素食主义者还是普通的素食主义者，都应当使用全饮食疗法，通过践行其中几项重要原则，就能顺利贯彻全饮食疗法，这里不再赘述，有兴趣的读者可以自行上网检索相关信息。

请注意，过分严格的素食必然会导致营养素的缺乏，缺乏的又往往正是阿尔茨海默病（AD）相关的重要营养物质，如低水平的 Ω-3 脂肪酸、胆碱、维生素 B_{12}、维生素 D、维生素 A 与锌等。这些营养素对于大脑健康来说，至关重要，它们既能支持人的其他功能，也是维持、供养神经突触，以形成认知这一活动的基础。维生素 K_2、维生素 D 与维生素 A 等的摄入量也务必要确保，以保护中老年人的骨骼与动脉。除饮食结构之外，自身的基因也是影响营养素吸收的重要因素之一，这方面问题我会在下一个板块进行叙述。如果你保持警惕，并且细心选择食物来源，或是利用营养补充剂来填补缺口，那么无肉食的饮食计划也可以是完全健康的。杂食主义者们并不会因为他们吃肉就不存在营养缺失问题！毕竟每个人都有自己独特的遗传特征与饮食习惯，每个人都有可能缺少这些对于优化认知能力与整体健康状态至关重要的营养素。

Ω-3 脂肪酸　　α-亚麻酸（ALA）是一种纯植物性的 Ω-3 脂肪来源，在许多健康食物中都能找到，如在奇亚籽、球芽甘蓝、火麻籽、坚果类、亚麻籽、海藻以及紫苏油等之中。ALA 只有被转化为更长链、更具生物活性的 EPA（二十碳五烯酸）与 DHA（二十二碳六烯酸，俗称脑黄金），方能提供优化大脑的好处。不幸的是，我们的身体只能吸收利用有限的 ALA，只有5％的 ALA 能被转化为 EPA，不到 0.5％的 ALA 能被转化为

DHA[1]。有些人的吸收转化率甚至比这个数值还要低，特定的基因、性别（妊娠期妇女转化效率高一些）、年龄，以及身体患病状况等都对此产生影响[2]。

说到底，Ω-3 的最佳来源还是深海鱼类。但如果你实在不愿意摄入任何鱼类制品的话，就只能摄入超大量的 ALA 来填补缺口了。另外，额外地补充藻油也有好处。Ω-3 指数（一种血检方法，测试血红细胞中 EPA＋DHA 的含量）是一个重要指标。

目标：对于非 ApoE4 基因携带者，控制目标应该在 8％～10％。对于 ApoE4 基因携带者，控制目标则应当≥10％。并且 Ω-6 与 Ω-3 的比值，要控制在 4∶1 或更低。但为了避免更多的血液稀释，比值不可以低于 1∶1。

胆碱　胆碱是一种人体必需的营养素，其最主要的功效在于提供强大的神经保护性效应。它是人体内细胞膜磷脂❶，例如磷脂酰胆碱（卵磷脂）的重要组成部分，也是神经递质乙酰胆碱的前体。乙酰胆碱对人们的记忆功能至关重要。胆碱是神经突触产生与维持的必备养料，其支持胆碱能系统保护大脑健康至关重要[3]。其实，许多人都存在着胆碱缺乏的问题。尤其是以植物性饮食为主的素食者群体，因为胆碱仅大量存在于动物性食物中。胆碱的植物性来源包括西蓝花、杏仁、核桃、斑豆、牛油果、球茎甘蓝、瑞士甜菜和羽衣甘蓝等，但是含量均较低。因此，光靠素食很难满足日常所需。不吃鱼、家禽以及畜肉等但接受蛋类以及奶制品者，称蛋奶素食者，他们靠这些蛋奶素食，同样可基本满足日常所需。

译者注：

❶ 磷脂是指含有磷酸的脂类，是生命基础物质，也是细胞膜的基本支架，对人体几乎所有的功能活动都有重大作用。

胞磷胆碱是一种植物提取的补充剂❶，甘油磷酰胆碱补充剂（Alpha-GPC）也相当不错，它们都非常适合素食主义者。

目标：男性为 550 mg/d，女性为 425 mg/d。

维生素 B_{12}　这种必要的营养素，对整体健康与脑健康都非常重要。当下美国人的最低推荐摄入量（200～900 pg/mL）明显偏低了，因为低于 350 pg/mL 就能看到贫血以及痴呆的症状，而 350 pg/mL 居然还被认为是一个"正常"的水平。维生素 B_{12}、维生素 B_6 以及叶酸❷的 B 族维生素组合，对于优化同型半胱氨酸水平而言至关重要。优化同型半胱氨酸水平是修复认知水平以及逆转脑萎缩进程的关键环节[4]。推荐的同型半胱氨酸控制目标为 7 $\mu mol/L$，甚至更低。想要达到这个目标，最好使用甲基化的叶酸或维生素 B_{12}，一般产品很难达到（本章节后续段落"利用基因信息来指导饮食选择"中有更多关于降低同型半胱氨酸水平的建议）。

除营养补充剂之外，部分植物性膳食也能提供一定量的维生素 B_{12}。例如，特定的蘑菇（鸡油菌、黑喇叭菌及香菇）和东亚食物紫菜等。帕玛森芝士（严格素食者可以拿营养酵母来代替芝士），几种无糖的杏仁与椰子奶等也能提供不少的维生素 B_{12}。但是通过膳食补充，总归不如直接吃补充剂来得方便。相关补充剂市面上很容易买到。甲钴胺（舌下含服）就是一个非常好的维生素 B_{12} 来源，有些品牌的甲钴胺补充剂不含任何动物来源的成分，比较适合于素食主义者。

译者注：

❶　胞磷胆碱是在机体细胞中发现的一种天然物质，可以帮助大脑组织的发育，以及调节记忆和认知能力等，并增强神经元间的连接，保护机体神经结构免于自由基的损伤。在国内，胞磷胆碱是处方药，读者使用时需要咨询医生。

❷　叶酸即为维生素 B_9。

目标：每天 500～1500 pg/mL。

维生素 D 维生素 D 又被誉为阳光维生素。现代人由于缺乏阳光照射，很难享受到维生素 D 带来的健康益处，只有少部分的户外工作者能够通过晒太阳获取足够的维生素 D。维生素 D 与体内的维生素 D 受体结合，进入细胞核，可激活 900 多种基因。维生素 D 的一个重要功效就是神经突触的再造与维持，现有研究已证实，认知障碍与维生素 D 水平下降有关[5]。维生素 D 含量较高的食物通常都是动物来源的，但是蘑菇、几种无糖杏仁和椰奶除外。蛋奶素食者可以通过蛋黄、A2 牛奶以及奶酪等，来获取足量的维生素 D。维生素 D_2 大多来源于植物，地衣中也蕴含着大量的维生素 D_3。D 族维生素的摄取，对于素食主义者而言是非常友好的。

目标：500～800 IU/d（通常用 25-羟基维生素 D 测试来计算摄入量）。需要注意的是，维生素 D 每天摄入量超过 1000 IU 就应当额外配合补充至少 100 mg 维生素 K_2。更多有关维生素 K_2 的相关知识我们会在下一页中讲到。

视黄醇/维生素 A 维生素 A 由两种维 A 酸组成：视黄醇和胡萝卜素，我们熟知的 β-胡萝卜素就是其中一种。β-胡萝卜素可以从地瓜、胡萝卜以及深绿叶蔬菜中获取。而视黄醇则主要存在于动物食品中，例如鳕鱼肝油、动物肝脏、肾脏、蛋类以及奶类等。某些携带有特定遗传多态性特征的严格素食者，β-胡萝卜素转化为视黄醇的效率低下，导致他们极其缺乏这一必需营养素。维生素 A 与视力以及免疫系统的关联较大。同时，维生素 A 的水平过低还会导致 AD 病程的发展。最近的一项研究发现，无论是 ApoE4 还是 ApoE2 基因携带者，低水平的视黄醇都能引起他们的认知障碍水平加重[6]。摄入大量富含 β-胡萝卜素食物的同时，补充一定量的脂肪（因为维生素 A 是一种脂溶性维生素，因此脂肪摄入少了就不易吸收）通常就可以满足每天所需。但对严格的素食主义者而言，尤其是那些带有遗传风险的者，则必须超量摄入才行。

目标：每天 $38 \sim 98$ μg/dL，一般在这个范围的中间值即可，最好是通过日常膳食来满足目标。如果一定要另外使用补充剂，请使用棕榈酸视黄醇。

维生素 K_2　与维生素 D 和维生素 A 一样，维生素 K_2 也是一种脂溶性维生素，且维生素 D、维生素 A 须与维生素 K 配合使用，才能发挥作用。同时维生素 K 对于血液凝集、骨骼、心脏，以及认知能力等都至关重要[7]。它引导钙补充我们的骨骼；与此同时，却让钙"避开"血管，以免血管钙化、弹性下降、变脆等。

维生素 K 有维生素 K_1 与维生素 K_2 两种。维生素 K_1 在许多绿叶蔬菜中含量都较高，包括羽衣甘蓝、菠菜、萝卜、青菜、瑞士甜菜、芥末菜、欧芹、长叶莴苣、球茎甘蓝、西蓝花、花椰菜以及卷心菜等，但是人体对蔬菜中的维生素 K_1 吸收率较差。维生素 K_2 则正好相反，它广泛存在于动物体内，唯一的例外是纳豆，虽然富含维生素 K_2，但是气味浓郁，令人难以下咽。严格的素食主义者们可以从德国酸菜、植物制造的开菲尔酸奶酒、未经无菌化处理的康普茶或纯素食的韩国泡菜中摄取，但维生素 K_2 含量相对有限。市面上最好的选择是纳豆提取物，非常适合于严格的素食主义者补充维生素 K_2。

锌　体内锌含量过少、铜含量过多被认为与痴呆的发病有关。这两种矿物质之间存在着相互拮抗的关系，彼此竞争性吸收。因此，一旦没有了锌的牵制，铜会在人体组织中大量堆积；而这种积累，对身体是有害的。缺锌现象在严格的素食主义者中常见，因为这种饮食结构天然就是偏向于低锌多铜的。除了严格的素食主义者外，世界上至少还有十亿人存在锌缺乏问题（尤其是那些正在服用 PPI 类胃药的人）。锌具有减少炎症和增强免疫力等功能，在大脑中起着至关重要的作用。锌在肉类、蛋类以及海鲜中含量丰富，并且生物利用度较高；锌还被发现广泛存在于绿豆（豆腐与丹巴中也有）、黑豆、鹰嘴豆和扁豆等许多豆类中。除豆类外，坚果类与种子类食物也含有一定量的锌，如核桃、腰果、杏仁、山核桃、南瓜子、向日葵籽以及火麻籽等。遗憾的是，以上这些植物性食物中的抗营养素含量较高。因此，妥当处理这些食物是非常重要的。另外一点需要注意的是，它们蕴含的铜也不少，难以撬动体内的锌/铜平衡。基于以上原因，植物性食物并不是优良的锌元素来源，锌补充剂才是更为明智的选择。这里我们推荐强化营养酵母，两汤匙左右的营养酵母就能满足每天所需锌元素的 20%。

目标：每天 100 $\mu g/dL$。同时，仅可摄入相同量的铜，将锌与铜的比例严格控制在 1∶1。市面上有许多完全植物来源的锌补充剂，如果要使用的话，请小心追踪用量并及时调整，因为纠正体内金属平衡的过程会非常漫长。对于锌缺乏者来说，每天服用 20～50 mg 吡啶甲酸锌是有好处的，要注意，除非在医生的指导下，否则每天锌的服用量不应超过50 mg。

利用基因信息来指导饮食选择

基因信息能够帮助我们更加了解自己的身体，并做出更高效的选择。如果已经在消费级的商业遗传信息公司网站（如23andMe）上购买了服务，意味着你拿到了自身遗传密码的钥匙。23andMe 的网站上具备"浏览原始数据"的工具，能够轻松查询到接下来我们需要用到的遗传信息，这些信息能够帮助我们有效改进营养摄入以及大脑健康。

另外网站上还提供了大量的在线服务，价格不一，既有十分昂贵的，又有相当便宜的。这些在线服务主要提供个性化的报告，并解读遗传信息，旨在帮助用户从遗传层面了解自己，从而更高效地增进自身健康。寻我健康（FoundMyFitness）平台也向消费者提供综合性的基因解读报告，并且是免费的。只要在网站上捐赠 10 美元，这份报告就可以定期更新。

在我们深入介绍后续内容之前，如果你还没有接受相关的基因测试服务，你需要考虑以下问题：经济性、合法性，乃至测试结果所造成的情感损伤等。比如说 ApoE4 基因型，做完测试拿到结果伊始，你可能会感到非常沮丧、无力、太不公平了……万幸的是，ApoE4. Info 可以补救你情感上的损伤。这是一个非营利的网站，是 ApoE4 基因携带者们自己所建的社群，它将相同境遇者集合在一起，相互帮助，相互指导。如果你对于自己的状态不甚明了，可以加入该社群求助。有些人已经完全了解了自身携带 ApoE4 的基因状况，并将这些遗传信息广泛运用在改善健康的进程之中，他们可以在社群内帮助你解读、运用[8]。俗话说得好，"知识就是力量！"确实，自身的基因信息能够帮助我们做出最有利于健康、最适合于自己的选择！

人体由数万亿个细胞构成，每个细胞都有一个容纳 DNA 的细胞核，DNA 就像遗传特征的规划蓝图，我们的遗传特征通过 DNA 这一载体世代相传。DNA 由 4 种不同类型的核苷酸所构成，每个核苷酸由一个五碳糖，一个或多个磷酸基团，一个含氮的碱基组成；构成四种核苷酸的碱基，分别为腺嘌呤（A）、鸟嘌呤（G）、胞嘧啶（C）、胸腺嘧啶（T）。这些核苷酸的特定序列（即 4 种碱基 A/T/C/G 的排列循序）对你的蛋白质序列与调控信息等进行了编码。每个基因都有两套副本：从父母亲那里各复制了一套（男性除外，因为他们只有一条 X 染色体和一条 Y 染色体，大部分的基因只在 X 染色体上有一套副本，Y 染色体上只有一些启动子；女性则拥有两条 X 染色体，在数量上女性是男性的 2 倍，但基因表达的数量男女是一致的）。单个细胞分裂成两个❶，新生成的细胞也保存了人体的整套遗传密码。虽然全人类的基因组几乎一致，每两个人之间，99.9％的基因序列都是相同的，但是仍然有约0.01％（3000多条）基因序列是不同的。就是这些细微的差异，决定了我们与他人的不同。也就是说，在基因层面上，我们每个人都是与众不同的。这3000多条基因序列的差异主要源于单个基因位点上碱基（A/T/C/G）❷的不同，这种机制被称为单核苷酸多态性（SNPs），SNPs主要是指单个核苷酸的变异所引起的DNA序列多态性，是人类可遗传的变异中最常见的一种，在人类基因组中广泛存在。

蛋白质的组装合成由基因表达，而这些SNPs则通过该机制造成了人与人之间的生物学差异。这些生物学差异又造就了我们每个人的体质特征差异：我们对于食物的代谢各不相同；我们对于特定营养素缺乏的倾向性各不相同；我们对于特定疾病的易感程度也各不相同。23andMe平台上"浏览原始数据"的工具可以查询出自己的SNPs，然后你可以在搜索引擎中搜索它们的相关特性，以此来确定自身的遗传体质特征。这些信息是非常有用的，可以作为饮食的选择，以及营养素补充方案调整的着手点。

下段罗列出了一些能够影响身体吸收重要营养素的关键基因。请注意，我们罗列的各种SNPs均已进行标记并编号，编号格式为rs后接一串参考编号。

Ω-3 相关

• rs1535（G；G），ALA转化为EPA的效率低下

译者注：

❶ 即体细胞的有丝分裂与生殖细胞的减数分裂，细胞在分裂时，DNA的特定存在形式为染色体。

❷ 基因由许多碱基组成，碱基就是基因位点；多个碱基排列成的一段碱基称为序列，这些序列构成了基因。

在健康的年轻女性中，ALA 到 EPA 的转化率为 5％，如果你拥有这个 SNP 位点，意味着转化率会比这个数值还要低——比转化率最高的（A；A）低 29％。多说一句，（A；G）是转化率适中的位点，比（A；A）低 18.6％[9]。该 SNP 位点对于那些依靠摄入 ALA 来填补每天 EPA 与 DHA 所需的严格素食主义者而言可能是非常关键的。

Ω-3/ApoE4 相关

- rs429358（C；T）和 rs7412（C；C），携带一份 ApoE4 基因型

- rs429358（C；C）和 rs7412（C；C），携带两份 ApoE4 基因型

先前认为 ApoE4 基因携带者无法从富含 Ω-3 的饮食中获取认知能力方面的好处，而其他的 ApoE 基因型却可以通过摄入 Ω-3 脂肪酸来降低认知能力下降的风险[10]。最近发表的一篇论文却提出了不同的论点，他们认为之所以 ApoE4 携带者无法从富含 Ω-3 的饮食中获取健康益处，是因为摄入 DHA 的形式不对，他们应当摄取磷脂类 DHA，这种 DHA 形式主要存在于鱼油、磷虾油与鱼卵（例如鲑鱼卵）中[11]。越来越多的证据表明，ApoE4 基因携带者脂肪酸代谢紊乱，他们可能需要摄入比其他人更多的 Ω-3 脂肪酸[12]。没错，ApoE4 基因型确实致使人体优先代谢 DHA，而其他的 ApoE 基因型则可以保护 DHA 免受消耗[13]。从数据上来看，体内 Ω-3 含量最高的 ApoE4 携带者在认知测试中表现得更出色，且脑容量也比低 Ω-3 水平者大[14]。

请注意：有出血倾向者，应当尽量减少 Ω-3 脂肪酸的摄入量，尤其是淀粉样脑血管病（CAA）的患者。ApoE4 纯合基因型（携带有两个 ApoE4），并且有脑出血家族史的男性有患上此病的更高风险。因此，如果有不明原因性的出血症状，应当

及时停止服用 Ω-3 脂肪酸，并接受 MRI 检查。

胆碱相关

• rs174548 (G；G) (C；G)

该 SNP 与体内磷脂酰胆碱水平的减少有关。G 是风险等位基因，携带纯合子（G；G）时体内磷脂酰胆碱水平是最低的，杂合子（C；G）则对应中等水平。磷脂酰胆碱是一种含有胆碱的磷酸，是神经递质乙酰胆碱的前体，它对记忆的形成至关重要，并且人们也发现阿尔茨海默病患者的脑中这种物质的含量是很少的。

• rs7946 (T；T) (C；T)

这个位点与人类肝脏内磷脂酰胆碱生产量减少有关。T 是风险等位基因，携带纯合子（T；T）时肝脏生产量为最低水平。同时体内磷脂酰胆碱的低水平也会导致肝脏清除脂肪的速率下降[15]。胆碱含量状况不良也将你置于同型半胱氨酸升高的风险之下[16]。对于此位点的携带者来说，应当积极增加饮食中胆碱的摄入量，或是直接服用补充剂。

维生素 B_{12} 相关

• rs602662 (A；G) (G；G)

• rs601338 (A；G) (G；G)

这些 SNPs 会影响机体对于维生素 B_{12} 的吸收，导致体内维生素 B_{12} 水平低于正常水平。G 是风险等位基因，携带纯合子（G；G）时维生素 B_{12} 吸收率会受到更大影响。维生素 B_{12} 缺乏是痴呆的致病因素之一，但它是完全可逆的[17]。舌下含服的维生素 B_{12} 补充剂对于吸收不良有奇效，对于严格素食者以及上述 SNPs 携带者而言非常合适，能助其达到理想的摄入水平[18]。上述 SNPs 的（A；A）位点与维生素 B_{12} 的高吸收率有关，携带者体内的维生素 B_{12} 水平也更高。

亚甲基四氢叶酸还原酶（MTHFR）相关

- rs1801133（T；T）（C；T），减少 MTHFR 的活性，（T；T）纯合子减少 65%，（C；T）杂合子减少 35%

- rs1801131（C；C）（A；C），减少 MTHFR 的活性，（C；C）纯合子减少 40%，（A；C）杂合子减少 17%

这两者的效果是差不多的，它们覆盖了全世界人口的 70%，导致叶酸代谢减少，并且下调了叶酸的甲基化作用，从而对人类健康产生了广泛的影响。携带有上述 SNP 位点的人面临较高的同型半胱氨酸水平风险，而高水平的同型半胱氨酸与认知能力的下降和孤独症的发生等高度相关[19]。我们之前提到过，同型半胱氨酸的控制目标应当小于等于 $7.0\ \mu mol/L$。对于携带有 rs1801133 的人们还应当特别注意体内维生素 B_2 的水平[20]。通常来说，机体甲基化作用较低的人更应补充甲基化的维生素 B_{12} 与甲基化的叶酸，维生素 B_6 应补充活性水平更高的版本，即 P5P（5-磷酸吡哆醛）。

需要注意的是，如果体内没有足够的 Ω-3 与胆碱，B 族维生素就无法有效地降低同型半胱氨酸[21]。更进一步，最近一项新发现表明，由于 B 族维生素缺乏引起的同型半胱氨酸水平的升高，实际上抵消了 Ω-3 脂肪酸所带来的认知收益，这也能够解释先前关于"ApoE4 携带者无法从中获益"的观点。看到这些营养素之间如何相互影响是一件非常奇妙的事情，也凸显出了知晓并处理自身基因漏洞的重要性。

维生素 D 相关

- rs10741657（G；G）
- rs12794714（A；A）
- rs2060793（A；A）

上面是 CYP2R1 基因可能存在的几种变异（影响维生素 D-25-羟化酶活性），可能导致循环系统中维生素 D 水平的降低。有研究发现，维生素 D 缺乏患者罹患痴呆症的概率是正常人的两倍[22]。如果你测试后发现携带有以上 3 个 SNPs 中的任意一个，就意味着维生素 D 补充剂对你而言效果并没那么好，因为吸收代谢较差。你更应当经常关注自身的维生素 D 血清水平❶，及时调整补充剂量（常规的推荐剂量对于正常人来说是够的，但是如果吸收代谢不好那就必须用更大剂量），以确保体内维生素 D 的浓度维持在健康水平。

视黄醇/维生素 A 相关

- rs7501331（C；T）（T；T）
- rs12934922（A；T）（T；T）

这两个 SNPs 中只要携带一个，就会影响机体将植物中的 β-胡萝卜素转化为视黄醇与维生素 A 的能力。动物来源的视黄醇（鱼肝油或动物肝脏等）生物利用度是最高的，因此，对于这部分朋友来说非常有帮助。维生素 A 对于认知健康非常重要，哪怕是轻微的维生素 A 缺乏症也会造成认知能力的衰退，并且减少神经纤维以及神经可塑性的再造[23]。此外，维生素 A、维生素 D、维生素 K 和其他维生素之间存在着协同作用，在协同作用下能发挥出最佳的保健效果，并降低心血管疾病的风险[24]。

跟踪大营养素摄入比例

在你掌握如何进入轻度酮症状态的伊始，跟踪大营养素的摄入比例是尤其有益的。开始的数周，你可能很快掌握了哪些食物的组合能够促使自己快速进入轻度酮症状态；更重要的是，你掌握了身体进入酮症状态后的体感变化。

译者注：

❶ 维生素 D 血清水平是一种用于测定体内维生素 D 水平的检查。

在我们深入讨论之前，必须先分析几种大营养素的摄入比例。摄入比例当然是要进行个性化定制的，并且存在很大的优化空间。另外，检查血酮数值也非常重要，血酮数值能帮助你确定自己是否真正进入了轻度酮症状态（关于血酮值检查的更多内容，请阅读第18章"迈向胜利之器"）。清晨醒来，身体经过一整晚的禁食，目标血酮值应该大于0.5 mM，日间血酮值应当升至1.5 mM（最高不超过4.0 mM）。有些人的血酮值高峰是在结束禁食之后的一瞬间，而绝大多数人则是在结束一天的KetoFLEX12/3生活干预程序（间歇性禁食＋体育锻炼＋低碳水化合物饮食）之后才会迎来血酮值高峰。因此有必要测试一下自己属于哪种类型，绝大多数情况下血酮值的最低值都出现在早晨空腹时，因为人体内存在着"黎明现象"，即肝脏会在清晨释放一部分葡萄糖来帮助人体应对即将开始的一天。只需要连续追踪数周或数月，你就能清楚识别出哪些种类的食物能够更好地帮助你进入轻度酮症状态，你也能更清晰地感受到身体进入轻度酮症状态后产生的体感变化。一旦彻底掌握了这种体感变化，你就不需要再使用血酮检测仪器了。许多人都向我反映，说他们进入轻度酮症状态后，感觉到了一丝稳定与沉静，血糖值也不再忽上忽下，一同出现的还有认知上的通透感。

大营养素，或称基本营养素，是身体所需最基本、最大量的营养物质。人体所需的三大主要营养素为蛋白质、脂肪与糖类（碳水化合物），绝大多数食物其实就是几种营养素的组合。每克蛋白质与碳水化合物提供的热量为4 kcal，每克脂肪则为9 kcal（各大营养素所对应的热量值十分重要，因为我们后续需要精确计算每天热量的摄入）。

1. TDEE　安排大营养素摄入比例，首先要做的是确定好每天能量总消耗（TDEE）。TDEE 是基础代谢率（BMR）❶ 加上人体活动期间所消耗的热量值。

$$TDEE＝基础代谢率＋活动状态热量消耗值$$

为了精确估算自身的基础代谢率，建议使用在线计算器，只需要简单输入年龄、性别、身高以及体重等，就能得到一串热量消耗数据，根据活动水平的不同，热量消耗值也不同（比如跑步就肯定比散步要高），这串数据就是保持体重均衡所需要的每天热量计算值的基本参考（本书 194 页"如何进一步追踪"之中会详细介绍如何减重与增重）。为了方便读者理解，我们以一位 65 周岁，身高 1.67 m，体重为 59 kg，每周锻炼 4～5 次的老太太为例。我们将她的身体信息输入在线计算器，得到以下结果：

$$TDEE（1760\ kcal）＝基础代谢率（1201\ kcal）＋$$
$$活动状态热量消耗值（559\ kcal）$$

接下来，我们为她制订理想的大营养素摄入比例，先从蛋白质开始入手。

2. 蛋白质　推荐每千克瘦体重（LBM）每天对应摄入 0.8～1 g 的纯蛋白质。

至于瘦体重的计算方式，网上有很多在线计算器可以计算，这里就不另外推荐了。根据计算，老太太的瘦体重为 46 kg 左右，再根据 1 g/kg 的折算量，估算出每天所需的蛋白质为 46 g。

$$46\ kg（瘦体重）\times 1\ g/kg＝46\ g/d$$

现在，已经估算好了蛋白质摄入量，我们将其乘以 4（每克蛋白质提供 4 kcal 热量），得出她每天可从蛋白质中获取 184 kcal

译者注：

❶ 基础代谢率指的是人在静息状态下的能量代谢率。

热量，再将其除以 TDEE，就能得出蛋白质供能在全天热量消耗量中的占比。

$$46 \text{ g/d} \times 4 \text{ kcal/g} = 184 \text{ kcal （由蛋白质提供）}$$
$$1760 \text{ kcal （TDEE）} \div 184 \text{ kcal （由蛋白质提供）}$$
$$= 9.57\% \text{（约合 } 10\%\text{）}$$

根据简单计算得知，这位老太太每天所需的热量中，10% 由蛋白质提供，每天应摄入 46 g 蛋白质。为了让读者们对 46 g 蛋白质有一个清楚的认知，下面罗列了一些常见食物：

- 2 只天然散养草鸡蛋（约含 10 g 蛋白质）
- 150 g 野生三文鱼（约合 36 g 蛋白质）

3. 脂肪　现在转向脂肪。为了让身体进入轻度酮症状态，以解决胰岛素抵抗与认知衰退问题，起步阶段建议每天热量的 75% 都要由脂肪来供能。当然，无需这么严格，上下略微浮动都是可以接受的。若你每天禁食时间较长，或是积极锻炼，那么脂肪就要少吃一点，因为禁食和锻炼也会升高血酮值；但若是一直难以达到生酮目标，则可以试着多摄入一些脂肪，少吃些碳水化合物。蛋白质的摄入量基本上是恒定的（随着胰岛素抵抗症状的消除，摄入量最后还是会慢慢下降的），剩下的热量份额则在脂肪与碳水化合物之间分配。而分配额度完全取决于血酮测试的结果，血酮低了就多吃点脂肪，血酮高了就少吃一些。

75% 的热量份额，乍看之下要摄入非常多的脂肪，但考虑到脂肪能提供的热量远比等重量的蛋白质与碳水化合物多，这么一算其实不需要吃多少。还记得吗？我们前面提到过，1 g 蛋白质与碳水化合物可提供 4 kcal 的热量，而 1 g 脂肪可提供 9 kcal 的热量，高了一倍还多。提升脂肪摄入量最好的方式是在沙拉与蔬菜中添加美味、健康的高多酚特级初榨橄榄油（EVOO）。这种优质脂肪与酸味食物搭配食用非常可口，你还可以加入香醋或柠檬/柚子汁。食用时推荐拿一个小碟子，加入草药、香辛料与橄榄油等，每吃一口蔬菜都在碟子里蘸一下，这样做可以充分提升蔬菜的风味，并最大限度提高各种营养的吸收利用率。牛油果、坚果类与种子类食物同样饱含健康脂肪，你可以直接把它们丢进沙拉与蔬菜中同吃，或是干脆直接拿来当作小点心吃。

好的，现在我们来计算一下老太太每天脂肪供能的总热量份额吧！首先将 TDEE 乘以 75％；再将其除以 9（因为每克脂肪提供 9 kcal 的热量），就能算出每天应当摄入多少健康脂肪了。

$$1760 \text{ kcal（TDEE）} \times 0.75 = 1320 \text{ kcal/d（由脂肪提供）}$$
$$1320 \text{ kcal/d} \div 9 \text{ kcal/g} \approx 147 \text{ g/d}$$

每天摄入 147 g 脂肪其实非常容易完成，下面给出一份推荐食谱：

- 4 勺高多酚特级初榨橄榄油（EVOO）(约含 53.3 g 脂肪)
- 1 小只牛油果（约含 21 g 脂肪）
- 2 勺葵花籽（约含 8 g 脂肪）
- 1/4 杯澳洲坚果（约含 25 g 脂肪）
- 1/4 杯核桃（约含 19.1 g 脂肪）
- 2 只天然散养草鸡蛋（约含 9.3 g 脂肪）*
- 150 g 野生三文鱼（约合 11.5 g 脂肪）*

备注：带 * 号的食物之前也出现过。大多数食物是几种大营养素组合而成的，因此有些食物会反复出现在推荐食物列表里。

有一点请记住，随着胰岛素敏感度与代谢灵活性的修复，认知能力会越来越好，同时，脂肪的摄入量也必须根据修复程度相应地进行下调。在实际操作过程中，有些患者反映，他们施行的 KetoFLEX12/3 生活方式干预程序时间越久，需要的脂肪类饮食就越少，因为干预程序（禁食＋饮食法＋锻炼）本身无需脂肪就能产生酮体。另外，一旦胰岛素抵抗症状被很好地修复，代谢灵活性完全恢复正常，你可以试着减少脂肪在饮食中的比重，加大抗性淀粉的摄入，同时记录下认知能力的变化。之前有部分患者发现这样做能带来更好的健康收益，并且他们再也不需要额外补充外源性酮体了。

最后重申一点，我们的干预程序是完全个性化的，应当根据每个人的生化指标（空腹血糖、胰岛素、糖化血红蛋白与认知表现）来定制饮食选择！

4. 碳水化合物　最后介绍碳水化合物。已知蛋白质热量占比（10%）与脂肪热量占比（75%），剩下的就是碳水化合物占比。

$$100\% － （10\%蛋白质＋75\%脂肪）＝15\%$$

现在老太太只剩下 15% 的热量份额，这部分需要用碳水化合物来满足。我们再用热量额除以 4，因为每克碳水化合物提供 4 kcal 的热量。

$$1760 \text{ kcal（TDEE）} ×0.15＝264 \text{ kcal/d（由碳水化合物提供）}$$
$$264 \text{ kcal/d}÷4 \text{ kcal/g}＝66 \text{ g/d}$$

虽然我们先前介绍过"净碳水化合物"的概念（总和碳水化合物重量－总纤维含量＝净碳水化合物量）以强调膳食纤维的重要性。但是，在热量供应环节里还是直接使用总和碳水化合物重量来计算热量配比。乍一看，15% 的总和碳水化合物（即 66 g 碳水化合物）好像非常少，但是得指出，饮食目标是摄取有机的、应季的、本土的、营养密集的不含淀粉的优质碳水化合物来源。下面列举了 66 g 总和碳水化合物的参考食谱（为了配合那些习惯计算净碳水化合物的朋友们，在此注明下面食物的净碳水化合物总量为 39.3 g）。

- 1 杯芝麻菜（约含 0.7 g 碳水化合物）
- 1 杯菠菜（约含 1.1 g 碳水化合物）

- 1 杯红长叶莴苣（约含 1.5 g 碳水化合物）
- 1 杯羽衣甘蓝（约含 1.4 g 碳水化合物）
- 1/2 杯蘑菇（约含 1.6 g 碳水化合物）
- 1 杯水煮西蓝花（约含 11.2 g 碳水化合物）
- 1 杯水煮花椰菜（约含 5.1 g 碳水化合物）
- 10 根水煮芦笋（约含 6.2 g 碳水化合物）
- 1/2 杯生豆薯（约含 1.6 g 碳水化合物）
- 1/4 杯新鲜罗勒叶（约含 0.3 g 碳水化合物）
- 1/4 杯发酵泡菜（约含 4 g 碳水化合物）
- 1/4 个甘薯，煮熟后放凉，会产生抗性淀粉（约含 5.9 g 碳水化合物）
- 2 只草鸡蛋（约含 1 g 碳水化合物）*
- 1 只牛油果（约含 11.8 碳水化合物）*
- 1/4 杯核桃（约含 4 g 碳水化合物）*
- 1/4 杯澳洲坚果（约含 4.6 g 碳水化合物）*
- 2.5 勺葵花籽（约含 3.9 g 碳水化合物）*

如何进一步追踪

你已经掌握了跟踪计算个性化大营养素摄入配比的数据，现在来探讨一下如何进一步追踪它们。克罗诺饮食记录器是一款免费的在线工具，只需将每天摄入的食物登记在记录器上，即可分析出你今天摄入了多少热量以及三大营养素的配比，并以饼状图的形式展示出来。下面罗列几项克罗诺饮食记录器的使用要诀：

1. 在"大营养素"板块中的"Target"页面里（在"Setting"的下方），找到"追踪碳水化合物的形式（Tracking carbohydrates as）"这一项，确保这一项显示的是"总和碳水化合物（total）"而不是"净碳水化合物（net）"。

2. 在"大营养素"板块中，点选"宏观比率（Macro Ratios）"来代替"固定值（Fixed Values）"或"生酮计算器（Ketogenic Calculator）"（不建议使用克罗诺自带的酮体计算器，因为对于 KetoFLEX12/3 的使用者来说，程序内的锻炼与禁食会影响酮体计算精度）。

3. 还是在"大营养素"板块中，自定义输入上一节介绍的三大营养素的摄入量目标："蛋白质 46 g""碳水化合物 66 g""脂肪 147 g"。

4. 为了能让大营养素比例以饼状图的形式直观展现出来，在"设置（Setting）"下方找到"展示（Display）"按键，点开它，接着打开"显示饮食热量统计（Show Calories Summary in Diary）"选项。

克罗诺饮食记录器还有许多功能，且听我娓娓道来。

• 体重　若你有减重或是增重的需求，克罗诺记录器能够帮助你。你需先在"个人档案（Profile）"页面输入自己的身高与体重，之后再进入"Target"页面，输入自己期望达到的体重。增重与减重的节奏自行掌握即可，但建议每周体重波动的幅度不超过 0.5～1 kg。随着体重的波动，克罗诺也会自动调整 TDEE 的数值（因为体重越大，消耗的热量也就越多）。

• 饱和脂肪酸（SFA）　需摄入大量脂肪的人（基本上都是 ApoE4 携带者）常需要额外追踪饱和脂肪酸的摄入量。在"饮食记录（Food Diary）"选项内，图标下方找到"脂类（Lipids）"选项。在这里能看到脂肪的细分目录，以此来追踪饮食中饱和脂肪酸的摄入量。

• Ω-3 与 Ω-6 的比值　这个比值也能在"脂类（Lipids）"选项内看到，可以针对性地多吃富含 ALA、EPA 与 DHA 等的食物，将比值增大；比值增大后机体就进入抗炎模式。

• 完全蛋白质与不完全蛋白质　这点克罗诺记录器做得并

不好，因为其没有对完全蛋白质与不完全蛋白质进行区分，这样用户就可能被表面数值误导，错误地认为自己已摄入了足够的蛋白质，实际上不完全蛋白质是无法满足身体每天所需的（比如叶绿素）。因此，出于严谨考虑，这一天所摄取的植物性蛋白不应记录到克罗诺自带的蛋白记录上，应当把每天摄取的动物性蛋白通过"添加注释（Add Note）"选项进行另外记录。

• 必需氨基酸 严格的素食主义者与普通素食主义者可以利用克罗诺记录九种必需氨基酸的摄入情况，这九种必需氨基酸分别为：赖氨酸、色氨酸、苯丙氨酸、甲硫氨酸、苏氨酸、异亮氨酸、亮氨酸、缬氨酸和组氨酸。

• 微量营养素 克罗诺记录器同样也能追踪微量营养素的摄取情况，但是并不精准，只能用作参考。例如，它不能区分视黄醇与 β-胡萝卜素，也无法区分 ALA、EPA 和 DHA。因此，不要被记录器上的数据给误导了。很多情况下克罗诺记录器显示你今天完美地完成了营养摄入目标，但是却没有反映在血液检查上。就像我们在"利用基因信息来指导饮食选择"一段中论述的那样，每个人消化运用营养素的能力各不相同，取决于基因以及健康状态。因此，营养素摄入量也要根据自身的遗传特征量身定制，不可迷信标准值。

除了在线食物记录器，还有比较传统的方式可以追踪大营养素：那就是买一把精确的食物电子秤来计算（关于食物电子秤，详情参阅第 18 章"迈向胜利之器"）。

在我们上述诸多饮食建议中，不乏非常美味的饮食搭配，相信你一定会爱上的。但要记住，饮食建议毕竟只是建议，具体配餐还是要按照自身的饮食偏好、过敏与否，以及基因敏感度等来量身定制。因此，你既要做到天马行空，又要贯彻好推荐的饮食原则。在这里，推荐给大家两份经典的 KetoFLEX12/3

"早餐"食谱，虽然根据饮食干预原则，这顿"早餐"的食用时间最佳应该是在下午伊始，作为打破12～16小时禁食时间的首餐。

第一份早餐包括2只天然散养草鸡蛋，清蒸西蓝花配红辣椒，以及洋葱炒菠菜。为了保证肠道健康，一杯骨膏汤是必要的。骨膏汤中要另外加入煮熟后冷却的甘薯（抗性淀粉）与德国酸菜（发酵益生菌）等。最后，再来一碟高多酚特级初榨橄榄油（EVOO），每一口蔬菜进口之前都蘸一下，既能提升蔬菜的鲜味，又能充分摄入优质脂肪。

第二份早餐的配比也非常经典，包括野生阿拉斯加三文鱼、清蒸芦笋、甘蓝菜、菠菜、芹菜、圣女果、卡拉玛塔橄榄、加州巴旦木、牛油果等，佐以EVOO与柠檬汁。

以上两份经典的美味膳食，不仅能帮助身体修复胰岛素敏感性，还能帮助身体进入轻度酮症状态，并为认知能力的维护/逆转提供充足、全面的营养支持。

———— • 第 13 章 • ————

体育锻炼：随你而动

我们并不是因为变老了所以才停止锻炼——相反，我们是因为停止锻炼才导致自己变老的。

——肯尼斯·库珀

有一样东西可以解决我们大部分的难题，那就是跳舞。

——詹姆斯·布朗

体育锻炼是 KetoFLEX12/3 生活方式的第三个重要组成部分。为什么体育锻炼会是一个重要部分，原因其实很简单：从设计学的角度来说，我们的身体构造天生就是用来运动的。而且，是非常大的运动量！

我们的祖先从森林古猿进化而来，生活方式也从久坐不动转变为狩猎采集。自打人类出现，人们便不再像森林古猿那样长时间坐在树上，而是下到草原，长途跋涉地寻找食物，并且用跑步的方式追逐猎物。很显然，这种狩猎采集的方式增加了人们的运动量，让人类向着更加长寿的方向进化。而寿命的增长，又与运动量的多寡成正比[1]。运动量的增加不仅延长了人们的寿命，还使 ApoE4 基因取得了遗传优势，一代代地遗传下来，影响着现代人的生活，后文将会再次提到这点。

进化过程表明，人们天生就应该跑步。事实上，从循证医学的角度来说，前面推荐了这么多的策略，没有任何一项，能像体育锻炼这样，拥有这么多能证明其有效性的科学依据[2]！如果你想预防以及逆转认知障碍，那就运动起来吧！这是最重要的单项干预策略。但俗话说得好，"独木不成林"，单项干预策略只有搭配其他的干预措施，方能达到最好的效果。最近一篇论文收录分析了 41 项相关研究，发现在单纯体育锻炼的基础上加入额外的认知挑战，可以直接增强认知能力[3]。

体育锻炼对人们的保护是细胞层面的。锻炼能上调 Nrf2 的表达❶，赋予人们的细胞表观遗传保护，以增强细胞对外界环境刺激的适应能力；同时也增强了细胞预防与抵抗病变的能力[4]。还有一点很重要，就是体育锻炼修复了因为胰岛素抵抗而受损的线粒体。虽然，禁食搭配饮食建议有助于认知能力的恢复，但将这些策略同体育锻炼结合起来则更为重要[5]。线粒体通常被称为是人们身体里每个细胞的电池。体育锻炼会上调线粒体功能，从本质上"开启"代谢灵活性，即根据脂肪和葡萄糖的可用度，随时切换身体供能来源的能力[6]。稳定的能量供给对于认知能力来说是至关重要的，尤其是考虑到大脑只占了人体重的 2%，却贪婪地消耗掉了全身能量的 20%[7]。

体育锻炼在很多方面都是有益的。它能帮助你维持一个健康的 BMI 指数，减少并降低胰岛素抵抗、高血压以及心血管疾病的风险[8]。同时也能促进睡眠，增进好心情，减轻压力与焦虑等[9]。还有个好消息：就是任何形式的锻炼都能增加大脑容量，没错，任何形式，不管你是走路、打理花园，还是跳舞[10]。当你准备开始体育锻炼时，记住一定要和你的治疗师商量一下，以确保你的身体状况能够承受住你计划中的运动量。毕竟人只要一运动起来就很容易超量。如果你长时间带病超量运动，最后伤的还是你自己，因为损伤之后就不可避免地要进行康复训练，而康复期间是不能运动的。

译者注：

❶ Nrf2 是调控细胞氧化应激反应的重要转录因子，负责调节、维持细胞内氧化还原稳态。

每个人都想知道哪种形式的体育锻炼对于大脑健康是最有益的。有氧运动比起无氧力量训练，研究得更多、更深入，所以看上去可能效果会更好一些，但实际上随着人们年龄的不断增长，这两种形式的运动都是相当重要的。有氧运动一词，可以用来指代所有的持续性体能锻炼——比如走路、慢跑、骑自行车或是划船等，这些运动可以提高人体心血管系统的运作效率。一项发表于 2018 年的荟萃分析收录了 23 项干预性的临床研究，发现体育锻炼能够延缓阿尔茨海默病（AD）患者或高危人群的认知能力衰退进程，而其中有氧运动的效果是最好的[11]。

最近，有研究者比对了这两种不同运动干预形式的有效性。他们把 70 位被确诊患有轻度认知衰退（MCI）的老人分为两组，每位老人每周锻炼 4 次，每次时长 45 分钟至 1 小时。其中一组采取的是伸展运动，另一组则主要是在跑步机上做有氧运动。仅仅 6 个月后，研究者们就收到了令人震惊的结果。脑部影像显示那些积极参加有氧运动的受试者，其脑中 tau 蛋白（一种与 AD 的神经元纤维缠结有关的蛋白）的水平减少了。另外，他们大脑中的记忆中心与处理中心具备更好的血供，同时注意力、规划与组织能力（即执行功能）也更好[12]。在老年人群体中，心肺功能越强的人，越能更好地保留大脑体积，增强大脑皮质的厚度，并且脑白质完整性也更好[13]。

有氧运动被认为在许多方面都是有益的。最重要的一点是，它能提供一个更加稳定且持续的脑部血供[14]。增加脑部血供相当重要，因为"全脑血流量"指标最早就是被用来观察 AD 病程发展的[15]。有氧运动同样也上调了脑源性神经营养因子（BDNF）的水平，BDNF 是一种能够刺激新的脑细胞生成（神经前体）并且支持现有突触连接的关键蛋白。BDNF 水平的减少导致营养支持的缺乏，并最终造成认知障碍[16]。

随着神经胶质细胞在脑中新作用的发现，体育锻炼对于大脑有益的神经学机制，最近也被揭示出来。这些细胞组成了大脑中的废物处理系统，即大脑类淋巴系统，它的表现类似于人体中的淋巴系统。通过这个新发现的淋巴途径，β淀粉样蛋白和其他细胞外蛋白可以被清除出大脑[17]。体育锻炼能有力地促进大脑类淋巴系统内的淋巴流动，动物实验显示，经过 5 周体育锻炼后的大鼠，类淋巴流量提高了两倍多[18]（睡眠是支持大脑类淋巴系统运作的另外一个强大且独立的驱动力量，这部分内容将在第 14 章讨论）。

虽然无氧锻炼与认知健康的联系并没有被广泛研究，但是增强力量对于整体健康仍然是相当重要的。最近一项荟萃分析收录了 24 项相关研究，发现力量训练能提高 AD 筛查量表的得分，尤其是执行功能的得分进步更多[19]。力量训练可以预防老年肌肉减少症，即因为年龄增长而出现的生理性肌肉减少[20]。现有研究也发现，认知衰退与老年肌肉减少症是有关联的[21]。而力量训练的好处不仅仅限于肌肉组织，对于遏制骨质退化（遏制骨质退化也能减少认知衰退的风险）、延缓衰老以及预防大脑萎缩都有正向的意义[22]。对于那些坚持进行力量训练的成年人来说，他们的认知能力往往更好，大脑中脑白质的病变也更少，行走步态也更为稳健，也能更轻松地完成日常生活任务（诸如洗澡与打扫）[23]。

锻炼理念的再思考

与其把体育锻炼当作是一项任务，倒不如把它当作是你一天当中的高光时刻！不管你是在大自然中远足的同时进行冥想，还是加入骑行俱乐部一边骑车一边社交，总之，要把其他的活动融入锻炼中。如果你将体育锻炼变得充满乐趣，那么很快锻炼就会变成你的永久性习惯！值得注意的是，"体育锻炼能够强有力地保护你的神经系统"，光是纸面上理解这句话是不够的，你得把这句话真正践行到每天的生活当中才有意义！

去户外运动

有研究显示，花时间贴近大自然有益于你的大脑和整体健康[24]。进行户外运动被证实能够减少压力，增强创造性和提升解决问题的能力，能使你精神更加集中，并且将负面情绪最小化[25]。户外运动（尤其是早晨进行）还有一个很重要的好处，就是可以让你的眼睛接收到更多阳光的照射，有助于维持健康的昼夜节律，从而睡得更好[26]！

迈开腿走起来

走步可以说是最简单的有氧运动了。而且，一定程度上说，走步也算是一种力量训练，你可以把走路想象成你携带着自身的重量在做平面运动——所以建议你把走步加入每天的训练计划中！当然这种行走锻炼是带着目标的训练，而不是随意闲适的乱晃。那应该怎么走呢？很简单，你想象自己马上开会就要迟到了，按照这样的节奏强度来行走。当然，走步锻炼也要根据自身的身体情况来调整，你可能一开始的时候强度和速度都不行，慢一点也不要紧。不过，对于走步这种强度不是很大的运动，你最好每天都能进步一点点——每天都要比昨天坚持多走几分钟，直到你能一次性走步30分钟以上。

还有一点值得强调：很多人因为穿了不合适的鞋子走步，引发了髋关节、膝关节不适，甚至还把踝关节也弄伤了。我们固然不能过分拔高鞋子对于走步锻炼的重要性，但在这里还是强烈建议，如果你正计划着提升走步的速度，最好还是买一双专门的跑步鞋，而不是普通的休闲鞋。因为跑步鞋往往具有缓冲性，并且重量通常也比休闲鞋轻一些。一般的休闲鞋是专门用来低强度的散步行走的，穿着这样的鞋子进行强度更大、步速更快的走步训练，可能会受伤。找一家有专业导购的运动用品商店吧，让导购员根据你走步（或慢跑）时的步态，帮助选购一双最适合你的跑鞋！

许多人都存在着足部翻转问题，要么过度内旋（足外翻），要么内旋不足（足内翻）。如果你的足部过度内旋，行走时身体的重量会偏移至足内侧，压力更多集中在大拇趾及二趾上；而如果是足部内旋不足，行走时身体的重量就更多地集中在足部的外侧上。当你穿上了合适的跑鞋，就能很好地解决足部翻转的问题。此时，你的运动表现一定会让你惊讶！当你坚持走步锻炼半年或一年后，一定要注意踝关节、膝关节和髋关节等的情况。因为哪怕是轻微的不适与疼痛，也在提示你，是到了换一双新跑鞋的时候了，现在脚下这双鞋很可能不适合你。

以下是如何充分利用走步锻炼时间的一些小建议：

• 和朋友一起走步　与他人的交流对于大脑健康是非常关键的[27]，可以趁着锻炼的时候充分社交。

• 提高走步速度　既然每天走步能让你变得更加强壮了，那么你可以考虑一下提高走步速度，或是从走步锻炼进阶到长跑锻炼或冲刺跑步。

• 配合音乐锻炼　当你独自走步的时候，可以听你最喜欢的音乐，并哼出声来。一边散步一边听音乐放松身心也不失为一个好选择。

• 健身的同时健脑　将认知训练纳入你每天的走步计划。当你走步时，你可以尝试着倒背 26 个英文字母表。

• 燃烧脂肪的同时进行学习　充分利用心身链接的力量吧！体力锻炼的时间完全可以利用起来，这样既可以燃烧身体脂肪，又可以学习。比如走步锻炼期间你可以学习一门新的语言，背背单词，或是听听教育博客，抑或是听书等。就像我们之前提到的那样，进行身体锻炼的时候，加入认知挑战过程，把一些知识"灌输进脑袋里"，动员起心身链接的强大力量，对于提高认知水平是相当有益的。尤其是当你独自一人锻炼的时候，你会感觉到时间流逝得更快，并且给你双倍的获得感！

•使用负重背心　负重背心很有帮助，尤其对于那些希望通过锻炼来增加骨密度的人来说。研究发现抗阻训练与负重训练能够有效地增加骨骼密度，使骨骼更加强健结实[28]。注意，背心的重量最好不要超过你自身体重的 4%～10%，一开始可以选用较轻的重量，并且把运动幅度减慢。实际上，负重背心是一个非常好的器材，相对于哑铃、杠铃等来说，负重背心更安全，也更适合走步锻炼。

•加上弓步行走这个动作　走步锻炼时加上几组弓步行走，可以增加走步锻炼动作的多样性，同时也能增强腿部肌肉的力量。

•大自然就是你的健身房　锻炼可以随时随地进行，而不是说一定要去健身房。在室外进行走步训练的时候完全可以找机会增加一些"花样"。比方说走步时经过一条长椅或者一个木桩，这时候你完全可以停下来做一组俯卧撑，或是在长椅上做一组坐姿臂屈伸锻炼胸大肌和肱三头肌，既有趣，又富有创造性。

•养只宠物狗　养宠物能带来许多健康益处，其中最大的益处就是遛狗可以帮你完成每天的走步锻炼任务[29]。而且狗还能带给你陪伴感，消除你的寂寞，提升你的社交能力。

•跟踪锻炼的进度　试着使用计步器来监测运动情况。为了最大限度地减少在电离辐射下的暴露量，这里建议各位使用一些基本的、便宜的小道具，而不是那些最新款的电子设备或者运动监测 App。开始使用计步器的时候，设置一个比较实际的运动目标，比如一天行走 10000 步。除了使用计步器，你还可以通过日记记录下每天的认知能力、心情、睡眠状况以及整体表现等，以持续跟踪锻炼给你带来的健康收益。

采取综合训练方式

虽然走步锻炼上面介绍了很多，但说实话，没必要将锻炼形式单单拘泥于每天走步。锻炼在于乐趣，锻炼在于新鲜！此时，交叉训练法就极为重要了，即通过切换锻炼动作来达到激活身体各个肌群的效果。基于这个理念，你可以考虑一下加入附近的健身房、YMCA❶，或是社区中心举办的力量训练团体课。与一个能满足你锻炼目标的训练者一起锻炼也不失为一个好主意。组团锻炼往往更有趣，气氛更活跃，团队协作的紧密联系对认知健康也更为有益。

有太多的体育项目可以推荐了：你可以每周游泳几次，参加一节拳击教练课程，或是打打乒乓球，以增强身体灵活性。匹克球❷和尊巴健身操❸也值得一试，这两项运动既充满了乐趣，又能使你的身体保持强壮。骑自行车也是一项不错的运动项目。现在的自行车可以适应各种地形以及多种运动水平，有山地自行车、公路自行车、沙滩巡航车，甚至还有躺着骑的自行车。眼下越来越多的城市都在修建专用的自行车健身道，它可帮助你远离城市中拥堵的交通以及污染的空气，增加与大自然亲密接触的机会。如果你居住在北方地区，记住：别让寒冷的气候阻止你锻炼的脚步。雪鞋行走就是一项极佳的锻炼，越野滑雪甚至更好。这两项运动无一例外都给你提供了一个欣赏粉妆玉砌般的飘雪景色的好机会。如果居住在傍水之地，你可以尝试一下皮划艇，皮划艇可是一项锻炼上肢肌肉的极为优秀

译者注：

❶ YMCA 即基督教青年会，该组织提倡有意义的康乐、文化、体育、教育等活动。

❷ 匹克球源自美国西雅图，是一种网球、羽毛球和乒乓球规则混合的球类运动。

❸ 尊巴健身操是一种流行于美国，融合了多种南美舞蹈形式的健身操。

的运动！如果你已经拥有了一项热爱已久的项目，比如高尔夫球，那么可以想办法让其更具有挑战性：抛弃高尔夫球车，背起你的球杆包，在球场步行打球。若你已经在玩网球，建议（经济条件允许的情况下）上一些教练课来提升竞技水平。说到提升竞技水平，建议你可以参加一些有竞赛性质的民间体育团体❶，加入体育团体既是一个社交的好机会，又能最大程度地提升你的体育竞技水平。

别忘记跳舞！最近一项为期 6 个月的研究将多项体育锻炼形式与舞蹈（受试者们会与多位舞伴一起学习复杂的舞蹈编排，一起跳舞）进行比对研究，发现只有舞蹈干预在脑部影像上显示出显著改善的迹象。研究者由此得出结论：肢体运动、认知能力训练和社会参与的协同组合，可带来最大的健康收益[30]。

充分驾驭你的弹力带

弹力带（或称为阻力带）是一种徒手力量锻炼（不用在家买一大堆健身器材或是去健身房办卡）的极佳方式。弹力带很便宜，且轻巧便携，不用时可收纳起来，尤其适合那些需经常出差的人。从本质上说，弹力带就是一根粗大的橡胶制带状物，被加工成多种规格，每种规格提供的阻力不尽相同，以此来迎合不同水平的健身人士。弹力带的使用方式也不尽相同，既可以用来模拟器械训练，也可以用来辅助自重训练。

充分驾驭自身的心身链接

瑜伽与普拉提都能舒解压力，提升身体的柔韧性与平衡性，增强整体力量。瑜伽侧重于身体柔韧性以及大肌群的锻炼，并且带有一些精神元素；而普拉提则更多的着力于身体控制、肌肉的美观和核心力量训练。当然，无论哪项运动都需要强力的

译者注：

❶ 比如说近几年国内非常火的跑团、舞团。

心身链接，而心身链接已被研究证实可以提升认知能力，并改善其他健康参数[31]。气功与太极也是不错的选择，它们都带有一些冥想的成分（可以舒缓压力），同样需要强力的心身链接（更多内容详见第 15 章）。一些瑜伽姿势甚至可以惊人的方式促进神经系统的保护。拉姆汗博士是一名神经科学家，也是一名经验丰富的瑜伽修炼者，他提出练习一些平缓的倒立姿势，如瑜伽中的下犬式，可以激活大脑类淋巴系统。

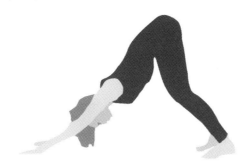

图 13 - 1　下犬式

跳跃起来

另一项有趣的（并且惊人的有效）锻炼项目是蹦床弹跳。蹦床弹跳的动作很简单，就是单纯地跳起，然后落在一个小蹦床上面。别看它动作简单，对健康却大有裨益，其中最重要的益处就是它可以激活淋巴循环系统，从而促进脑中有害物质的清除[32]。淋巴系统是一个由多个器官与组织交织而成的"网络"，它可以帮助清理并排出人体中的毒素、废物以及其他不需要的物质。淋巴系统对于那些被确诊为Ⅲ型 AD（毒素型/恶性型）的患者来说尤为重要[33]。淋巴系统最主要的功能是在全身范围内运输淋巴液（一种含有抗感染的白细胞液体）。有别于血液循环系统，血液循环系统利用心脏作为"泵"，把血液输送至全身；而淋巴系统则主要依靠身体活动或是按摩某些部位等来促进其激活且运输废物。

蹦床弹跳运动还提供了其他的好处：

- 它是一项极佳的有氧运动——脂肪燃烧效率比跑步高68％，却更加节省精力[34]。

- 提升机体最大携氧量[35]。

- 有效激活免疫系统[36]。

- 增加骨骼密度[37]。

- 对关节的冲击更低[38]。

- 增强便秘患者的肠道蠕动速率，并帮助改善消化功能[39]。

- 增强身体平衡性，对老年人尤为重要[40]。

如果你担心在小蹦床上失去平衡，那么，切记要买那种带有平衡杆的小蹦床；若你存在着膀胱控制方面的问题，那么，在进行蹦床弹跳运动之前要记得将尿液排空；如感不适，最好时不时地休息一下。

健康与安全是蹦床跳运动的基石。因此，在开始锻炼之前，切记要保证小蹦床与地面的牢固连接。在起跳之前一定要做好充分准备，跳起时保持双脚离地十几厘米即可。蹦跳的节奏自行把握，跳快跳慢随你，但前提是要保证15分钟的稳定蹦跳锻炼时间。进行一段时间的蹦跳锻炼后，相信你的熟练度也会有相应的提高，此时你可以增加更多的"花样"，比如开合跳、高抬腿、弯腰跳跃，以及原地小跑等。

增强腿部的肌力

一项有趣的研究发现：根据人的腿部力量，可以准确地预测认知衰老程度与整体大脑容量[41]。从这个结论出发，若你做腿举锻炼❶的时候能够承受更大的重量，预示着你随后10年里认知测试得分会比一般人要高，大脑容量更大，认知衰老的进

译者注：

❶ 腿举锻炼（leg press）即坐姿蹬腿，健身房里一般会有专门的蹬腿机。

程也会更慢。考虑到腿部力量的重要性，你肯定会想到要把腿部力量的锻炼加入每天锻炼计划之中。如果你的腿部力量比较弱，没关系，你可以先找来一把椅子，然后屁股对着椅子蹲下去，就好像你打算坐在上面那样，但是屁股不可以触碰到椅子，并保持蹲坐的姿势，能蹲坐多久就蹲坐多久。此时，你会发现你大腿正面的肌肉，即股四头肌，会有一种灼热的紧绷感。如果坚持不住了，屁股落到椅子上也不要紧（这就是为什么我们一开始要拿把椅子来练习），随后再以同样的姿势蹲坐，把这个动作反复做 5 次，将其作为一组；短暂休息之后再接着进行下一组的训练。过不了多久，你的腿部肌肉就会变得更加强壮！建议每天做满 3 组，即 15 个蹲坐。

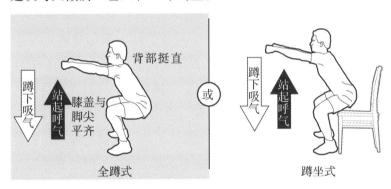

图 13-2　全蹲或蹲坐能有力锻炼腿部肌肉

拼尽全力来做 HIIT

高强度间歇训练法（HIIT）对于那些已经有一些锻炼功底，想要改换锻炼模式，或是没有锻炼时间的人来说相当不错。HIIT 是密集的、高频率的短时爆发力训练，两组高强度训练中间穿插一小段休息和恢复时段。HIIT 的锻炼方式旨在较短时间内将你的肌肉与心肺功能推到最高负荷。典型的 HIIT 训练流程，用时是非常短的，通常连 30 分钟都不到。当然，训练时长也要根据你的训练水平来定。从健康收益角度来看，HIIT 能在更短的时间里，达到和传统锻炼方式相同的效果，比如减肥，降低静息心率与血压[42]。另外，比起传统形式的锻炼，HIIT在降血糖与增加胰岛素敏感度方面效果更好[43]。最重要的是，HIIT已被证明能够提升老年人群的认知能力，提升幅度最大的是变速处理能力，其次是记忆与执行功能[44]。

进行HIIT锻炼，是需要一定训练基础与身体条件的。首先你得确定好自己的最大心率，最大心率有一个比较简易的计算方式，即用220减去你的年龄，得出的数值就是你的最大心率。举个例子，如果你60周岁了，就可以估算出你的最大心率为160次/分。那么，160次/分就是你在锻炼过程中心脏每分钟能达到的最大平均跳动数，理论上锻炼时心率不应当超过这个数值。这个公式能够适用的锻炼形式相当广泛，包括健美操、快步走、跑步、抗阻力量训练，等等。这里我们拿固定单车（国内常称为动感单车）举例来说明如何进行一次经典的HIIT锻炼。在进行动感单车训练之前，先进行一些简短的热身，之后进行骑行锻炼，一开始的时候，蹬踏出力控制在50%即可，骑行速度（通常固定单车机器的屏幕上会显示骑行速度）也差不多保持在你能骑到的最快速度的一半。将这个蹬踏节奏保持2～4分钟，之后全力蹬踏30秒或1分钟，将骑行速度提升至100%，此时你的心率会达到最大心率（当然，全力暴发做功的时长也取决于你的体能状况）；30秒至1分钟的短时暴发结束后，再恢复到之前的蹬踏节奏，保持2～4分钟；紧接着下一组的高强度爆发。一次典型的HIIT训练一般包含4～6个高强度爆发周期，每次高强度爆发出力结束后，紧跟一个低强度、稳定的运动节奏，再稍事休息，并帮助平复心率。对于那些身体素质不错，并且想挑战一下自我的朋友们，可以去尝试了解一下驱动橙式健身❶。驱动橙式健身主打小班教学形式，带领学员们进行 HIIT 训练；同时利用心率监测设备，在保证学员训练强度的同时，保障学员的人身安全。

用力过猛？

《植物悖论》（*The Plant Paradox*）一书的作者，史蒂文·甘德里博士是一名心血管外科医生，他发现许多超高强度的运动锻炼：诸如超高强度的 HIIT，或是马拉松等，可能会暂时性地升高肌钙蛋白——肌钙蛋白是一种检测心肌损伤的重要指标。通常肌钙蛋白被医院急诊用于检查患者是否患有心肌梗死（心脏病突发）。甘德里博士在他自己的试验中使用了更为精准的心肌肌钙蛋白检测手段，比临床常用的检测手段敏感了约 100 倍。有趣的是，在试验过程中他发现，携带有 ApoE4 基因的人往往更倾向于通过极端高强度的锻炼来挑战自身极限。之前我们说过，ApoE4 基因有促炎作用；ApoE4 携带者"喜欢挑战极限"的倾向就可能与促炎作用有关[45]。那么是否意味着携带有 ApoE4 基因的人群不适合进行 HIIT 锻炼呢？事实正好相反，作为 AD 的高风险患病人群，他们反而更需要进行 HIIT 锻炼。甘德里博士的研究确实是警示了 ApoE4 基因携带者群体，不适合进行额外的剧烈运动；但是 HIIT 的运动强度在实施过程中是可以降低的。我们之前说到过，原始人类先民中的 ApoE4 基因携带者，通常都是采集者兼狩猎者，这部分原始人类先民一整天都在运动。他们的谋生模式和 HIIT 是非常类似的，即打猎与采集交替进行，打猎是高强度运动，打猎打累了就上树摘个果子，采集点食物，休息一会儿再接着打猎[46]。

译者注：

❶ 驱动橙式健身是北美知名健身连锁品牌，目前已入驻中国大陆并开设了健身房。

HIIT 运动强度的可变性很好地模仿了这一点，但是对于 ApoE4 基因携带者来说，全天保持运动状态可能更为重要。

"E" 是什么？

"E" 是指氧气治疗呼吸训练（EWOT，俗称氧疗运动）的首字母缩写。这项锻炼对于那些有心脑血管病史者，或高危人群而言尤其具有帮助作用。EWOT 训练有很多功效，最大的功效在于能够改善脑部以及周围神经系统的循环功能[47]。EWOT 训练时使用的供氧面具是特别定制的，它至少能够提供 8～10 L/min 流速的纯氧气体（纯度 90%～95%），以支持你进行一定时长的锻炼。鉴于人们不可能背着供氧设备做室外运动，因此氧疗运动只适合固定的跑步机，或是固定单车（动感单车）。我们认为，每周 3 次，每次 15 分钟的氧疗运动是比较合理的，当然这也要根据你自身的情况来定。

全天都要保持运动

确实，每天留出专属时间用于体育锻炼固然很重要，但是增加你全天的总运动量同样重要！你可能听过这样一个说法：久坐和抽烟一样伤身体。遗憾的是，这个说法是真的，每天进行一次专项体育锻炼，并不能抵消久坐带来的身体伤害。最近一项新的研究发现，每进行 1 小时的低强度体育锻炼，此时大脑体积测量值会等同于比你现时大脑年龄年轻 1.1 岁时的测量值[48]。众所周知，人类大脑的体积会随着年龄的增长而逐年萎缩，因此一定程度上可以理解为，你每多锻炼 1 小时，大脑的萎缩就会逆转一点！因此，你就需要在每天的生活中寻找潜在的锻炼机会来增加全天的锻炼时间，比如：停车的时候，让你的车尽可能停得离目标地点远一点，这样你就可以逼着自己多走一段路。不管有没有电梯和自动扶梯，全部改成走楼梯。你也可以重新审视家务活的意义：不要把家务活看作是一种负担，而是将其看作一个增加运动量的好机会。特别是你家后院的杂活、除草、施肥、扫雪、耙雪或铲雪都可以使你保持运动状态，并让你变得更强壮。除了打理后院外，室内的家务活，比如捧着衣服上下楼，弯下腰擦洗墙角的护壁板，或是单纯地拖地等，都能有助于保持肌肉强健。

克服身体限制

瑜伽与普拉提对于那些暂时或长期身体行动不便的人来说尤其有益，它们的大多数动作都是在地板上铺着的软垫上完成的。因此，足部、脚踝、膝盖或臀部的问题与旧伤等不太会影响瑜伽与普拉提的这些运动。

气功和太极拳则是相当不错的慢节奏、静态发力的锻炼手段。

坐姿健身课程对于正处于运动损伤恢复期，或是行动能力受限的人来说，也不失为一种可能的锻炼手段。坐姿健身课程的动作，都是专门设计用来进行椅上锻炼的，可以在有限的活动范围内做出优美、得体的动作。一般这种坐姿健身课程都会配备健身教练。如果你因为伤病等原因，无法顺利完成预设的动作，健身教练也可以根据你的情况对动作进行定制改变。

最后，请记住一点，坚持每天体育锻炼带给你认知能力的改善，是任何药物都达不到的。即使 FDA 审批通过的治疗性药物也达不到。而体育锻炼是免费的，并且对任何人都开放。从婴儿时期的蹒跚学步，到成年后在大自然中激昂的远足等。而且，你运动得越活跃，你的整体感觉就会越好，并且，你还会想要得到更多更多的锻炼！

第 14 章

睡眠：神祇的关怀

睡眠就是神祇，快去祈求吧！

——吉姆·布彻

倪克斯，希腊神话中的夜之女神，神力强大到连众神之父宙斯都害怕踏进她的领域，也就是夜晚。倪克斯女神的儿子，修普诺斯（Hypnos❶）是睡眠的化身，他也被认为是希腊众神中治愈疾病能力最强的神祇。近二十多年现代科学的爆发式发展似乎也在佐证这一点：睡眠对于人体的认知能力和整体健康而言是无比重要的。睡眠充实了我们的注意力、学习能力、记忆力以及逻辑辨识能力等。不管身处哪一时期，睡眠都极其重要；对任何人而言都是如此。缺乏睡眠会影响我们的整体健康状态，导致肥胖、糖尿病、心脏病等诸多慢性疾病，并可强化炎症状态，同时也会减弱机体的免疫功能等。这些问题都是双向性的，缺乏睡眠导致了这些问题，这些问题反过来又会加重睡眠缺乏；而且，上述所有问题，都会损伤大脑的健康[1]！因此，我们将睡眠指定为 KetoFLEX12/3 生活方式的基石；修复睡眠是我们干预程序的重要一环，如果没有这个基石，整套干预程序将会很难推进下去。

译者注：

❶ 英语中的"催眠"一词即来源于此。

睡眠最重要的作用之一是帮助我们巩固记忆。我们的大脑每天都会接收到海量的信息，这些信息并不会直接印刻并保存在我们的大脑中。它们首先需要经过处理，然后再储存。从"处理"到"储存"，这个过程中的许多步骤是发生在睡眠时间内的。日间所接受的信息，此时会碎片化地在脑海中复习一遍；有些碎片化信息被舍弃了，有些却被整合起来；最终从短时记忆形式转移到更安全的长期记忆模式。这个过程被称作记忆巩固[2]。因此，睡眠不足或睡眠质量不佳对于认知的许多方面都有着深远的影响，包括注意力、学习能力、形成记忆的能力，以及做出正确决断的能力等[3]。

尽管睡眠在生理上的许多细节仍是个未解之谜，但已有一些令人振奋的研究揭示了其中的一些奥妙，比如说，大脑会在睡梦中完成重要的修复工作。在上一章曾提到，最近发现由神经胶质细胞组成的大脑类淋巴系统是人类大脑的"清道夫"，在清除β淀粉样蛋白（Aβ）方面至关重要[4]。现今发现大脑类淋巴系统在深度睡眠状态下工作最为高效，有害碎片的清除率能提高10～20倍。在人脑处于深度睡眠状态时，神经胶质细胞会缩小到原来的60％，从而彻底清洁并清除脑中的毒性蛋白。你只要一晚上不睡，脑中Aβ的清除率就会立即降低[5]。

最近一项研究发现，促进淋巴流动的最佳睡姿是侧卧，实验证明侧卧时脑中的Aβ清除率是最高的[6]。如果你天生习惯于平躺，难以保持侧卧位，那么可以尝试以下这个办法：侧卧时背后垫一个枕头，这样枕头就可以在你睡着时支撑一下。

阻塞性睡眠呼吸暂停是常见的基础性疾病，它会减少夜间的氧饱和度。千万别以为这是小问题！实际上，这可是阿尔茨海默病（AD）的一个重要风险因素[7]。阻塞性睡眠呼吸暂停是引起夜间睡眠呼吸障碍的最常见原因，其病因是上呼吸道（口、鼻部）的完全或部分阻塞，此病通常与打鼾一同出现。其特征是在睡眠过程中反复出现浅快呼吸或间歇性的呼吸暂停，导致氧气吸入过少，从而造成睡眠时的氧饱和度❶下降。如果你或你的伴侣有打鼾的毛病，要好好纠治一下了！

事实上，缺氧现象十分常见，且对于认知障碍来说也相当重要。因此，每一位认知障碍症患者都应检查一下夜间的氧饱和度，这个指标应该控制在 96％～98％。市场上有售的便携式连续式脉搏血氧仪，可以监测出你晚间是否存在缺氧的问题（详情请查阅第 18 章"迈向胜利之器"）。如果经过氧饱和度监测，发现你确实存在缺氧问题，此时应该咨询一下你的主治医生，或转诊到睡眠科专家处，接受专门的睡眠分析。若需要更多帮助，可登录美国国家睡眠基金会的网站，以搜索更多的信息。

睡眠分析❷的费用医保可以覆盖，分析的结果直接决定了后续的治疗计划。呼吸暂停的主流治疗手段则是使用便携式的家用呼吸机，也就是我们常说的 CPAP，这种机器能为患者提供持续不断的气道正压来辅助呼吸。当然，使用 CPAP 之后也要记得持续监测夜间的氧饱和度，以确保治疗的有效性。

美梦由这些要素组成

许多人天真地以为自己往床上一躺就能睡着。说来有点悲哀，并不是每个人都能做到这一点。并且，随着我们逐渐老去，这个问题会变得越发严重。因此，在睡眠卫生这一问题上，我

译者注：

❶ 浅快呼吸与呼吸暂停都会造成通气量不足的问题，引起二氧化碳潴留与大脑缺氧。

❷ 美国对睡眠呼吸暂停问题比较重视，此类睡眠分析多由专业的睡眠试验室操作，医保可以全额报销，治疗用的家用呼吸机也在医保范畴之内。对于国内读者，目前我国很多医院的睡眠专科或呼吸科等科室也有提供多导睡眠检测的项目，能有效监测睡眠状况。

们应该做好充足的准备。好在只要努力，方法正确，睡眠状况是可以有效改善的。请务必遵循以下建议，它能够帮助你提升睡眠的"质"与"量"。

• 掌握好最适合自己的作息节律　前文提及过，人类的祖先，是狩猎者兼采集者，日出而作，日落而息，因此，应该遵循祖先的这一作息规律，不可以日夜颠倒。另外，每人都有一个属于自己的固定睡眠-苏醒模式，这一模式可能会在几十年的时间里持续发生动态变化，但总体是固定的。掌握好最适合自己的作息节律，并严格遵循，能有效促进恢复性睡眠，保持最佳认知状态与创造力。

• 制订日常作息计划表　根据作息节律，制订一个计划表，并严格遵守。虽然因为工作、家庭等原因，不太可能天天都做到，但还是尽你最大的努力遵守，按时入睡、按时起床。理想状态下，日落之后我们就应该休息放松。

• 树立一个睡眠目标　7～8小时的睡眠时间可以作为一个理想的睡眠目标。研究显示，睡眠时间少于6小时，或是多于9小时，会对健康带来不良影响。有些人认为老年人不需要这么多睡眠时间，实际上，这是谣传。

• 是否可以打盹　睡眠缺乏就会导致日间打盹，打个盹也是有益的，它一定程度上是对总体睡眠时间的补充。高频率的打盹也被认为具有修复睡眠质量的潜力。

• 控制咖啡因摄入量　中午过后不应再喝咖啡（或其他类似的提神补充剂），平时生活中也应学会甄别哪些补充剂与食物含有提神的成分，并在早餐时段将其服用完毕。

• 促进细胞自噬　一般而言，睡前3小时不应再进食，以此来促进细胞的自噬❶，以利于清理细胞内的废物。另外，3小时的消化时间也有助于清空胃内容物，胃和则卧安，更容易入睡。

• 谨防夜间低血糖　存在胰岛素抵抗问题者应谨防夜间低血糖❷，夜间低血糖会引起夜间惊醒。建议你可以使用动态血糖检测系统（CGM）❸来持续监测自己的血糖波动水平，一旦发现血糖的异常波动，可以及时寻求医生帮助。只要坚持践行KetoFLEX12/3生活指导方式，随着胰岛素敏感性的恢复，夜间低血糖的问题终究会好转。更多详情请阅读本书第7章相关内容以及第18章"迈向胜利之器"。

• 临睡前不应喝酒　如果你的睡眠质量令你苦不堪言，不妨趁此机会彻底戒酒。睡前喝点酒，微醺一下，似乎是有助于睡眠。然而，有研究显示酒精会极大地扰乱REM睡眠周期❹，损害记忆的整合与留存。

• 将锻炼时间安排得早一点　睡前3小时不应该进行体育

译者注：

❶ 自噬（autophagy），就是自己吃自己。这是真核生物进化中所保留的对细胞内物质进行周期性清理的重要过程，是细胞内分解代谢的一种途径。该过程中一些损坏的蛋白或细胞器被送入溶酶体或液泡中进行降解，借此实现细胞本身的代谢需要和某些细胞器的更新。

❷ 存在胰岛素抵抗问题的人群往往血糖难以控制，血糖波动大，高血糖、低血糖并存；夜间低血糖好发于夜间11点至早晨5点，且发作比较频繁，主要表现有惊醒、盗汗、噩梦与心悸等。

❸ CGM系统可以在日常生活状态下检查记录血糖数据，每3分钟自动记录血糖数据一次，可以持续、动态地检测72小时内的动态血糖变化，目前国内很多医疗机构都有配置。

❹ 人体睡眠时身体在NREM和REM这两个主要睡眠周期之间交替变化，一个晚上成人有4～6个睡眠周期交替。其中REM（快速眼动睡眠）主要负责记忆的存储、情绪的调节；而NREM（非快速眼动睡眠）主要复原身体的疲劳。酒精会影响REM睡眠，这也解释了为什么饮酒后看似睡得很香，但是第二天脑子仍然会感觉昏沉与疲劳。

锻炼，运动会增加肾上腺素的分泌，让你兴奋，影响入睡及睡眠质量。

● 减少起夜如厕次数　如果有补充剂需要睡前服用的，建议在睡前1小时全部服用完毕，并且尽可能地少喝水。虽然补充水分很重要，但是喝水还是尽量放在日间，因为起夜跑厕所实在是一件令人头痛的事情。

● 身心松弛　睡前不宜进行那些会使人亢奋的活动或交谈等。

● 阻挡蓝光照射　现在很多电子产品屏幕中都存在蓝光，可能会影响睡眠质量。因此，为了最大限度阻挡蓝光的照射，建议睡前3小时戴上防蓝光眼镜。具体用法请参照后文"这样睡觉可以增加褪黑素的分泌"。

● 卧室就是用来睡觉的　把你的卧室打造成睡眠的圣堂吧！卧室就是用来睡觉的，而不是工作或是堆放杂物的地方。为此，你需要保持卧室干净整洁，把杂物和工作用具放到别的房间去。

● 分床睡也是可以接受的　如果你的睡眠质量不太好，经常会被吵醒，那么这里建议你分床睡，尤其是在伴侣的就寝习惯与你完全不同的情况下。

● 卧室里不要放电视机　我们知道这一点很难做到，因为大多数人都喜欢坐在床上看电视。如果你一定要在卧室里看电视，请学会操作电视机的自动关机功能，这样在你睡着忘记关电视之时电视机可以自动关机。另外你也可以考虑给电视机屏幕贴上一张防蓝光涂层，以减少晚上看电视对睡眠的影响。

● 尽量减少卧室内部的辐射水平　家用电器的微小电磁场（包括Wi-Fi）会产生一些电磁辐射，对于整体健康是有害的。因此睡前要留意把卧室内的所有电子产品都关掉，并且放得离床越远越好，手机与平板电脑等调到飞行模式。

● 充分享受睡前的阅读时光　睡前喜欢阅读的人们，经常开着台灯看书，看着看着就睡着了。此时，如果帮他们把台灯关掉，即便是如此微小的动静，都有可能吵醒他们，这一醒再睡就难了。有鉴于此，热衷睡前阅读的朋友们可以考虑使用那些自带光源的电子书或是平板电脑（使用时记得切换到飞行模式，并把亮度调到最低），这样就省去了关台灯的步骤。另外应该确保你所使用的电子设备具备阻挡蓝光的功能，比如设备上的夜间模式。如果你所使用的设备确实没有夜间模式，可以贴一张防蓝光的屏膜。还有一种办法就是听有声读物，并且设置好自动关机。若是你实在无法割舍实体书，可以考虑把床边台灯换成白炽灯泡，或是能阻隔蓝光的 LED 灯泡。

• 保证全屋黑暗　睡前请关闭卧室内所有的光源，或是戴面罩睡觉。夜里哪怕是最细微的光线都有可能影响褪黑素的正常分泌。

• 让身体热起来　睡前你可以洗个热水澡，甚至可以蒸个桑拿。洗浴暖身后钻进被窝里更有助于暖床。

• 卧室要凉爽　建议将卧室的温度保持凉爽。有研究显示，室温保持在 18.3 ℃❶上下，对于睡眠而言是最适宜的。当然，具体温度还是要根据个人喜好来设置。如果你倾向于冷一点，那睡觉时一定要盖好被子。另外，在温度适宜的情况下整夜裸睡也有助于保持凉爽。

• 凉爽虽好，也需节能　如果你觉得夜间睡觉时整个屋子制冷会有些浪费电，那么可以考虑使用水冷床垫。有一种很好的水冷床垫，不用改装床体，就可以享受恒定的睡眠温度。不过要补充一点，虽然水冷床垫支持蓝牙控制，我们还是建议你

译者注：

❶ 美国人的生理结构和我们中国人有些差别，其体表脂肪与体格更为厚实，但 18.3 ℃对于中国人而言有点低，读者们在实际生活运用当中应该略微调高室温并做好保暖措施。

手动调节床垫的温度，尽可能少地接触电磁辐射。虽然这种床垫乍一看价格还是蛮贵的，实际上长期使用比用电节省，总体来看还是划算的。水冷床垫尤其适合那些居住在热带气候环境下的人们，因为在炎热的气候环境下很难做到全屋子凉爽，而使用水冷床垫还能省下更多的电费。

- 回归襁褓　试着换用重量更重的被子。我们能发现襁褓中的婴儿往往睡得很香，因为他们被厚实的被子包裹着。有一些成年人反映，当他们换用分量较重的被子时也能达到类似的效果，他们睡得更香了。这个方法对于怕冷的人是最有效的，既可以回归襁褓，又可以保持温暖。

- 驱逐噪声　睡眠时的外界噪声可能来自室内的供暖设备、空调、室外交通、你的邻居，等等。若你经常被这些噪声所袭扰，可以使用白噪声助眠器来解决。白噪声助眠器很多都内置自然声源（比如雨声、风声或是波浪声等），你可以将其设置到舒服的音量，以盖过并消除那些令人讨厌的噪声。白噪声助眠器也应该和其他电子设备一样放置得离床越远越好（当然你得把音量设置好），尽最大可能远离电磁场，保护好自己。

- 使用卫生寝具　床体应尽可能选用无毒的材质。除床体之外，床垫和其他床上用品（枕头、床单、被子等），甚至是你的睡衣，很多都是添加过有害化学物质的，例如溴化阻燃剂等。暴露在这些有毒化学成分之下可能会导致严重的健康隐患，其中就包括了神经组织损伤[8]。因此，当你有机会更换寝具时，应当选用那些纯天然材质的商品。

- 可考虑芳香疗法　薰衣草精油已经被证明具有降低心跳、

放松肌肉与促进慢波睡眠❶的功效。晚上睡觉时在棉花球上沾两滴，放在床边，相信会有很好的效果。

有时，我们会半夜惊醒，满脑压力，充满焦虑，或回想过往的悲惨遭遇，或对未来忧心忡忡……如果你正经历着这些，不妨试试以下这些感官正念的小技巧：

首先把注意力集中在呼吸上，使呼吸保持一个自然节律，慢慢地呼气、吐气；随后，将注意力从呼吸控制逐步转移到五觉（触觉、嗅觉、听觉、视觉、味觉）上。你可以感受布料划过皮肤的丝软光滑，细嗅到薰衣草的芳香，聆听自己的呼吸声，闭上眼睛端视脑中的残像，品味刷牙后口腔遗留的清新……你只需把注意力放在这一刻——不要去回想过去或担心未来——这样，就能收敛内心，获得安全感与松弛感。实践之后你就会明白，感官正念能让你的情绪舒缓下来，也能帮助你更好地入睡。另外，正念冥想对于提升睡眠质量也大有好处。

如果已尽到最大努力改善了睡眠环境和睡眠卫生，却还是睡不着，该怎么办？于是你忧心忡忡地躺在床上，心里一直担心着——"我怎么还没有睡着"，千万别这么干！长此以往，你潜意识里会形成一种反应模式，最不想看到的就是一走进卧室，就担忧起自己的睡眠，然后，思虑过度更加睡不着，以至于形成恶性循环。碰到这种情况，建议你干脆从床上爬起来，去别的房间，做点平静的小活动，比如读读书（记得戴好防蓝光眼镜），分散一下注意力。等看书看得有点昏昏欲睡了，再回到卧

译者注：

❶ 前面介绍过 REM 睡眠周期与 NREM 睡眠周期，其中 NREM 睡眠分为 4 个阶段，第 3、第 4 阶段时人体心率减慢，肌肉放松，血压降低，此时呈现出深、慢的脑电波，因此被称作"慢波睡眠"，也就是我们俗称的"深睡眠"状态。慢波睡眠时人的认知、肌肉、内分泌与免疫系统都能得到很好的修复，是最宝贵的黄金睡眠时间。

室睡觉。

如果以上小技巧都没用，那应当考虑接受失眠的行为学治疗了（CBT-I）❶。

睡眠障碍还是抑郁？

我们知道，睡眠质量与抑郁症存在着共病关系：睡眠不足会导致抑郁，而抑郁的人往往也睡不好（或是过度睡眠）。无处不在的悲伤感，对旧爱好的兴趣减少，食欲改变，精力不足和注意力不集中等，人们觉得这些症状可能是抑郁症造成的，而不是睡眠障碍[9]，但实际上，睡眠障碍也可能会产生这些症状。许多Ⅲ型（毒素型）AD患者可能会表现出抑郁的症状，这部分人大多都是由于接触毒素导致慢性炎症而致病[10]。如果你觉得自己可能也存在这样的问题，建议和功能医学医生好好谈谈，找出引起这些症状的病因，避免"一刀切"，随随便便就按照抑郁症来治疗。如果有可能的话，尽量使用纯天然的干预方法来提升情绪与睡眠状况，抗抑郁药能够不吃，就尽量不吃！乙酰胆碱（ACh）是中枢胆碱能系统中的重要神经递质，对于学习与记忆而言非常重要，而许多抗抑郁药都有抗胆碱能效应。所以，服用抗抑郁药物会伤害记忆能力。我们目前常用的治疗AD药，例如多奈哌齐（安理申）能够防止乙酰胆碱分解，从而增加其浓度，一定程度上能改善记忆能力[11]。对于大部分人而言，只要改善睡眠质量，就能很大幅度减轻这类抑郁的症状。对于其他人，还是要找到并确定引起此类症状的病因。

译者注：

❶ 失眠认知行为疗法（CBT-I）主要包括五方面的内容：睡眠卫生教育、刺激控制、睡眠限制、松弛疗法、认知治疗，是世界上公认的非药物治疗失眠障碍的最好用的疗法。

不是有安眠药吗？

安眠药看似短期内能很好地解决睡眠问题，但长期使用会增加患认知障碍的风险。持续使用 3～6 个月的苯二氮䓬类药物，会把 AD 的发病风险提升 32％；使用超过 6 个月，患病风险就会飙升到 84％[12]。苯二氮䓬类药物使用 1 年以上，会直接损害认知能力，且停药 3.5 年以后认知水平才会缓慢恢复[13]。此类药物还具有成瘾性，断然停药后会引发戒断反应，因此，还得小心翼翼，逐步地减少使用量，直至彻底停药。常见的苯二氮䓬类药物有三唑仑（酣乐欣）、艾司唑仑（舒乐安定）以及替马西泮（羟基安定）等。

非苯二氮䓬类安眠药以及抗组胺类药等近年来也被广泛使用。然而，这些药物会下调中枢胆碱能系统中的乙酰胆碱水平，不利于认知能力的改善[14]。抗胆碱能类药物也已被发现与痴呆患病风险的增加有关，且剂量越大、使用时间越长，患病风险越高[15]。常见的抗胆碱能类睡眠药物有唑吡坦（安必恩）、艾司佐匹克隆（鲁尼斯塔），以及扎来普隆（索纳塔）等。常见的抗组胺类药有苯海拉明、泰诺安，以及布洛芬等。

万幸的是，世界上还是存在着一些有效的补充剂与药品，既可以保护神经组织，又可以很自然地改善睡眠质量，且大都没有副作用。不过，应尽量一次只尝试使用一种，并且记录下使用后的效果；如果想一次性使用几种或多种，请千万小心，因为有可能会起到截然不同的效果。

• 褪黑素　这是一种人体自然分泌的激素，其分泌量会随着年龄的增长而逐渐减少。额外补充褪黑素已被证实能够改善睡眠质量，而且，改善睡眠靠的不是安眠药那样的镇静作用，而是通过对睡眠节律的自然调节而改善睡眠，故尤其适合 AD 患者，因为他们的睡眠节律通常是比较混乱的[16]。褪黑素也能提升细胞线粒体功能，降低脑内 tau 蛋白的水平，并在 AD 老鼠模型中表现出改善老鼠的认知能力[17]。

• 色氨酸　这是一种存在于日常饮食中的天然氨基酸。牛奶、蛋类、家禽、鱼类以及南瓜子、芝麻等这样的种子类食物中都含有丰富的色氨酸。色氨酸是 5 - 羟色氨酸（5-HTP）的前体，后者转化为血清素（5 - 羟色胺）。血清素❶是一种神经递质，它将认知功能与肠道微环境联系起来[18]，在调节脑 - 肠轴方面效果显著。血清素同时还是褪黑素的前体，褪黑素我们前面说过能够调节睡眠节律。若是半夜睡眠中断，难以再次入睡，服用色氨酸以及 5-HTP 就能收获很好的效果。

• γ - 氨基丁酸（GABA）　关于 GABA 的功效已经介绍过很多了，它是一种神经递质，可以阻隔脑内神经细胞之间的兴奋传递，起到镇静安眠等的作用。GABA 补充剂问世已久，其对于睡眠的良好改善作用是有目共睹的，并且也被认为是 AD 的潜在治疗靶标[19]。

• 镁　这是一种必需矿物质。人体内数以百计的生化反应都有镁参与其间，当然，最重要的还是大脑功能。镁具有镇静安神等功效。有实验证明，睡前补充一些镁，可以有效减少血液循环中的皮质醇，提高褪黑素的水平，从而改善睡眠质量[20]。苏糖酸镁，是一种生物利用度更高的镁元素补充剂，比单纯补充镁效果更好，而且有研究发现苏糖酸镁可以直接提升老年人的认知水平[21]。

• 印度人参（南非醉茄）　这种草药被印度阿育吠陀医学

认为是一种适应原❶，可帮助身体化解压力，增强机体对有害刺激的抵抗能力，并中和病理过程。印度人参经研究被发现有许多健康的益处，其中就包含通过缓解神经紧张来促进睡眠等[22]。现代药理学家也在印度人参的叶片中提取出能够促进睡眠的三甘醇[23]。另外，印度人参也能增进 MCI 期患者的记忆能力、执行能力、执行力与信息处理速度等[24]。

• 假马齿苋　这也是源于印度阿育吠陀医学的一种草药，能够提升脑内乙酰胆碱水平并改善认知表现[25]。假马齿苋可能对那些因压力大、精神紧张而失眠的人来说有奇效，但是对于部分人来说却有可能起到反作用。基于这种情况，建议先试吃，观察一下效果。试吃最好从小剂量开始（比如 100 mg），睡前几小时服用。

• 其他选择❷　可供选择的助眠选项还有茶氨酸、洋甘菊、柠檬香蜂草提取物、缬草提取物、西番莲、薰衣草以及 CBD 精油❸等。

• 激素替代疗法（BHRT）　许多接受激素替代疗法的女性患者都反馈，她们的睡眠质量提升了。孕激素虽然没有镇静效果，但是却可以改善绝经后女性的睡眠状况，而女性单用雌激素补充剂，不用孕激素，也可以改善睡眠状况[26]。除了提升睡

译者注：

❶ 适应原是一种新的药物概念，可通过产生非特异性抵抗力，使有机体可以中和不利的物理、化学或生物应激。适应原类药物被认为能够增强机体抵抗力，提升人的认知能力、情绪和能量水平，国内读者最熟知的人参与灵芝也属于适应原。

❷ 其实，有效的助睡眠方法还有很多，包括中医药方法等。作为美国学者，不一定了解。中医药对睡眠的调理，既专业，又普遍，在此不作展开。各位可以参见相关著作，或寻求相关专家的支持。

❸ CBD 即大麻二酚，其精油被发现有保护神经、提升认知能力和缓解疼痛的功效，是大麻植物中主要的非成瘾性部分。读者在购买和使用时一定要严格遵守国内相关法律法规。

眠质量，定时定量地使用激素替代疗法对认知能力也有积极影响[27]。从方法学角度来剖析，这一点其实是有争议的。但是从临床观察的角度来说，激素替代疗法确实能够起到正面的效果[28]。一项缜密的研究分析发现，那些在绝经前就切除卵巢，没有接受过激素替代疗法的女性，她们的认知能力的确比健康人群要差一些[29]。因此可以解释，雌激素也是影响认知能力的因素之一。

另外，雌激素制剂的类别与认知保护的效率也是息息相关的：类生物雌激素（与人体内的雌激素有相同的分子结构，生物利用度更高）提高认知的效果明显要比共轭雌激素（人工合成或是从怀孕母马尿液中提取的雌激素）好得多。再者，雌激素的给药方式也同等重要，经皮给药要比口服更能提升疗效[30]。但使用时一定要注意，对那些子宫附件未摘除的女性而言，务必同时联用雌激素与孕激素，以防止子宫细胞过度生长，增加癌变风险。对于那些子宫已经摘除的女性朋友，我们也建议将两者联合使用，因为上文提到过，孕激素对于绝经期女性的睡眠是有促进作用的，两者联用效果会更好。

对于孕激素的使用，有一点需要特别关注，就是避免使用合成孕激素，合成孕激素是人工合成的，和天然的孕激素在分子结构方面还是存在着细微的差别，会增加罹患乳腺癌的风险[31]。

天然的孕激素，本段开头我们介绍了其对于睡眠的促进作用，但是它对于认知能力的效果却是"喜忧参半"的。一方面，科学家们发现长期使用孕激素会导致总体认知能力下降；而另一方面，间断性使用孕激素却能够提升认知能力，尤其是能够增进记忆巩固[32]。因此，建议一次使用最好不要超过半个月，这既不会影响女性的自然月经周期，也可以防止脂肪组织的堆积。更重要的是，对认知健康有好处。

有研究者提出了"机会之窗"❶的假说。对于女性而言，尽快解决激素水平下降问题能最大限度地保护女性的认知能力。但是最近一项随机对照研究却发现，绝经后女性（年龄为 57～82 岁，远远超出了"机会之窗"的年龄）采取激素替代疗法，相较于不治疗的群体，能保留更多的认知能力[33]，提示激素替代疗法对于绝经后的女性也是有效果的。许多女性朋友印象里认为激素替代疗法的花费会很夸张，实际上她们却没有意识到市面上还是有很多仿制药的，仿制药通常要比原研药价格便宜得多。若要施行激素替代疗法，一定要咨询专业医生的意见，必须先由他们来衡量治疗收益以及风险，然后才能开始治疗。

这样睡觉可以增加褪黑素的分泌

防蓝光眼镜最近正在变得越来越流行，因为它确确实实有效！越来越多的人在睡前几小时戴上这种看上去很"疯狂"的橙色眼镜，却收获了最棒的睡眠。

让我们来探讨一下这股潮流背后的科学原理吧。首先不得不提的一件事就是人类的物种习性与我们现代生活方式的冲突。数万年前的人类早期，都是日出而作、日落而息的。自从人类学会生火之后，便用木柴生起篝火，人们围坐在篝火旁取暖，并在野兽的夜袭中保护自己。但即便是那小小的篝火，也能为我们提供柔和的橙红色光源❷。此后，快速进入近现代，人们不再围坐在篝火边，而是围着钟表，忙得团团转。荧光灯、

译者注：

❶ "机会之窗"假说由美国威尔康奈尔医学院的科学家提出，他们发现更年期女性雌激素减少会降低认知能力，但在 40～50 岁时可能存在一个重要的机会窗口，此时进行干预能降低患上阿尔茨海默病的风险，表明在女性绝经前就启动激素替代疗法是很有效的。

❷ 橙红色光源的波长为 600 nm 左右。

LED灯、白炽灯等，这些科学的现代照明设备，一天24小时不间断地发射出蓝光❶，打乱了我们的自然昼夜节律（也被称为睡眠-苏醒周期）。更糟糕的是还有来自电子设备与电视机屏幕的强蓝光，睡前若是被照射一下，我们的昼夜节律就更容易被干扰而混乱了。

大自然给了我们一个良好的睡眠环境。日落之后光线渐渐变暗，这一变化会自动向我们脑中的松果体腺发出信号，分泌促进入睡以及保持睡眠稳定所必需的褪黑素。因此，古人们往往睡得很香。但是现代科技与现代生活方式却打破了这一点，室内的人造光源，以及各种电子产品等不断地放射出蓝光，以模仿日间的光照。这样一来，我们的松果体腺就犯糊涂了，久而久之，导致了褪黑素的分泌不足。而且，褪黑素的效果并不仅仅在于睡眠，它还是一种强力的自由基清除剂和广谱的抗氧化剂，可帮助线粒体组织对抗氧化应激；同时，褪黑素对于免疫功能也有好处[34]。虽然随着年龄的增长，我们体内褪黑素的分泌量会生理性地下降，但是用防蓝光眼镜，就能部分地提升分泌量。

消费者们已经发现，那些便宜的防蓝光眼镜与精心设计过的高端货实际效果是一样的。因此，就没有必要再花那些冤枉钱。需要强调的是，我们在实际购买中，务必选择橙色的防蓝光眼镜（不是黄色的或浅黄色的），这种款式是专门用来阻隔蓝光照射，而不是拿来追赶时尚潮流的。

建议经常戴上它，如有可能的话，每晚都戴。虽然它的效用和安眠药不同，但是随着时间的流逝，它将增加你自身分泌的褪黑素，并有效地提升睡眠质量。来看看以下这些建议，能

译者注：

❶ 蓝光的波长为 450 nm 左右。

教你如何将防蓝光眼镜的效果最大化。

◆ 如果你已经在吃褪黑素的补充剂，你可能不得不渐渐地减少使用量，因为防蓝光眼镜会慢慢提升自身褪黑素的分泌量。

◆ 你可以在睡前 3 小时戴上防蓝光眼镜，这不会影响你在房间内的活动，你甚至可以戴着它去参加聚会，它或许能助你成为聚会的焦点。

◆ 选购时要注意，买那些可以阻隔全波段蓝光的款式。环绕式眼镜是最有效的，有些特定款式下面还能塞进一副近视眼镜。

◆ 除非家里的浴室安装了防蓝光灯泡，否则务必确保在戴上眼镜之前就把脸洗好。因为在你摘掉眼镜洗脸的时间里，就有可能遭受到浴室里蓝光设备的短暂照射。

◆ 睡前务必减少电子产品的使用，哪怕它们有防蓝光贴膜。试着换一种睡前娱乐活动，比如说平静地聊天或是阅读纸质书。

◆ 当你完全准备好了，要准备睡觉时，确保卧室百分之百的黑暗，不要有任何杂光，或者可以戴上睡眠眼罩，黑暗的环境有助于发挥褪黑素的最大效用。

◆ 早晨醒来之后，记得要完全打开百叶窗，以便充分享受光照。或者尽快去室外活动，晒晒太阳。早晨要让眼睛充分受到蓝光的照射，晚上尽量避免蓝光，这样的生活方式有助于将昼夜节律调整到正轨。

睡眠质量差是一个可以纠正的危险因素。大家可以使用睡眠监测装置来监测自己的睡眠改善情况。虽然目前市面上的主流睡眠检测装置准确度只有 60% 左右，但还是能够粗略地反映出睡眠的变化趋势。如果你想要更精准的睡眠检测设备，现在也可以买到。不过它在价格方面可能要更昂贵一些（详情请参阅第 18 章 "迈向胜利之器"）。

通过认真践行本章所推荐的睡眠改善窍门，可以真正将就寝时间变成一种神圣的仪式，收获真正的身心松弛与恢复。睡眠质量的改善还能帮助你立即改善情绪与总体的认知表现。如果你还想了解更多睡眠方面的信息，强烈建议你阅读马修·沃克博士所著的《为什么要睡觉》（*Why We Sleep*）一书。

第15章

压力管理：需要见风使舵

> 正确的态度能将负面压力转换为正面压力。
>
> ——汉斯·塞利

作为最早一批研究精神压力与健康之间关系的专家，汉斯·塞利教授曾指出，压力会加速我们的衰老。人生就像一艘帆船，生活的重压就像海风——既带着帆船前进，也打磨出了沧桑。因此，学会预防与管理压力，就好比是"修补船帆"，既能缓解肉体衰老，也能预防或逆转认知障碍。尽管我们的终极目标是帮助你获得合理疏解外界压力的能力，但从短期来看，压力其实也是一种积极的反馈，可保护我们免受外部环境带来的突发性伤害。另外，反复的轻度压力具有一定的镇静作用，例如，在运动或禁食时就会产生。这种现象叫作兴奋效应。然而，慢性的、无法疏解的，或是严重的压力却会增加认知障碍的风险[1]。理解了这种两面性，有助于我们正确地应对日常生活中所遇到的压力。

当我们感知到即将来临的危险时，神经递质会向大脑中负责处理情绪信号的杏仁核发送信息，并同时向下丘脑发出危险警报。接收到信号的下丘脑会化作大脑的"总机"，通过神经系统与身体的其他部分（骨骼肌、脏器、腺体等）进行"通信"，从而激活"战斗或逃跑"的行为应答。到这一步之际，已有数百种身体功能不自觉地被调动起来。如此时肾上腺素会迅速充满身体，大大加快心率，为肌肉组织及身体其他重要器官提供源源不断的血液。呼吸速率也会变快，肺内的小气道开始舒张开，使大脑泵满氧气。血管会扩张，血压会飙升，感官也会变得更加敏锐。葡萄糖的大量释放，为机体各部分提供能量，给予机体应对外界威胁的力量。如果人体没有这种被动出现的保护性反应，人们可能就无法从狮子等猎食动物口下逃脱，无法逃离着火的建筑物，也无法救助那些处于危机状态下的人，这种保护性反应，被称作压力应激反应。碰到危急状态时，这种生理机制能够帮助人们做出应对。但试想一下，若是我们身体将平日里一些无害的情形也当作危机，长期处于压力应激状态，将造成身体的严重破坏，可导致高血压、心脏病、肥胖、睡眠障碍等诸多健康问题，甚至导致大脑的畸变[2]。

生活中，压力无处不在。但令人难以想象的是，人们应对压力的方式很可能源于早年的经历或其他创伤性回忆。年幼之时，人们可能遭遇过不幸，并由此对周围产生一丝丝的不安，这样的人生体验会在体内建立起一个负反馈回路，从而影响人们对未来所遇到的各种压力事件的反应行为[3]。这也解释了为什么幼年受到过巨大创伤的人往往更容易情绪激动，值得一提的是，只有极少部分孩子在成长过程中没有经受过任何创伤。为此，研究者们创设了一种量表，用以量化幼年时期所遇到的负面回忆，被称为儿童期不良经历调查表（ACEs）。不出所料，研究者们证实，量表得分越高的人，患上慢性病的概率就越高，如酗酒、药物成瘾、肥胖症、抑郁症以及睡眠障碍等。令研究者们意外的是，得分较高的人自身的生理学状况似乎也发生了变化，这使得他们罹患糖尿病、自身免疫性疾病、肺部疾病、心脏病和癌症等疾病的风险也变高了[4]。在认知健康方面，

ACEs 得分较高的人更容易出现大脑早衰、端粒缩短❶、炎症标志物上升，以及更高的痴呆症与阿尔茨海默病（AD）的患病风险等[5]。

令人欣喜的是，人们对日常压力的应对模式是可以改变的。但首先需要认清这样一个事实：人们应对压力的方式可能是很不健康的。我们大部分人每天的生活，都是对过往的重演，充斥着喋喋不休的自我批判。各种外界的、内在的负面评价牢牢植根于自我脑海中，越发难以转变。很多人会在脑海里不停地重演幼年时期接收到的批评与贬低，这些批评可能来自父母或老师等。而更多的人则会在脑海中重复播放近期发生的负面评价，我们的伴侣、朋友，或是老板等，可能会不经意地批评说"你表现的不如其他人好！"或"你怎么总是令我失望！"，这些负面评价反过来又会加重人们的压力负担，影响人们的工作表现，导致"越批评越做不好"的现象出现。

而那些遭受过更强烈情感/肉体创伤，如遭遇车祸、失业、失恋，或是丧偶等的人，其压力应激反应变得更加错综复杂。哪怕现在诸事顺利，基于过往的负面经历，他们竟然也会臆想出某些坏事来。过往积累的负面评价就是在这样无意识的情况下，影响着当下人们的自身行为以及对外部世界的反馈，诱发出关于未来的焦虑。因此，我建议大家运用一种名为正念的训练手段，介入并阻止这种恶性循环，重塑人们的压力应对模式。

正念　这是一种简单易行的情绪训练方法，有助于人们

译者注：

❶ 端粒是染色体末端的一种特殊结构，实质上是一个重复序列，作用是保持染色体的完整性，DNA 每次复制端粒就缩短一点。因此端粒的长度反映了细胞复制的潜能，被称作细胞寿命的"钟表"。科学家们最近发现，染色体端粒的缩短与阿尔茨海默病的发病之间存在因果关联，并且端粒参与了引发阿尔茨海默病的激活机制，被认为可能是潜在的治疗靶标。

"活在当下"。当将意念集中在当下时，自我意识也就会逐步融入周边的世界，于是，人们只是单纯地以一种非评价❶的态度及超然的姿态存在着，无意之中便消解了对未来的焦虑感。

正念既可以是开车上班时感受到的日出之美，也可以是与商店店员目光接触，相互温情示好；更可以是缓慢并有意识地品尝食物，并对营养美味充满感激之情。杂念则正好相反，例如，被杂念所扰可表现为急匆匆地开车，忽略阳光美景；也可以是急匆匆结账，意识不到店员的热情服务；又如，一边看电视一边无脑地将食物塞进嘴里，嚼着嚼着，却吃不出任何味道，诸如此类等。对比之后，你会发现，正念的力量原来如此强大！强大到可以改变我们对外部世界的感知！你进行的正念练习越多，越能理解这些过往的负面经历（或是对于未来的焦虑）是如何渗透到人们的潜意识之中来的。许多人将正念作为其修习冥想的敲门砖。

你该不会觉得正念训练是没有科学依据的胡说八道吧？乔·卡巴金，一位来自世界顶级学府——麻省理工学院的分子生物学博士，曾在诺贝尔奖获得者萨尔瓦多·卢瑞亚门下学习过，他为正念运动在全世界范围内的普及做出了巨大的贡献。当他还在读大学的时候，便随着佛教僧侣一同修习了冥想，得其精髓之后开创了一项为期八周的课程，名为正念解压疗法（MBSR）。他将这一理念从佛教修行中提取升华出来，并赋予其科学色彩[6]。研究显示，正念训练能够切实减少皮质醇❶分泌，从而降低血压，缓解压力状态，优化睡眠质量，并且显著地改善抑郁、焦虑，提升注意力等[7]。最重要的是，正念训练能够强有力地让中老年人免受精神压力对身体健康造成的伤害等[8]。

这里推荐一种正念呼吸锻炼法，能够帮助快速疏解当下压力。深呼吸能够刺激迷走神经，帮助诱导激活身体的自然放松反应，即松弛效应。这种锻炼法能够将意识充分集中在当下，并且最终调控你的呼吸。该法任何时候都可以练习，是一类非常有效的舒缓压力的技巧。

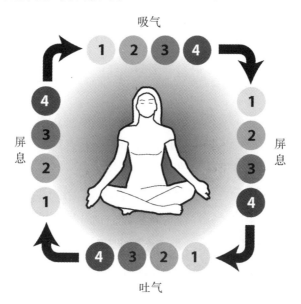

图 15 - 1　正方形正念呼吸法

1. 保持坐姿笔直，将注意力全数集中在呼吸上。

译者注：

❶ 皮质醇是一种压力应激性激素，皮质醇水平过高会导致高血压、肥胖、肌肉流失、记忆衰退、抑郁焦虑、疲劳等病理状态。长期的高皮质醇还会造成脑损伤，从而诱发阿尔茨海默病等。

2. 持续呼气，并在心中默默数数，数到"4"时，将气全部呼出。

3. 持续吸气，并在心中默默数数，数到"4"时，停止吸气。

4. 重复以上呼吸，并循环数分钟。

其实，互联网上还能找到几百种类似正方形呼吸法这样的正念育心技巧，都是免费的。有一个面向正念冥想修炼者的手机应用软件，可以免费下载两百多种免费的冥想教程。另付30美元/年，也可以订阅到更详实的内容。还有一个应用软件则提供了正念训练的指导性技巧，其中有一些技巧完全加入了冥想修行的成分。总之，现在有很多途径去学习正念解压疗法，线上线下都有，至于花费，从免费下载的视频，到几百美元的专业课程都有，具体看各人的需求及选择。

冥想　当你已充分掌握了正念训练的要领，并希望进阶到下一个阶段，那么真的可以尝试修习一下冥想。总的来说，冥想就是将思想和意念集中于一组特定的语音❶或思维对象上的操作，旨在清净心灵，将意识引导至一种平静且超然的境界。冥想虽然起源于南亚的宗教习俗，修习方式带有一些宗教色彩，但经现代科学研究论证，它对于健康确有许多益处，包括降低血压、增进睡眠、减少疼痛感、疏解压力与焦虑，以及减少抑郁症状等[9]。冥想实际上可以逆转压力诱发性抑郁症中所见到的细胞因子反应[10]。细胞因子是多种细胞（主要是免疫细胞）分泌的一类具有广泛生物活性的小分子蛋白质，参与炎症反应及其他类型细胞信号传导。另外，冥想修炼者们的炎症相关基因，其基因表达相较于普通人，没有那么活跃，意味着修习冥

译者注：

❶ 此处即指超觉冥想中所聆听的冥想语音，即曼特拉咒语（mantra）。

想能够减少炎症的发生。还有一种被比喻为"炎症开关"的关键蛋白——核因子 κB（NF-κB），冥想修习者群体体内 NF-κB 的表达被下调，炎症的"开关"就被关上了。从以上这 3 个表现来看，修习冥想与慢性压力所起到的促炎作用正好相反，表明冥想训练可以有效消解炎症等相关疾病的风险。最重要的是，冥想可以改善认知状况、执行功能、工作记忆、注意力，以及大脑的反应速度等[11]。大量的研究数据与脑部影像都证明：冥想训练切切实实地有益于脑部健康。一些基础研究也发现，冥想能够加强大脑白质的连通性，并增加大脑皮质厚度与各区域的脑灰质含量[12]。对此，你应该相信了吧？

冥想有很多不同的修习种类可供选择。有些主要运用正念技巧；而另外一些——例如超觉冥想（TM），则依靠其他技巧。不必纠结于哪种修习方式更好，只要是适合自己，并能激励自己持之以恒的都可以选用。有些人习惯于使用带有语音指导功能的手机应用软件开始自己的修习，有些人倾向于看网络视频，还有些人可能更热衷于面对面的冥想指导课程，很难说这几者中孰优孰劣，只要自己喜欢就好！

关于冥想，我想推荐一个手机应用软件：名为 Insight Timer，这个应用内置了一个详实的冥想资料库，指导使用者修习冥想。该应用下载是免费的（大部分功能也免费），你可以在软件内购买升级内容以及一些特殊的课程。Insight Timer 还具备一些激励元素：登录之后你能清楚看到附近有多少冥想修习者，也能看到此时此刻全世界正在与你一起进行冥想训练的人有多少，让你觉得自己并不孤单，从而激励自己坚持训练。Headspace 也是一种能够指导你做冥想训练的应用软件，这个应用软件每年订阅的费用为 96 美元，有 10 天的免费试用期，试用期可以帮助你判断自己是否适合此种训练手法。

若你已具备了一定的基础，想提升自身的修习水平，可考虑尝试一下 Ziva 冥想技巧❶。Ziva 冥想相较于超觉冥想（TM），更易于掌握，并且开销也较少些。超觉冥想是由印度科学家玛哈礼希·玛赫西·优济在 20 世纪 50 年代引进美国的，著名的甲壳虫乐队和许多艺人墨客都是超觉冥想的修习者，因此，在 60 年代成功地掀起了一阵冥想热潮。超觉冥想是从古代印度教僧侣所使用的宗教习俗中衍生出来的。这种古代印度教修行法，现也被通俗地称为吠陀冥想。超觉冥想的修习内容，包括每天 2 次、每次 15～20 分钟的静坐练习，以及曼特拉咒语的使用等[13]。超觉冥想最为人诟病的一点是其高昂的授课成本（许多课程售价高达 1000 美元，甚至更贵），不过高昂的花销似乎是哈礼希·玛赫西·优济有意为之。这样做既可以拉高修习者的门槛，并能提升修习的感知价值。而 Ziva 冥想则完全不同，Ziva 的修习方式经过调整，更迎合忙碌的现代生活节奏，更大众化，线上课程与线下面对面培训班都有。Ziva 的独特之处在于引导你通过正念消除时下的压力，用冥想沉思等消解既往存在的压力，并创造阳光向上的未来生活目标。他们的在线培训项目包含了 15 节课程，以及额外的网络组群会话与在线研讨会等，专业性的支持团队会在 Facebook 上提供指导，每位订阅用户可享受 6 个月的售后服务。Ziva 相对来说，性价比较高（和传统的超觉冥想比起来更便宜），在线培训项目售价为 399 美元起。

祷告　几乎所有的灵性修炼中都会有祷告的内容。经科学研究证明，祷告确能减轻压力[14]。有些研究甚至还发现，事前祈祷，能为最终的结果带来正面的影响，但这方面的机制仍然未知[15]。因此，强烈建议，若祷告能够为你带来内心的舒适与

译者注：

❶　Ziva 冥想由美国知名作家艾米丽·弗莱彻于创立，主要提供进阶性冥想指导与视频课程，官网地址为：https://zivameditation.com/。

平静，那么可以用祷告来完全代替冥想训练，或者是两者的结合，进行双修。

神经敏捷　神经敏捷系列音频是 RevitaMind 项目❶的重要组成部分，它和冥想训练不同，冥想训练是一个需要主观操练的过程，而音频则是一个被动的过程。对于那些无法以更积极的方式进行压力管理的人来说，"神经敏捷"系列音频可能是最好的选择。你只需要戴上耳机，放松身体，聆听音频，每段音频时长约半小时。RevitaMind 项目运用特定的音频节拍来同步脑电波，被称为大脑偕流，该技术可以促进脑电波向着 θ 脑波❷的频段上变换，这样做有助于改善情志以及记忆力[16]。RevitaMind 项目的收费为 97 美元，并保证 2 个月内无效退款。

动态神经再训练系统（DNRS）　DNRS 是另一个值得推荐的项目，这套系统由安妮·霍珀女士所创立。霍珀女士是一位专业顾问，因为暴露在毒素之中而患上了慢性脑部疾患，并通过这套方法治愈了自己。她充分意识到大脑创伤与毒素（这与我们对于外伤/毒素型 AD 的观点是一致的）是自己症状的根源，于是运用脑神经可塑性的科学理论，创制了该疗法，重新建立起自身神经联系。霍珀女士认为不同类型的脑部损伤会导致大脑边缘系统（包括杏仁核以及控制压力反应的部分）重设：尽管最初的威胁已经过去，但大脑边缘系统仍保持高度警觉，

译者注：

❶ RevitaMind 是由美国脑波训练专家莫里·泽尔科维奇针对认知障碍患者开发的项目，被本书原作者戴尔·E. 布来得森教授纳入了 AD 个性化干预程序之中，详情请访问：https：//www.revitamind.com/。

❷ θ 脑波读作"西塔脑波"，脑波是神经元细胞之间传递信息时产生的生物电信号，根据脑波的频率不同，能够分为几种类型，每一种脑电波都有其相对应的不同的大脑意识状态。也可以说在不同意识状态下需要不同的脑电波才能最好地完成大脑的工作。其中 θ 脑波的频率为 4～8 Hz，常见于浅层睡眠时。

并对日常的非威胁性刺激反应过度。若是长时间保持这种高度紧张的状态，人们的免疫系统会筋疲力尽，并最终导致慢性疾病以及消耗性疾病的发生[17]。而她创制 DNRS，就是为了能够重新训练大脑边缘系统，让身体逐步自愈。

通过这套系统，霍珀女士已成功治愈了许多因化学毒素和霉菌毒素致病者。另外，DNRS 也帮助了许多慢性疲劳综合征患者、肾上腺疲劳患者、自主神经功能障碍患者、慢性肌肉疼痛患者以及莱姆病患者等，改善了慢性炎症状态。有鉴于此，DNRS 对于 Ⅲ 型（外伤/毒素型）的 AD 患者来说，尤其有效[18]。

霍珀女士与许多著名医生一同合作，其中包括了来自功能医学研究所的帕特里克·哈纳威博士，目前哈纳威博士正在卡尔加里大学进行相关的研究。若你想对 DNRS 系统有更多了解，建议去阅读安妮·霍珀女士的著作《治愈之线》（*Wired for Healing*）。除了书以外，她还专门推出了一套 DVD，售价为 249.99 美元。更多信息，可访问 DNRS 的官方网站❶。

心术　如果你喜欢精确的数据，且是个急性子，希望快速见效，那么 HeartMath 对你而言就是一个非常合适的工具，可以准确监测压力消解的进程。HeartMath 系统是基于心率变异性技术（HRV）❷开发的，美国心术学院经过研究发现，通过改善 HRV 指标，能够有效减轻压力，增加身体对于压力的耐受性，并提升应对周边环境需求和压力的适应能力。

HRV 指标数值越高，细胞老化速率就越低，且整体的健康状况也更好，特别是心理卫生、心脏、肾脏健康和代谢等，甚至可提高癌症患者的生存率[19]。另外，HRV 指标数值更高的人认知能力也更好。研究发现，他们的处理能力、注意力、洞察力、工作记忆以及认知灵活性等比一般人更强[20]。

　　HeartMath 系统中需使用一副有线的或蓝牙连接的耳垂夹，耳垂夹会将实时的数据传送到手机或平板设备上。通过电子设备的屏幕，你能看到实时的 HRV 指标值，也能观察到自己的"协调"水平。"协调"是一种借科学方法可以观测到的状态，是自主神经系统和更高级的大脑中枢内的秩序、协调性和稳定性的程度。当人体处于协调状态时，HRV 图像显示为平滑的、有规则的正弦波状图形。"协调"状态不只是轻松感，更是自主神经系统中副交感神经与交感神经的同步活动；另外，协调也可以描述心脏与大脑之间的同步水平；心脏和身体的感觉传达至大脑，影响相关的大脑中枢，并在面对压力时让你保持冷静的能力[21]。因此，目标就是尽量提升自己的 HRV 指标以及协调状态，HeartMath 系统的应用在为你提供实时数据的同时，也会提供冥想技术等的指导。HeartMath 的商家建议每天使用 3~5 次，可以有效监测并检查自己的压力水平。这些指标信息完全可以帮助你做出有关进食与锻炼的正确决策。举例来说，如果 HeartMath 应用上显示出你此刻的状态非常"不协调"，那么，此时你就不应再进行剧烈锻炼了。HeartMath 的基础售价为 129 美元。

　　气功与太极　　气功与太极❶，虽是两种不同形式的修炼手段，但其精神内核是一致的，都是由古代的中国人发明，用于协调自身能量的冥思性运动。气功的历史更久远些。中国人认为，"气"是构成与维持人体生命活动的精微物质，气功则是运

译者注：

❶　本段是原作者根据自身认知编写的，对气功与太极的表述可能与国内存在一定偏差，请读者自行甄别。

"气"的一种锻炼方式。气功和太极都运用了许多缓慢的冥思性动作，也有站姿或坐姿等的冥想，并且都结合了传统中医学理论中对于呼吸、情志和身体的调节法则及方法等[22]。

气功和太极在中国被广泛运用。在美国，乃至全世界都广受欢迎。这两种锻炼形式对身体健康的好处不胜枚举，例如：都能改善练习者的心肺功能、骨骼密度、肢体平衡性（减少跌倒次数）、睡眠质量以及生活质量等[23]。进一步来看，这两种养生功法还能改善抑郁、压力、焦虑的心身状态及优化情志等[24]。最重要的是，练习太极和气功还可有效降低身体炎性指标，如 C 反应蛋白等，并提升免疫力[25]。

在训练方面，最好是能跟着有资质的老师一起修炼。美国遍布相关的培训班，很多培训班都是室外教学的。

前面已介绍了很多的减压策略，因此我们鼓励你积极地去尝试一下，看看哪几种方式最适合自己，并记录下不同训练方式的效果。将疏解压力训练加入到自己的日程表，并尽可能多地去练习；最好每天都能练习，疏压训练带来的益处可以通过坚持练习来保持和增进。除了这些练习门槛比较高的手段外，还有许多生活小窍门可以帮助你减少压力。以下这些，都可以试用。

• 劳逸结合，务必给自己以自我放松时间　心身健康是最珍贵的东西。因此，工作生活之余，一定要在日程表里安排自我松弛的时间。而认知障碍的病理变化过程可能需要数十年的时间，这就意味着哪怕你没有出现明显的认知障碍症状，也应该警惕起来，积极进行自我松弛，以此改变应对压力的方式；并建立起一个长效的、弹性的神经保护机制，防患于未然。

• 不要超量工作　知晓自身的生理极限，将目标制订得实际一点。没有必要强迫自己参加所有的社交活动和家庭聚会，也没有必要强行承接超出自己极限的工作量。要学会巧妙地拒绝，不太紧要的社交活动尽量巧妙回绝掉。

• 制订清单　人们每天都有很多事情要做。因此，建议你用列清单的方式来开启自己新的一天——写下今天的工作/生活目标，当然目标要契合实际，每达成一项，就勾选一项。这个简单的小策略可以提升成就感，帮助你巩固生活目标，从而减轻压力。

• 拔下网线　可能有很多读者朋友像我一样年纪比较大，经历过那个只能靠固定电话和纸质信件相互联系的年代。现在回想起来，那个年代是多么的自由啊！但如今，随着信息科技的爆发式增长，人们 24 小时不间断地与互联网相连接，终日被智能手机、短信、语音信息、传真机、电子邮件、Facebook、推特以及 Instagram 等信息捆绑着。有研究发现：如果人终日处于待机状态，随时回复他人信息，那么就会耗尽精力，滋生压力、焦虑甚至是抑郁情绪[26]。最重要的是，随时联网会分散注意力，让人难以集中于手上的工作。因此，建议你没必要沉迷于社交网络，尽量远离手机和电脑，世界不会因为少了你一个而停止转动。这样做还能给你带来生理上的好处，受到的电磁辐射也会减少。

• 做事不要三心二意　同时处理多个任务曾被认为是一项优秀技能，但实际上这种行为和人类的本能并不契合。科学研究已揭示：当人们集中于某一项认知活动时，其神经网络的注意力是最高效的。若是长时间处理多项认知活动，会损耗精力，对认知能力造成不良影响，并引起紧张感[27]。一个时间段内只处理一件事情，将更为专注，且更加高效，增强创造力与问题解决的能力。因此，建议你做事时别三心二意，而是将注意力集中在单个任务上。

• 锻炼　锻炼相关的内容在前面已经说过很多了，这里再补充一条——坚持运动对于减少压力也有非常卓越的功效。当情绪不稳定时，出门散散步常常可以给你带来清醒与冷静。

• **充足的睡眠**　你是否注意到这样一点，头一天睡得好，第二天就能更好地处理压力。目前科学已证实，良好的睡眠质量能有效提升我们化解压力的能力。

• *伸手求援*　压力打乱了你的正常生活秩序，不管是应激性压力，还是慢性持续性压力，它常令你吃不好，睡不香，心情郁闷，现实问题得不到解决，这时候，你应该主动寻求专业人士的帮助。伸手求援并不意味着软弱，反而是一种坚强的体现。专业人士能够有效地帮助你甄别难题，并远离压力源，还能用专业的眼光帮助你制定最合适的减压计划。

————— • 第 16 章 • —————

进一步刺激大脑

> 永远不要停止学习的脚步，因为生活无时无刻不
> 在考问我们。
>
> ——艾米丽·薇拉

以前，科学家们认为大脑功能一旦丧失，就再也无法恢复，这个过程是不可逆的。但是现代神经科学领域的研究，已经证明以上结论是完全错误的。我们的大脑终其一生都有新的神经元在生长，以此作为社会性/精神性刺激损伤与头部外伤的补偿[1]。2000 年的诺贝尔生理学或医学奖颁发给了一组科学家，他们通过对海参的研究，得出了学习与记忆的分子学机制。这是一项举世瞩目的研究成果。鉴于此，人类对于脑部功能机制的探究取得了很大进展，同时，人们也成功探明了造成神经疾病的一系列病因学因素[2]。另外，也为"学习改变大脑结构"的观点提供了无可辩驳的支持[3]。

人们的大脑终其一生都发生着变化，哪怕到了老年，它也持续变化着[4]。神经可塑性指的就是人们大脑的生长、再生与适应能力[5]。众所周知，人们的肌肉组织经过体育锻炼后会变得更加强壮；但如果停止了运动，肌肉就会出现一定程度的萎缩。虽然，人们的大脑不是由肌肉组成的，但原理是一样的，正所谓"用进废退"。积极用脑，就是在给大脑提供再生长的机会。在日常思考、应对行为与行动中，不管你有没有意识到，这些小细节无时无刻不在重塑着人们的大脑。这种重塑过程既

可以是主动的，也可以是被动的；既可能是良性的，也可能是恶性的。举例而言，如果倾向于封闭自己，不参与社交活动，那么大脑就会向着萎缩的方向不断进展；但反过来，如果人们积极融入社会，踊跃参加社交活动，则能够刺激人们的大脑，从而保护认知能力[6]。有证据表明：在疾病或外伤引起的神经退行性病变发生后，有意识地进行认知训练，是能够治愈并且强化人们的大脑功能的[7]。每个人都是自己命运的主宰者；每个人都是自己大脑的主人！

建立起自己的"社交部落"

社交活动的频率与广度，极大地影响了生命的质量，甚至能够影响你的寿命。有研究表明，具有强大社交联系者，比起社交网络薄弱者，能减少50％的意外死亡概率[8]。社交联系与人们所熟知的其他健康要素（比如饮食、锻炼以及睡眠等）同等重要。认知健康方面的社交尤其重要[9]。有研究发现：拥有圆满的婚姻，能与家庭成员不断相互支持，并积极交友，参与各种社会活动者，患上痴呆症的概率能减少至少46％以上[10]。

值得注意的是，社交联系的丰富程度是一种主观体验，有些人仅仅与家人和几位亲密朋友作伴，就会感到很幸福；而有些人社交圈非常宽广，有很多朋友，但仍然常常感到孤独。可以说，你的社交体验一定程度上取决于你对幸福与充实的体验及感受。

• 评估自身的孤独感与孤立程度　当你生病时有人可以照顾你吗？当你面临财务危机时，能找到帮助你解除燃眉之急的人吗？如果找不到，意味着你真的需要去拓展社交圈了。建立"社交部落"的能力和家庭的大小及所处地理位置等的关系并不大，即使自己是独生子女也不要紧；即便是家庭成员住得很远，也没有关系。人生中还是能遇到相当多的"有缘人"，比如你的朋友、同事或邻居等，尽管他们与你没有血缘关系，但仍然可以成为你"社交部落"中的一员。

• 与身边的人建立起关联性　别等着别人来联系你，你应该主动去联系他们，这就是友情的起源！关心他们的生活，向他们提供力所能及的帮助，久而久之就熟络了。为了拓展朋友圈，你还可以去参加书友会或是健身课等，志愿报名参加一些社会活动，志同道合往往是一段美好友谊的坚实基础。

• 线下聚会比社交媒体更重要　有数据显示，美国人每天看电子设备的屏幕11小时[11]。社交媒体正越来越多地侵占人们的时间，导致真实社交的缩水，故人们反而感觉更孤独了。神经肽催产素，一种被称为"爱意荷尔蒙"的肽类激素，对于人际关系至关重要。而它只有在真实的人际交往活动中才会分泌[12]。真实场景的人际交往还会减少皮质醇的分泌——也就是我们之前多次提及过的压力性激素[13]。当我们使用短信或电子邮件相互联系之际，大脑实际上并没有被充分调动起来，收到的刺激也是远远不够的[14]。从认知健康的角度来说，面对面交流的重要性会随着年龄的增长而增加。概括地说，年纪越大，人们越需要也应该与亲朋好友们进行面对面真实场景的社交来往。丰富的社交生活也被证明可以防止认知能力下降[15]。

• 聚会活动要有益健康　人们都有这样的朋友，他们会时不时约我们吃个夜宵，或约我们饮酒、吃甜品——以上这种聚会形式和我们提倡的生活方式完全相左！应当对此提出异议，你应该向朋友们建议，聚会时间改到早晨，一起喝喝咖啡，一起上上健康饮食课程，或者一起远足等。此类活动还能激励好友们一起践行健康的生活；或者干脆交一些新的朋友，这些朋友与你一样有着对健康生活的追求，可以互相分享养生目标。事实上，周边朋友的养生氛围是很重要的，有助于你将健康的生活方式坚持下去。

• 考虑与志同道合者同居　鉴于很多认知障碍患者对于日常事务的处理能力以及独立生活能力的不断下降，民事能力也逐渐丧失，自有住房产权相关事宜等也常难以处置。因此，他们会考虑搬去与家人同住，或者住进养老机构等。诚然，现今越来越多的中老年人选择住进公共养老社区，与相同境遇的人们同住。就和当年红遍全球的连续剧《黄金女郎》中关于健康的穿插一样❶，只不过大家讨论的不是芝士蛋糕，而是有机食物等！与志同道合的同龄友人一起居住，还能营造出一个良好的社交氛围，提高你的独立性的生存功能水平❷。

唤回远大志向

研究发现，拥有明确奋斗目标的人往往心身健康状况更好，这个研究结论适用于任何年龄段。随着人们逐渐老去，重新唤回积极的人生观与价值观变得更加重要。生活中，有些美国人下班之后不去酒吧娱乐，而是去参加各种社会公益活动，这些人往往对自己的生活充满了使命感。有研究证明，那些充满使命感的老年人，与那些欠缺使命感的老年人相比，大脑器质上虽然没有差别，但是前者的认知量表评测分数要比后者高出许多[16]。能令自己感到振奋的活动是可以起到保护认知能力的，不管是从事社会公益活动，还是书写咏颂诗歌，或是为年轻人排忧解难，尽管去做吧！"老骥伏枥，志在千里"，能拥有一个充满雄心壮志的激情晚年是一件很幸福的事情。

译者注：

❶ 《黄金女郎》是 20 世纪 90 年代美国最成功的连续剧之一，讲述了几位老太太一起居住在一个大屋子里的有趣故事。

❷ 独立性的生存功能水平临床上用于评定患者的自主生活能力，根据评分标准，可分为完全独立、有条件独立、有条件依赖和完全依赖 4 种结果。

永远不要停止学习的脚步

教育是认知障碍的风险因素之一，受教育水平更高的人患上痴呆症的风险会低一些[17]。这个现象可能跟认知储备概念有关。此概念我们在上一册里介绍过。受教育年限更长的人对衰老引起的认知退变具有更强的弹性[18]。可能有人会提问，如果我的学历水平有限，就意味着我完蛋了吗？完全不是这样！有充分证据表明，在人生任何年龄段进行学习，都能收获很好的认知健康收益[19]！

补充认知储备需要人们重塑当前的思维方式。每当人们碰到具有挑战性的工作，比如说接触到一项新技术时，总是会转向寻求专业人士（或是年轻人）的帮助，尤其当人们上了年纪以后。以后别再这么做了！将每天生活中遇到的挑战当作是能够扩大神经联系以及补充认知储备的好机会。毕竟随着年龄的增长，人们的思维方式会趋于保守（甚至更糟，变得冥顽不灵）的。因此，改换一下思维方式是相当重要的。以下是积极补充认知储备的一些建议。

• 去上课吧　许多老年人可能以前没机会接受高等教育，但不管何时学习都不晚。甚至老年时期接受高等教育，还有其他的好处：不必担心 SAT 成绩❶与大学入学标准，甚至有六成的大学还给老龄生源提供学费补贴。许多社区大学特意为老年学员量身定制了专项课程，这些课程虽然不是免费的，但是经常会打折。在多数情况下，报考老年大学课程还可能享受美国联邦政府的税收减免政策。综上所述，老年大学的课程可以说是近乎免费的，因此每个老年人都应该考虑报名参加。老年大

译者注：

❶ SAT 为美国高中毕业生学术能力水平考试，被称作"美国高考"。

学课程没有作业和考试等的压力，给每个学员营造一个轻松的氛围来享受纯粹的学习。网上的教育资源也对老年教育开放，有些配备图书馆的社区中心也能提供一些老年人的再教育课程。总之，积极接受老年再教育，一定程度上可弥补年轻时学历的不足，并有助于补充认知储备[20]。

● 学习一门外语　有部分研究发现：终生使用双语言，能够大大增加认知储备，并将痴呆症的患病时间延缓 4～5 年[21]。而且，使用的语种越多，越能起到认知保护效用[22]。然而，并不是所有的研究结论都是一致的，语言学习对于认知能力的保护作用仍旧是个争议性的话题。教育水平（毕竟不是所有使用双语的人都拥有高学历❶）与不同文化背景等都可能是造成此争议的重要因素[23]。抛开这些争议不谈，至少在大脑器质方面，双语言使用者的大脑，影像学显示其执行功能与语言处理区域具有更多的脑灰质[24]。这意味着双语言的使用对于认知健康是可以起到积极作用的。双语言技能不管是先天掌握的，还是后天习得的，似乎都能为神经系统提供保护。一支小规模的研究团队对此进行了研究，他们让受试者们接受为期一周的盖尔语❷学习，结果显示，只要每周花 5 小时以上时间进行外语学习，不管什么年龄段的受试者，其注意力转换方面的认知能力都有明显提升，并且这份提升在外语学习结束之后仍然维持了 9 个月甚至更长[25]！而另外一组智商与外语学习的研究者们也得出了同样的结论，他们发现成年之后再学习外语的人认知能力有显著提升[26]。因此，学习外语相当有益，且无论何时学

译者注：

❶ 美国是个移民国家，许多移民家庭的美国人天生就能掌握母国的语言以及英语。

❷ 盖尔语属于凯尔特语系，分为爱尔兰盖尔语与苏格兰盖尔语，在英伦三岛的部分地区被使用。

习都不算晚。去国外旅行之前学习一下当地语言也是一件很有趣并很有意义的事情。海外旅行能让你沉迷于当地的文化与语言氛围，使外语学习变得更加轻松。除了自主学习外，一对一的外教或是团体课程如今已经非常普及；线上外语教育服务也很受欢迎，其中，评价最高的平台是如师通与巴贝尔[27]。另外，在第 13 章里我们也介绍过，肢体运动与认知运动的结合能带来更好的认知健康收益。所以，何不在走步锻炼时，戴上耳机，利用西班牙语教学软件学学呢？这样做完全没问题！

• 学习一门乐器　如果小时候父母曾经逼你学习一门乐器，那你真的该感谢他们！研究显示：掌握一门乐器演奏技巧的人晚年患上认知衰退的风险会大幅度下降[28]。甚至，乐器学习的年限也在其中扮演了重要角色——学习乐器的年限越长，患 AD 的风险就越低，即使这段学习经历发生在 40 年以前[29]。另外 7 岁前就接受乐器熏陶的人，脑白质结构连通性更为强大，这是后续脑部发育的重要基础[30]。虽然，大部分人没有童年学习乐器的经历，但是人生任何时期学习一门新乐器都是有益的。曾有研究者通过双胞胎来研究相关内容，他们发现双胞胎中，成年后进行乐器学习的那位，比起另外不学习乐器的那位痴呆症发病风险减少 36%[31]。以上证据说明音乐可以刺激大脑，从而增强老年人的记忆能力。另外一项研究发现，没有钢琴演奏经验的 65~80 岁年龄段内的老年人，每周上一次钢琴课，并且坚持几个月，其思考速度以及口语流畅程度都得到了改善[32]。

听了以上这些结论，你可能会想着开始学习一门乐器。首先，你应该做的是，想一想自己究竟喜欢哪种乐器。之后，跑到乐器行里看一看，挑选一下，决定好适合自己的乐器。鉴于如今越来越多的老年人晚年都在积极地"拥抱音乐"，培训机构纷纷开班提供老年人乐器学习服务。学习班同样能够给老人提供一个有趣的社交体验，增进社交效益。

• 多做解谜游戏　益智挑战非常有趣！最近的一项研究发现：50 岁以上人群中，越是喜欢做数独与纵横字谜的人，他们的大脑功能就越是优秀。事实上，热爱解谜游戏的人，其大脑功能比同龄人年轻十多岁！其中，思考速度与精准思维方面的功能，受益最明显[33]。

聆听音乐

即便你没有学习乐器的打算，简单地聆听音乐也能提供认知能力方面的益处。最近一项通过脑功能成像（fMRI）❶的研究，发现在聆听音乐的情况下，痴呆症患者大脑的几个区域内都表现出了更高水平的功能性连接[34]。音乐刺激了深层神经连接，从而激活大脑中几个特定的脑区，其中就包括了内侧前额叶皮质（你可以把该区域理解为支持"自我参照加工"❷的大脑区域），以及边缘系统（边缘系统和情感控制的关系较大）。这就解释了为什么聆听音乐能够调动起与早期记忆相关联的情绪活动。其实，生活中人们时常能够体会到，当听到一首老歌时，思绪便会飘回到那个年代！该时期的各种记忆也会浮现在脑海中。可以说，熟悉的老歌，哪怕是几十年前的老歌，就是唤醒尘封记忆的一把钥匙[35]。

芬兰人做过一项研究，发现聆听和鉴赏古典音乐能够积极

译者注：

❶ 脑功能成像即"fMRI"，是磁共振检查的一种，可以在无创伤、非放射性条件下观察大脑功能活动，已被广泛用于神经认知科学研究以及阿尔茨海默病临床诊疗方面。

❷ 自我参照加工是一个社会认知神经科学的概念，是构成"自我"的核心部分，自我参照加工包括加工描述个人特质的人格形容词，如勇敢、勤劳等；加工与自我有关的情绪刺激；加工自我面孔，以及加工他人情绪、思想、态度和信仰等。

地影响基因表达谱❶。研究中播放了莫扎特小提琴的第三协奏曲，受试者体内的多巴胺分泌及转运、突触功能、学习以及记忆方面所关联的基因表达都有所增强[36]。聆听音乐另外一项增加神经保护的机制是通过优化体内血液中的激素水平，诱导神经元再生[37]。

因此，建议你关掉电视机，用音乐来取代它。音乐能增强运动能力、家务技能，甚至是工作效率等。你可以经常戴着耳机，既不会吵到别人，又可以增加音乐收听的体验。音乐的选择取决于你此时的心境与正在从事的活动，例如摇滚乐和振奋的古典乐等很适合锻炼时。

跳　舞

我们在第13章介绍过跳舞，相当大量的研究结果都证明了跳舞能够提供很好的认知促进功效。这里说的跳舞，不是指播放你最喜欢的音乐然后随便扭动身体——尽管这么做也是一种很好的身体锻炼——正确的"跳舞"指的是学习并记忆标准的舞蹈动作，并与舞伴共舞。跳舞既包含了肢体锻炼（光是肢体锻炼，就能保护神经功能），又包含了学习、记忆舞蹈动作的认知元素。与舞伴的社交联系和舞蹈动作上的相互磨合等显然再一次增强了舞蹈对于神经系统的保护效应。单单记住舞蹈的动作对于大脑来说不算什么挑战；但是配合舞伴的动作节奏和脚步，共同营造舞蹈的艺术表现力，似乎可以促进神经新通路的形成。跳舞需要运用多种大脑功能，并拓展神经的连通性。最近也有研究者验证了这一论点。这些研究者对老练的交际舞者与新舞者的大脑进行了影像学比对，发现这些老练的舞者，他

译者注：

❶ 基因表达谱能够描述某特定细胞或组织在特定状态下的基因表达种类和丰度信息，此类信息编织成的数据表就称为基因表达谱。

们脑内感觉运动区域的神经活动性更强，并且该区域的功能居然还发生了一定的改变，说明他们的神经可塑性水平更高[38]。

一项刊登在新英格兰医学期刊（*The New England Journal of Medicine*）上的权威研究回顾研究了一组老年人几十年间的休闲活动，得出结论：跳舞是所有活动里最有益的，跳舞减少了高达76％的认知衰退风险[39]。而另一项研究则着力于比对常规锻炼与跳舞之间的认知健康收益，发现学习一种高难度的新舞蹈，比6个月的常规锻炼能为受试者的多个脑区带来更多的脑容量提升，并且增加了脑源性神经营养因子（BDNF）的水平[40]。

这些证据还不够吗？那我再补充一条：一组60岁以上并且患有MCI的老年人，被随机分成两组。对照组和干预组，干预组内的老人采取一周两次的挑战性舞蹈干预。48周之后，干预组的跳舞老人综合认知评估结果有显著的改善[41]。

所以，考虑调整约会安排吧！把家里的舞鞋擦擦干净，与所爱的人一同跳舞吧！你可以学着跳狐步舞、探戈舞或是伦巴舞等！跳舞不仅有趣，也提供了一个完美的益脑组合：运动能力、认知挑战和社交互动的共同结合，以促进神经可塑性功能的发展。

训练你的大脑

最近问世的多项研究都指向一个结论：那就是我们确实可以通过在线大脑训练平台来增强神经的可塑性，并且任何年纪都可以。由Posit Science公司开发的脑总部（BrainHQ）是目前最有效（拥有最强的文献支持）的在线大脑训练平台。该公司主导开展的IMPACT研究项目，纳入了487位认知水平正常的65岁以上受试者，是目前大脑认知在线训练领域最大规模的临床研究，该项目旨在研究大脑认知训练是否能有效地改善记忆功能以及大脑处理速度等。受试者们被随机分为两组，一组从脑总部的在线数据库中选取 6 个训练项目，训练 40 小时；另一组则收看 40 小时的教育 DVD；之后，分别对两组受试者进行测试。结果显示，前者的记忆力与专注度比后者要显著地增加；再次，研究者将测试重复了几次，得出的结果都是相同的。更令人惊异的是接受脑训练干预者与其初来时的对比。在线视听形式的训练对记忆力的提升，等效于年轻了 10 岁；声音讯息方面的处理速度，提高了 131%。最重要的是，训练的成果直接反映到日常生活之中，有 75% 的受试者报告说他们的生活因此而获益[42]。

当然，仅有受试者的主观报告是不能说明问题的。也有批评者提出，在线认知训练提升的并不是整体的认知水平，而是那几个经过专门训练的功能[43]。确实，以上的批评是有一定道理的。单单提高那几项功能对于整体认知能力退化的保护与逆转能起到的作用确实是有限的。但即便是有限的那几项功能得到了提高，也可以提高日常生活质量。在 IMPACT 的研究项目中，3/4 的在线训练受试者都体验到了生活上的改善。这些改善直接表现在以下几方面：①以往，购物必须列出清单，训练后光凭记忆就可以了。②以往，在嘈杂的餐厅里不太能顺畅地与他人沟通，训练后注意力有很大提升，在外界杂音的干扰下，也能顺畅交流。③语言的表达更为顺畅，生活更为独立，自信心与自尊心等也得到了很大的提升。

这些直观的证据着实令人振奋！只可惜研究项目组中的受试者只接受了为期 8 周的在线认知训练，无法找到在线认知训练能够扭转认知衰退态势的明确证据。

ACTIVE 研究项目，是认知训练效用评估领域里规模最宏大的研究项目之一。它的研究范围比上面提到的 IMPACT 研究项目还要大些，纳入的受试者足有 2800 人，这些受试者的年龄为 74～84 岁，认知衰退程度并不深（如果有的话）；并且为了进一步增加研究的严谨性，所有的受试者都是从全美国 6 个不同的地区分散招募的。受试者们被随机分成了 4 组，有 3 组作为干预组接受了 3 种不同的认知训练：记忆力训练、逻辑推理训练，以及一款用于训练思维速度的电脑游戏；剩下一组为无干预的对照组。实验中所使用的各类训练干预均由精专的小班形式开展，由专业训练师引导，认知训练为期 5～6 周，每次小班训练时长 60～75 分钟；还有部分受试者另外参加了强化训练。训练的头 6 周，对受试者进行整体认知水平与各项脑功能的测试，并在此后的第 1 年、第 2 年、第 3 年、第 5 年和第 10 年分别进行了长时间的跟踪随访。

从该研究项目的最后结果来看，效果最显著的认知训练居然是那款用于训练思维速度的电脑游戏。这款电脑游戏的玩法是这样的，玩家在屏幕中心能短暂看到一辆汽车，外围能看到一个标识，他们的任务是正确识别汽车，并注意标识出现的位置。随着玩家熟练程度的提升，游戏也会逐步增加难度，汽车与标识的出现时间会缩短，屏幕内也会陆续出现很多混淆的画面。经过长时间的随访后，研究者们发现，玩过该款电脑游戏的受试者们比起对照组，患痴呆症的概率居然减少了 29%！更令人称奇的是：用电脑游戏带来的认知收益，居然比那部分参加强化训练的受试者还要多。虽然记忆力训练与逻辑推理训练也能减少痴呆症的患病概率，但是这些小小益处在统计学意义上效果并不显著[44]。

脑总部复制了这个游戏，将其称为"双重抉择"，在线上平台推出，作为脑总部在思维速度训练方面产品线的一部分。脑总部同时也兼顾了多个领域，如注意力、记忆力、人际交往能力、信息处理以及空间方位导航能力等。丰富产品线的好处就是用户的需求总是能够得到满足；你既可以选取一个特定领域的训练项目训练；也可以随机地组合训练。脑总部网站的创始人建议大家最好每周进行 90 分钟的在线训练，大部分用户则倾向于每周进行 90～120 分钟的训练，可见用户对于脑总部的信赖。

但有一点需要注意：该平台具有追溯训练进程的功能，用户也可以比对自己的分值与同龄人标准之间的差距。因此，请压制住自己的竞争情绪与好胜心等，不要把自己的压力弄得很大。就像前面说过的那样，睡眠质量、病毒感染和总体压力水平等因素都会影响你的日常表现。务必将在线认知训练当作是一种爱好及兴趣，而不是任务；记录中长期的认知进步趋势，而不是拘泥于一两天分值的涨涨跌跌。

拒绝缩减人生，人生更当开拓！

我们已经概述了好几种形式各异的大脑挑战方法：从增加社交活动，到寻求晚年生活激情，再到终生学习与追求艺术（音乐与舞蹈等）；当然，还有程序化的在线认知训练。从中可选取一些方式方法运用到实际生活当中。最重要还是在于改变你对衰老的态度，人老心不老！衰老并不一定意味着"退休"与心智上的"缩减"；衰老其实也是一种"成长"。我们之前的人生旅程主要是在履行各种责任：照顾家庭、赚钱谋生、建设社会，等等；但当我们步入老年时期，肩上的社会与家庭责任就没有这么重大了。因此，老年时期其实是一个完美的时期，允许人们花费更多的精力去追求自己的爱好！认识新朋友，学习新技能，拥抱音乐和舞蹈等，尽情地顺从自我内心的激情吧！这种心态不仅能使晚年生活更加充实，还能有效地延长寿命！如果你想进一步了解和探讨这方面内容，强烈推荐大家去阅读 *The Brain That changes Itself*（诺曼·多尔奇著）一书。

第 17 章

尽一切所能，皆为口腔及牙齿健康

> 每当你触及世界的尾部时，务必要明白另一端也
> 必然存在着世界的牙齿。

——李香凝

我知道，这听起来可能会有些奇怪：从某种角度来说逆转阿尔茨海默病（AD）也算是一个成功的奇迹了，尽管这份成功没有维持多久——等到你被确诊患有 AD 的时候，实际上你的大脑已经尽力保护自己几十年了。如果大脑没有这样艰辛的挣扎，你的认知能力可能早就沦陷于"敌人"之手，而不是等到一二十年后再发病。正如我在前面篇幅中叙述的——这些病理要素，认知健康的"敌人"，来源于方方面面：例如高糖饮食习惯导致的胰岛素抵抗；又如"肠漏"；或是产生了毒素的特定霉菌——黑葡萄穗霉菌与青霉菌等。然而，猜猜看，认知能力的最大"敌人"来自哪里呢？你一定已经猜到了——就是你的口腔！上一章节我们说到过，扩展社交活动对于认知能力有益处，而社交活动就是要广泛地用嘴巴、用语言来表达爱意与友好。不幸的是，与此同时，嘴巴也带来了导致认知能力下降的几大隐患：①汞合金为原料的口腔耗材，导致重金属离散至口腔中[1]；②由单纯疱疹病毒引起的口周疱疹[2]；③牙周炎[3]；④牙龈炎[4]；⑤牙齿根管问题（尽管这一点尚有争议）；⑥口腔微生物组[5]。现在就让我们分析以上 6 个"敌人"，并探讨一下"破敌"之策，以便从口腔角度来保护或逆转认知衰退

进程。

汞合金制品

此处讨论的主要是老式的银汞合金材质的口腔耗材❶，这种填充物中大约55％的成分是汞，又称水银。使用银汞合金材质的口腔耗材每天会导致 10 μg 左右的汞离散到人的循环系统之中。和海鲜食物中所蕴含的汞不同，海鲜中的汞是以有机汞化合物的形式存在的；而银汞合金口腔耗材中的汞，则是无机汞（虽然无机汞最后还是会在肠道内被转化为有机汞）。尿检、血检以及头发内汞的检查❷，都可以检测出人体内两种形式汞的水平。鉴于无机汞和有机汞这两种形式的汞化合物最终都会造成认知衰退，所以，对体内汞水平的检查是极其重要的，每个人都应该定期检测一下。银汞合金材质耗材对于身体毒害的计量方面存在着一个问题，那就是耗材所离散出的游离汞，与口腔内的汞离子数量并不简单地呈现线性关系。简而言之，就是并非汞合金中的汞元素占比越大，口腔内的汞就越多。反倒是银汞合金耗材与口腔、唾液接触面积的影响要更大些，全口的银汞合金义齿（假牙）就比单个假牙危害更大。

因此，每一个检测出体内汞水平超标的，或已表现出认知衰退症状者，都应该将口腔内任何银汞合金制的牙科耗材（不管是假牙还是牙齿填充物）彻底地清除移走。可惜安装容易清除移走难。在拆换银汞合金耗材的过程中，人体接触到的汞水平会短暂地增加。最好的办法还是求助于特种生物牙医，这种

译者注：

❶ 银汞合金是一种历史悠久的材质，常用于制作义齿（假牙）以及牙科充填材料。

❷ 发汞检查即检查头发中汞的含量，发汞可以精准反映人体内汞的水平，正常人群中发汞含量为 2.5 μg/g。

牙医对拆除银汞合金耗材较为熟悉，他们能够最大限度地减少拆除过程中汞的暴露水平。如果口腔内部只有为数不多的几个银汞合金制的假牙或牙齿填充物，最好先拆换一两个，几个月后再拆换另外一两个，以此类推；直到口腔内的汞合金制品全数移除掉。这样做的好处就在于可以将汞的暴露水平降到最低，并且给了身体几个月的时间去清理拆除过程中积聚的汞。

口周疱疹

口周疱疹❶通常是由单纯疱疹病毒 1 型（HSV-1）造成的，部分可能由单纯疱疹病毒 2 型（HSV-2）引起。它是一种极其常见的疾病，易反复发作，迁延难愈。这一特征提示单纯疱疹病毒可能隐藏在三叉神经节❷的神经细胞内，这些神经细胞负责面部的感官，传导痛、温、触等多种感觉。庆幸的是，单纯疱疹病毒看来并不会对三叉神经节中的神经细胞造成长期的伤害。然而，不幸的是，这些神经节细胞有两条"胳膊"，一条伸向人们的嘴唇与面部，另一条则向上伸进了大脑，正是这条伸进大脑的"胳膊"，给了病毒进入大脑的机会——说实话，病毒通过这两条"胳膊"，既可以"下来"到达我们的嘴唇（造成口周疱疹），又可以"爬上去"到达我们的大脑。

路德·伊扎基博士终生研究单纯疱疹病毒与 AD 之间的重要潜在联系。她指出，疱疹治疗理应被添加到 AD 的诊疗手段之中。中国台湾地区的研究者们曾经开展过一项非常引人注目的研究项目，他们发现：在疱疹反复发作的人群中，主动接受疱疹治疗的人相较于放任不管的人，痴呆症的发病率显著减少了80％之多！基于这项研究的惊人结果，我们判断主动去干预疱疹的发病，对于促使痴呆症发病风险最小化的系统方案是有很大价值的。这里，罗列出几种应对方法：

长期预防性地服用阿昔洛韦或伐昔洛韦是一种高效的对抗疱疹方法，长期预防性服用抗病毒药物的效果和疱疹发生初期进行干预性治疗的效果是一致的。这些药物的副作用很小，且大体上不太容易耐药，因此，很多人会数月甚至是数年地持续服用。常用的口服剂量为500～1000 mg，每1天或2天服用1次。

有些人则更倾向于运用非药物手段。如选择一些非处方补充剂来对抗疱疹；比如赖氨酸、腐殖酸（胡敏酸）和富里酸等。另外，增强自身免疫系统，支撑免疫系统的天然抗病毒作用也可以作为额外的抗疱疹思路。用于增强免疫系统的产品很多，例如心叶青牛胆、活性己糖相关化合物（AHCC）、天然蜂胶、麦卢卡蜂蜜、小檗碱（黄连素，可以降血糖，用于治疗2型糖尿病）、低剂量纳屈酮、胸腺素 α-1 以及转移因子 PlasMyc（Transfer Factor. PlasMyc™）等。

牙周炎

顾名思义，牙周炎就是牙齿周围组织出现的炎症，常伴有牙龈萎缩等。它由各种病原微生物感染引起，比如牙龈卟啉单胞菌、齿垢密螺旋体、核梭状芽孢杆菌和中间普雷沃菌等。当你的牙齿以及牙龈非常健康洁净时，这些病原微生物的数量是比较稀少的，一旦你的牙齿、牙龈不再健康时，它们便开始定植于口腔中，并入侵牙周组织。不要以为这些病原微生物仅会造成口腔方面的疾病，实际上它们会危害全身！它们往往与那些骇人听闻的严重疾病有着密切关联——例如，心血管疾病中常见的各类血管斑块、癌症中出现的细胞无限增殖，以及 AD 患者的脑部病变等，其背后都能发现牙周病原微生物的影子。它们有能力进入人们的血液循环系统，并"勾搭"血管内皮细胞，造成心脏疾病等；它们进入人们的内脏，为癌症的病变过程添薪加火；它们也会穿过血脑屏障而上达于大脑，成为导致认知障碍的重要因素之一。这些可怕的事实，催生了口腔科学与口腔护理方面的新进展。正如查尔斯·惠特尼博士所说的那样——我们对于 AD 的研究不能光看大脑，要糅合整个身体健康，以整体思维来分析；口腔健康领域也一样，必须考虑到口腔健康与慢性系统性疾病之间的广泛联系。

因此，当你在细心呵护自己的牙齿时，实际上也是在保护自己的认知能力。为了能在认知"保护战"中大获全胜，请参照以下步骤：

• 先和你的牙医好好聊一下有关这些病原微生物的事宜，做个相关病原体的检查（如牙龈卟啉单胞菌等），可用口腔拭子 DNA 检测等。此类检查能够准确地告知你，口腔内的病原微生物数量是否处在危险水平，也让你对自己的整体口腔微环境有一个大致的了解。

• 如果检查下来确实存在着高增殖水平的病原微生物，可以尝试使用广谱抗菌牙膏与漱口水等，它能够有效降低增殖水平。除此之外，别忘了向牙医求助，他们能提供专业的建议。

• 平时可以使用洗牙器与电动牙刷等，来帮助提升整体口腔卫生及健康。

• 可以尝试一下油拉疗法❶，油拉疗法操作起来非常简单，就是用油漱口。早晨刷牙前，注意不要喝水，取一匙椰子油含

译者注：
❶ 油拉疗法是源于印度阿育吠陀医学的一种保健法，被认为是一种简单安全的排毒方法。

入口中，做漱口动作，注意不要把油喝下去，含漱 10 分钟后再吐出。油拉疗法能有效减少引起蛀牙的病原微生物数量。

- 如果你的牙齿根管❶存在问题❷的话，建议和牙医反映一下这个问题，并确定一下是不是需要做根管治疗之类。因为牙齿根管病变可能是慢性炎症感染的原因之一。

- 如果你患有牙龈炎——即牙龈部的炎症，通常会伴随有牙龈出血，并且在杀灭相关病原体后病情仍在迁延反复，那么你的牙龈炎有可能是由于经口呼吸引起的，空气中的各种细菌病毒被吸进了口腔，因此，应尽量使用鼻腔呼吸。

- 人们知道优化肠道微生物菌群是大有好处的。优化口腔内微生物菌群其实也是同样的道理。优化口腔内微生物菌群能够有效杀灭病原菌。而且，现在市面上也可以买到口腔用的益生菌补充剂，如唾液链球菌属等。

以上这些步骤能够最大限度地减少口腔中的致病细菌，减少牙周炎和牙龈炎等的发生，改善口腔微生物菌群，预防蛀牙，美化牙齿；以及最大限度地减少口腔病原体进入大脑，从而有助于防止认知能力的下降。

译者注：

❶ 牙齿牙根中间的管道被称作根管，牙神经、牙齿血管以及牙髓都存在于根管里。

❷ 牙髓炎、牙髓坏死和牙根感染导致根管中充满坏死的牙髓以及炎性物质等，被认为可能对认知健康有负面作用。

• 第 18 章 •

将数据转化为成功

勇敢地做自己，永远都不迟。

——乔治·艾略特

组建自己的健康合作团队

成 **为你自己的健康倡导者**　光是读完本书，证明你在保护大脑健康方面已经跃进了一大步，毕竟你已知晓了许多影响脑部健康的因素，脑健康知识也已相当充实了。凭借着这些健康知识，你完全可以做自己的健康倡导者、践行者。我们来回顾一下知识储备——你已学会了如何避免胰岛素抵抗、营养与激素缺乏症、慢性炎症、毒素以及更多不良因素，你懂得了你所需要的最佳生物标记物控制目标，才能在迈向健康的道路上对其不停地进行追踪与调整。

找到志同道合的社交部落　那些预防认知衰退或希冀将认知能力下降程度最小化的人，大部分都很愿意入驻线上的社群平台，与志同道合者一起交流，比如说非营利性社群网站ApoE4.Info。网站上大部分的用户都携带有一个或两个ApoE4基因，且积极遵循并使用我们所构建的个性化预防与逆转程序。网络社群中的成员既有各年龄段认知能力各异的普通人，也有学者、科学家、临床医生，以及其他卫生健康领域的专业人士等。他们的共同目标只有一个：就是通力合作，相互交流，让自身的认知健康水平始终保持最优化。专业人士经常在社群中分享他们随机对照试验等课题成果，互相探讨/分析最新医学研究进展，以及向那些欠缺医学背景的用户进行健康宣教。另外，也有很多用户用自己的病情来做实验，他们在践行个性化程序的同时，时刻监控并调整自身的生物标记物指标，探索最适合自己的个性化治疗方法（参阅下文"迈向胜利之器"，以查询可用的消费级实验室检查产品）。

与一位传统卫生健康专业人士合作　在理想情况下，你总能够在本地找到一位固定的合作医生。通常，最好的选择是去结交一位你已熟识并建立起信赖关系的医生。有些患者向我反映说他们把《终结阿尔茨海默病》一书分享给合作医生，往往能够收获合作医生的好评；这样，在他们施行个性化程序时能得到来自专业人士强有力的辅助。是的，世界上有很多临床医生、医生助理或护士等，他们博爱、睿智且充满热情，会很乐意与你合作。当你迈出与他们交好的第一步时，你不仅能够收获一位会在抗病过程中大力辅助你的好搭档，同时也能收获一份真挚的友情。我们之前提到过的很多生物标记测试对于专业医生而言，是很容易做到的，并且由他们来处理的话，医保还能报销。

考虑与功能医学从业者合作　如果你的身边找不到可以合作的传统医学领域的专业人士，那么不妨考虑一下功能医学医师。从事功能医学事业的执业人员，大多有着自己的本职领域——如药剂师、自然疗法医师、骨科医生、脊柱治疗师、执业护士或是医生助理等，他们常常在自己本职领域外又接受了功能医学相关的学习与培训。功能医学的宗旨是以患者为中心，重点以基于综合科学的医疗保健技术来寻找疾病的根本病因，而不仅仅局限于某单方面的对症治疗。另外，执业营养师、饮食学家、健康教练以及心理健康方面等的专业人士也可以考功能医学的认证执照，从这个层面上来说，功能医学医师就是一职多能的交叉型人才，故何不拿起手机搜索一下相关领域的且拥有功能医学资质的专家呢？他们的首次面诊会耗时比较长，需要1小时甚至更长的时间；与之相对，传统的临床医生的标准首诊时间才7～15分钟。更长的首诊时间确保了功能医学医师能够收集到足够的诊断信息及患者既往的情况等，能让他们给出更为精准而全面的治疗方案。有些功能医师本职并不是临床医生，而是健康教练或饮食营养学家，他们虽然不能像临床医生一样直接对你进行治疗性干预，但是仍然可以在你施行个性化程序的过程中引导并帮助你。与功能医学从业者合作的一个缺点是保险公司可能不会报销功能医学方面的治疗项目，或者你必须先自费一部分，然后才给你报销剩余的部分。有部分功能医师会选择让你在传统医保的报销范围内尽可能做相关检查，在最大限度上减少患者的支出。有极小部分的功能医学诊疗项目，是被传统的医疗保险所覆盖到的。其中，甚至包括美国老人医疗保险（Medicare）❶。最好直接与商业保险或联邦保险的办公室联系，去查询账单，以便你可以正确地预计治疗费用。

考虑使用阿波罗健康公司的服务（www.apollhealthco.com）

这家公司直接向普通消费者提供"眼底镜检查"❷，公司运营着一个脑健康社群，社群里每天都会分享与保护认知衰退相关的新资讯，同时也提供在线的大脑训练、认知评估、营养学方面的信息。如果社群平台提供的普及知识你不感兴趣，也没关系，社群平台内有订阅服务，由本书作者布来得森博士带教的医生们已经入驻，订阅他们的个人账号后，就能收到相关服务信息的精准推送。

迈向胜利之器

我们需要收集大量的身体数据以量化逆转认知能力的进程，而收集数据需要用到相应的外接设备，本处内容将对个性化程序中所用到的检测设备进行整理。我们要求你在整个过程中都持续收集监测各类指标与身体数据，因为数据是迈向胜利不可或缺的要素。仅仅期待着自己能一直走在正路上，这是远远不够的！我们需要你时刻追踪、监测自身的反馈信息、关键指标以及认知测试的分值等，然后随时调整自己的干预策略。我们会罗列出所需的关键工具，从最基本的工具，到较为高端的设备。有些工具，比如说手持血糖仪和计酮器，干预程序伊始对于评估基线指标是很重要的，但随着干预进程的深入，可能就渐渐地变得没那么重要了。千万别担心，并不是一定强制要求把所有的工具都配置齐全！你先仔细阅读以下列表，好好想想哪些工具是你已拥有的，哪些是有用的，哪些是暂时用不到的，又有哪些是你完全不需要的。毕竟每个阶段都有实施个性化程序的人，大家的起点不同。你们中的有些人可能已经根据手册上的内容施行干预程序一段时间或很长时间了，在此对你表示敬意！请将主要的精力与财力放在那些你认为能够有效增强干预程序的工具上。务必注意：你对各种工具的需求，会随着干预程序实施的不断深入而变化。

日记本 强烈建议你，在实施个性化干预程序的进程中用一个日记本来追踪记录自己的认知能力以及各方面情况的变化。不管你是在哪个阶段改变生活方式，你（或你的配偶/照护者）都应当成为你的首席研究员。这样做，有助于追溯并比对

图 18-1

实施干预措施之前及之后的情况与改善程度。而将身体各种参数、改善情况与不良反应等一一记录在日记本上，便能够更清晰地进行前后对照，哪些干预策略是有效的，哪些是无效的；哪些适合自己，哪些会带来副作用。基于此，我们可以对干预策略进行必要的调整与修正。

能同时测量血糖与酮症水平的两用仪　　这是一种小型的手持设备，设备的一端有采血针（一根带有弹簧针的笔状部件），用采血针采集一滴血，再通过专门配置的试纸条来获取你的血糖与血酮的数值。对你来说，血糖与血酮（BHB）都

图 18 - 2

是至关重要的数据，故能精准获取这两种数据的仪器是很必要的（尤其在你血酮水平很低的情况下）。在施行干预程序的伊始，你会发现血糖血酮两用检测仪超级有用：知道了自己的相关数据，然后进行针对性的干预调整，对于适应轻度酮症状态而言有莫大的帮助！等度过初始阶段后，你或许已经大幅改善胰岛素抵抗状态，并已对进入轻度酮症状态的操控轻车熟路了，此时你只要定期检测，或是等到身体不适时再测。

需要提示的是：与血酮检测相比，尿酮检测对于低水平的酮症水平是不够精准的。而呼吸酮监控仪测量的则是丙酮，丙酮是另外一种酮化合物，并且呼吸酮检测会受到淀粉/酒精饮品中的碳水化合物影响，导致检测结果出现误差。

如何利用好血糖数据？

● 如果你已经确诊患有糖尿病，且正在服用降血糖药，那么，在开始个性化干预程序之前必须告知专业临床医生，并在医生的配合下进行本治疗程序。KetoFLEX12/3 饮食干预原则最终能够减少，甚至消除对降糖药物的需求，所以医生会根据

你血糖改善情况，逐步减少药物的使用剂量❶。

• 时刻记录好血糖监测值，以便随时追踪干预进展。血糖值是实时的量化数据，能够在数值上反映出身体对于进食的反应：餐前餐后血糖值的波动水平一定程度上反映出胰岛素抵抗的修复进度——波动值变小，说明胰岛素抵抗情况有好转。

• 请始终按照厂家的指导说明进行血糖测试，厂家配置的血糖检测条价格便宜，并且很容易买到。

• 检查早晨的空腹血糖是很有益的，要注意自测之前不仅不可以吃东西，也不可以喝咖啡、服用补充剂，以及任何药物等。晨起空腹血糖的控制目标应该为 3.89～5.00 mmol/L。

• 如果你早晨空腹血糖指数在理想区间内，那么可能你对于胰岛素是较为敏感的。这样，你就不用每次进食后都检查一次餐后血糖（除非你想测试一下特定食物对身体造成的影响）。早晨空腹血糖至少应该连续监测 1～2 周，观察数值是否一直恒定地保持在理想区间内，但凡出现一次数值波动，都要复测餐后血糖。

• 如果你的空腹血糖数值超出了理想区间，那么你应当在餐后测试血糖波动值，以判断是哪种食物造成了血糖的飙升，并以此来调整饮食结构。

• 严谨的餐后血糖检测需要进行两次采血测试，餐后 1 小时测第 1 次，餐后 2 小时测第 2 次。有些人可能会出现血糖延迟上升的现象，餐后 1 小时测出来的数值可能看起来会很正常，因此，安排第 2 次测试就可避免这一漏洞。

• 餐后 1 小时所做的第 1 次测试，血糖指标应当控制在 5.00～6.94 mmol/L。餐后 2 小时的第 2 次测试，血糖指标应

译者注：

❶ 随着胰岛素抵抗情况的逐步好转，不调整降糖药剂量的话可能会导致药物性低血糖，因此应当严格遵循作者此处所述。

当控制在 5.00～6.11 mmol/L。餐后 5 小时（正常饮食）后，经过长时间的消化代谢，此时你的血糖值应当回复到空腹区间，一般为 3.89～5.00 mmol/L。

• 如果血糖指标各方面都超出了推荐值，就需要甄别出所有可能造成你血糖飙升的食物。很明显，含有葡萄糖以及果糖的食物都会造成血糖飙升，甚至所谓"健康食物"如水果，也是如此。淀粉类的碳水化合物，例如白薯、米饭、燕麦、意大利面以及面包的快速升糖作用人人皆知。此处不再赘述。以往被认为对身体有益的红薯，也能引起血糖的飙升，因此，仅推荐少量食用。除这些生活中常接触到的精致淀粉类食物外，抗性淀粉❶其实也是升糖的罪魁祸首之一。尽管抗性淀粉的升糖能力没有精制淀粉那么强，鉴于上述原因，富含抗性淀粉的豆类食物与藜麦等也不宜多吃。此外，富营养化的膳食也会导致血糖指数上升，故应该经常考虑日常饮食结构中碳水化合物与蛋白质摄入量是否过高。

• 甄别出"升糖祸首"之后，应当马上改吃健康类食物，并且用健康脂肪（特级初榨橄榄油，常规橄榄油，椰子油与种子类油）来烹饪它们，蔬菜则选用那些非淀粉类的蔬菜。饮食结构调整后，别忘了进行餐后的血糖监测与记录身体反馈。

• 请注意，不同人对同种食物的升糖反应是完全不同的。这是基于各人的遗传特点、总体健康状况、肠道微生物菌群情况、压力水平，以及其他多种因素而定。哪怕是同一个人，在各种因素影响下，对同一种食物的血糖反应也不尽相同，压力、

译者注：

❶ 抗性淀粉俗称难消化淀粉，较其他淀粉较难降解，吸收速率较慢，升糖能力不如其他淀粉那么强。并且，饱腹感维持时间更长，近来受到许多健身瘦身人士欢迎。土豆、香蕉、米饭、玉米，以及豆类等中都含有丰富的抗性淀粉。

不良睡眠、激素水平，以及许多因素都会造成影响。正确加以甄别，并尽可能避免"升糖祸首"饮食，对胰岛素的修复进程将有很大帮助。

● 一旦你进入了轻度酮症状态，即身体从葡萄糖供能为主的模式转换为脂肪供能为主的模式，你晨起的空腹血糖可能会随着时间的推移而逐渐升高。不过不用担心，只要血酮值始终大于 0.5 mM，就不会有太大问题。如果糖化血红蛋白与空腹胰岛素也保持在理想范围内，那就完全可以高枕无忧了。

● 在你的身体完全适应轻度酮症状态几周后，每周匀出一天时间进行碳水化合物为主的饮食，让身体在脂肪供能模式与葡萄糖供能模式之间自由切换，这样做，有助于保持身体的代谢灵活性。代谢灵活性在之前的篇章中已经介绍过。在锻炼自身代谢灵活性过程中，有些患者可能会出现认知模糊现象，此时，应当记录下认知能力改变的表现，并在下一餐及时改回生酮饮食。

● 运动过后血糖值可能会短暂升高。那是因为运动会促使肝脏释放更多葡萄糖以供身体使用。不过，这没关系。因为稍事休息后，血糖值就会跌回到锻炼之前的水平，甚至更低。

如何利用好血酮数据？

● 程序施行伊始，你可能无法很好地生成酮体❶（此处指的是内源性生酮，这也是我们的长期目标），但是等到你将空腹血糖控制在 3.89～5.00 mmol/L 的目标区间内时，内源性生酮状态就达到了，这一过程可能需要数周至数月的时间，它取决于

译者注：

❶ 内源性酮指的是身体主动使用脂肪供能，利用酮体为大脑供能，而阿尔茨海默病患者的大脑无法有效处理葡萄糖，转向酮体供能对于大脑功能而言是有益的。与之相对的，外源性酮症则是由外界摄入的脂肪所造成的酮症状态。

自身胰岛素抵抗的严重程度。因此，在此程序施行伊始，内源性生酮无法达成之际，不妨使用外源性的酮体补充剂，摄入健康的脂肪（椰子油、MCT 油、酮盐或是脂类补充剂）等来过渡一下。外源性生酮可以暂时让身体进入轻度酮症状态，但在这个过渡阶段里身体并不能彻底适应，我们的最终目标，还是要达成内源性生酮。

● 时刻追踪血酮水平能够提供实时数据，帮助你确定自己是处在葡萄糖为主的供能模式，还是脂肪为主的供能模式，因为酮体就是脂肪代谢的产物。

● 请始终按照厂家的指导说明进行血酮测试，血酮检测试纸条要比葡萄糖检测条贵一些。好在当你完全适应轻度酮症状态后，身体能够感受到供能模式的变化，这样就不用再去经常测量血酮了，能省下不少钱。当然，不同血酮水平下的认知能力、情志变化及精力的改变等都必须记录下来，定期比照及时调整。

● 当空腹血糖处于理想范围内时，你可以在早晨检查空腹血糖的同时一并检查空腹血酮（毕竟推荐的是两用设备）。如果采血速度够快，两项检查可以用同一根手指上的血液，扎一针即可。刚刚开始可能会有点难，因为你不够熟练。不过时间久了，就熟练了。由于各种原因，早晨空腹时的血酮值全天最低，但不能低于 0.5 mM。

● 为了达到修复胰岛素抵抗以及改善认知障碍的效果，血酮值的目标区间为 0.5～4.0 mM。对于症状比较严重的患者，控制目标要严格一点；血酮值的最低下限需要提高到 1.0～4.0 mM。而对于尚未发病的高危患者，或是只想预防认知障碍的人们，下限放在 0.5 mM 即可。身体对干预程序的最终反馈会帮你找到最合适自己的血酮值。

● 随着禁食时间的延长，你的血酮值会变得更高。原理在于当身体中的葡萄糖库存消耗完毕之后，会自动切换到脂肪为主的供能模式。而酮体就是脂肪代谢的产物。

• 结束禁食之前可测一下血酮值，这时血酮值会比早晨空腹时高出不少，并且，可能是全天血酮的最高峰。

• 运动过后血酮值可能会短暂地下降，原因上面已经说到过，运动会促使肝脏糖原释放到血液中。这现象只是暂时性的，且无关紧要。此时，反倒是应该更加积极地进行锻炼（详见第13章），运动锻炼后的恢复过程能够增加生酮水平。

• 饮食结构需要调整，碳水化合物的摄入量必须放低，同时提高蛋白质以及健康脂肪的摄入量。低碳水化合物、多脂肪、多蛋白质的饮食结构能够帮助你提升并维持全天的血酮水平。

• 如果餐后测出血酮值下降了，提醒你这顿饭健康脂肪的摄入量不够，而碳水化合物以及蛋白质却吃多了。

• 睡前的血酮值通常是全天的最高水平，这取决于你的代谢水平、健康程度、禁食时间长短、生酮饮食的经验以及饮食时间的安排等。另外，你在日间已经用过 KetoFLEX12/3 三大干预策略：禁食、体育锻炼以及饮食调整，全套做完之后血酮值自然会有所提升。

• 等到身体彻底适应了轻度酮症状态后，请留意任何感官上的改变，如饥饿感是否有增强，认知能力以及精力等是否略微下降，或情志上有无改变等。正如上文所述，这些可能是身体脱离酮症状态，切换回葡萄糖供能模式的线索。

• 饥饿感增强通常可能是体重减轻的迹象。所以，需要使用体重秤进行核实。若是生酮期间减重过多，可参照本书第8章"增加体重的策略"所述方法应对。

• 其他一些因素，如睡眠质量差、压力大，或是其他疾病等，都可能会影响酮症水平。若你在迈向适应酮症状态的道路上遇到了瓶颈，不妨重新回到起点。一般来说，只要身体成功适应过一次，那么再度继发内源性生酮与酮症是很方便的。有些人反映说，摄入少量的椰子油以及 MCT 油进行"搭桥"，有助于酮症状态的再适应。

动态血糖检测系统（CGM） 这是一种提供高质量数据的仪器，可以每隔 1～10 分钟监测一次葡萄糖，最长可以持续追踪 14 天。它通过贴在手臂上的一个小小的传感器来收集数据，并将数据信号传送到显示屏、智能手机或智能手表等的上面，你能通过这些实时的动态

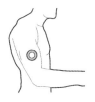

图 18 - 3

数据来甄别哪些特定食物会影响你的血糖值。CGM 在夜间睡着时也可以持续监测血糖值，而且还能在你出现夜间低血糖时发出报警。CGM 相对来说更为便宜，但是它需要医生出具处方方可购买。

一台精确的体重秤 体重秤上不需要花太多钱，唯一需要确保的就是这台秤的精度。称体重要注意，在每天的固定时间，并穿固定的衣服称，以减少误差。KetoFLEX 12/3 很容易就能把你的体重降下来，不过请

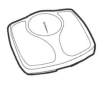

图 18 - 4

当心，不要把体重降得太低了，女性的 BMI 低于 18.5，男性的 BMI 低于 19，即属于体重过轻，其对于认知能力是有害的。维持体重相关内容详见第 92 页"增加体重的策略"。

计步器 计步器是一个非常便携的小设备，它可以通过记录你的每一个步伐，来准确估算出你全天的活动水平。一般计步器的说明书上都会叮嘱使用者经常校准仪器。基于这个特性，戴着计步器活动时步幅要保持

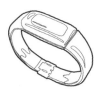

图 18 - 5

恒定，用你最习惯的步幅行走就行了，这样有助于提升计步数据的准确性。对计步器的款式，我们推荐使用那种便宜的、无

Wi-Fi 功能的款式，这种朴实的款式能最大程度地减少锻炼过程中所受到的电磁辐射。当前市面上的高科技计步器着实很诱人，并且功能确实很不错。不过，请记住，功能丰富意味着电磁辐射量也强一些。

克罗诺饮食记录器　克罗诺饮食记录器❶是一种免费的在线营养记录工具，它具有许多不错的功能：比如，追踪三大营养素（即碳水化合物、蛋白质与脂肪）的比例等。关于三大营养素的最佳比例，请参阅第 12 章"跟踪大营养素摄入比例"的部分，把控好三大营养素的摄入比例，有助于内源性生酮的形成和达成轻度酮症状态。

图 18 - 6

电子食物秤　若要做到三大营养素的最佳摄入比例，一台精良的电子食物秤是必不可少的。电子秤能帮你省下很多时间，而且，价格不贵。普遍在 15 美元以下，绝对

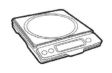

图 18 - 7

是物超所值。最重要的是电子食物秤可以将配菜的计量单位细化到"克"或"盎司"，正好适配克罗诺饮食记录器。更别说电子食物秤带有去皮称重的功能了，它能够更加精确地对食物的摄入量进行计算。

自动血压表　一套自动的家用血压监测仪器对于监测个性化程序干预进程是莫大的助力。而且，你甚至不用另外花钱去配置它，每个药店都有免费的自动血压表供你使用。监测血压对于正在服用降压药的高血压患者，或时常会出现低血压症状的人而言，

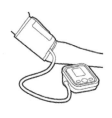

图 18 - 8

译者注：

❶　Cronometer 是一种个人饮食和健康追踪工具，专注于详细的营养摄入数据记录和分析。官网地址为：https：//cronometer.com/。

尤为重要。不过，建议这类人群还是自己在家中配置一套，毕竟它价格不贵，而且很容易买到。一直跑到药店去蹭也不是很方便。KetoFLEX12/3生活方式可以自然地帮助降低血压，并让你最终彻底摆脱降压药。当然，KetoFLEX12/3的健康策略要和降压药联合使用，因为健康策略的调整是很缓慢的，不可能一下子就降下来。如果出现头晕、眼花与疲倦等症状，要及时监测血压，是不是偏低了？偏低的话，需要立即咨询医生，看看是否需要减少降压药的剂量。而对于低血压患者来说，在施行过程中要当心自己的血压是否会降到更低水平。饮食可以改善低血压的状况。务必确保饮食中有足够的钠元素❶。

脉搏波速检测仪　这是一种家用的小型便携式心脏检测设备，你只需将脉搏血氧仪的夹子夹在手指上，便能得知你的动脉血管弹性与健康程度，小夹子会把数据信号传送到你的智能手机或是平板电脑上，一目了然。手机与平板上的客户端需要你仔细填写

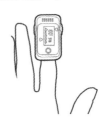

图 18 - 9

年龄等信息，并根据专有的算法，得出精准的可视性数据。因此，这款产品非常适合监测 KetoFLEX12/3 给心脏病患者带来的改善状况。该产品经过缜密的科学验证，具有坚实的理论基础，唯一的缺点就是略贵，一套售价为 195 美元。

连续脉搏血氧仪　这种便携式的小型检测仪器能够帮助你排查睡眠呼吸暂停问题（其他状况也可以排查）。关于睡眠呼吸暂停，我们在前面的篇章里详细介绍过。它会造成血氧饱和

图 18 - 10

度的下降，这与认知障碍息息相关。这种设备一方面可以通过医生开具处方租借，也可以自己花钱购置。这里推荐两款，因为市面上只有这两款达到了医用级的精准度。一款售价 149.99 美元，它是一块智能手表，提供 24 小时不间断的数据收集与分析功能，来连续监测用户的血氧饱和度与脉搏，不仅可以用于监测夜间的血氧饱和度，也可以拿来监测白天的血氧水平。你可以通过蓝牙或有线连接的方式，将手表上的信息下载到 Windows 操作系统的电脑上。缺点是这款产品不兼容苹果系统以及安卓系统的设备。而且，有些消费者反映戴着智能手表会令人难以入睡。另一款产品售价 149 美元，可以同时兼容安卓设备和苹果设备。该产品使用一种小型光学传感器，夜间入睡时将传感器贴在额头的正中央，就可以测量夜间的血氧饱和度以及心率等。之后，传感器把数据传导到手机与平板的客户端中，客户端再根据这些数据，自动生成一张详细的睡眠血氧检测报告。这款产品的唯一缺点就是只能夜间入睡后使用。

更多有关于夜间血氧饱和度的信息请查阅第 14 章。

睡眠质量监测　如今，监测夜间睡眠质量的设备可谓是琳琅满目：既有戴在手指上和手腕上的，也有放置在床边的；甚至还有藏在床单以及床垫下的。虽然形式各异，但这些设备都旨在为消费者提供有关睡眠质量与有效睡眠时间方面的数据。而这些都与 β 淀粉样蛋白的转运及清除有关。

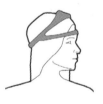

图 18-11

睡眠监测设备更多监测的是睡眠时躯体的移动度、心率，以及呼吸频率参数等，并对参数进行组合，以此得出较为准确的睡眠质量与有效睡眠时间等的数据。单单测量脑电波是不够准确的，只能粗略地估计。若你想对自己的睡眠质量进行严谨、精确的监测，推荐使用一款 FDA 认证的二类医疗设备，它既可以监测睡眠时脑部的活动，也可以监测呼吸频率、心率以及躯体移动度等；次日，它会在 App 上为你推送一份精准且详细的检测报告。这款产品的主要外设置是一根带子。晚上睡觉时，你只需将这根带子套在额头上即可，无任何不适感。这款产品的 App 还附带睡眠辅导功能，手把手地指导你改进睡眠质量。全套设备售价为 499 美元。

智能戒指　喜爱数据收集的朋友们，千万别错过这款智能戒指。它看上去像一种男士款式的戒指，实际上内部却蕴含了各种高科技的电子元器件。它能检测睡眠质量、心率、心率变异性、

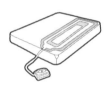

图 18-12

活动量、体表温度以及躯体移动度等，使用者还不会受到 Wi-Fi 的伤害。这么优秀的产品，相信你已经意识到了，价格确实不便宜，基础售价 299 美元起。

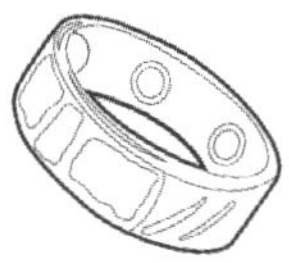

水冷床垫　降温床垫能够有效地帮助你提升睡眠质量，却不需要太多的电费。水冷床垫的原理是：床垫内部有循环冷却水，同时温控系统嵌在距离床面至少 46 cm 的地方，这样可以最小程度地减少用户在电磁辐

图 18-13

射中的暴露量。温控系统相当出色的水冷床垫，价格自然不菲，基础售价 499 美元起。虽然乍看上去貌似很昂贵，但考虑到后续为你省下的电费（也节能），其实是更省钱的。对于居住在热带气候下的居民来说，尤为合适。因为在炎热的气候下空调是很难做到全屋凉爽的。

消费级的实验室检查产品　纵观全美国，有许多州（包括纽约、新泽西、加利福尼亚以及罗德岛州等）都允许消费者自行邮购实验室检查的产品。消费级的实验室检查数据对于追踪不同干预策略对健康造成的影响来说是非常有益的。在第 1 章表 1-1 中详细列举了认知镜（一种认知健康评估组合）中所需的检查项目以及控制目标。控制好所有的关键指标可能过于理

想化。但我们也理解，毕竟不是所有人都需要或负担得起全套的认知镜检查的；但对有需求且有能力的朋友们，还是建议大家尽最大努力做到最好。目前，全套认知镜检查套餐都可以在mycognoscopy.com 上买到。并且都是消费级的，可以直接邮购，无需医生处方。

消费级的基因检测产品 许多公司现在都推出了直接面向消费者群体的基因测试产品。基因测序可以提供许多健康方面的遗传信息，如各种疾病的易感程度与患病风险等。23andMe 是一个适合 AD 患者群体的检测服务供应商，他们的产品中包含了 ApoE4 基因型的检测试剂盒，有助于评测 AD 的患病风险。

PROMETHEASE 报告分析器 最近家谱网站公司（My-Heritage）旗下的 Promethease 报告分析器❶为市面上众多消费级的基因检测产品提供了权威的遗传信息分析报告与精选解释报告。其中，就包括了 23andMe 公司的产品。消费者在购买这些公司的基因检测试剂盒后，另外花费 12～16 美元就可以在Promethease 报告分析器上买到非常详实的遗传信息与健康方面的检测报告。

遗传精灵分析服务平台 遗传精灵（Genetic Genie）提供免费（网站上接受捐款）的在线遗传信息分析服务。这项服务主要运用 23andMe 检测产品上收集来的原始遗传数据，精准测算出用户身体内的甲基化能力与排毒途径通畅程度等。甲基化能力受损的人，有同型半胱氨酸水平升高的风险；而高水平的同型半胱氨酸是导致 AD 的重要生理学因素之一。而排毒途径

译者注：——————————————————————

❶ Promethease 是一种基于遗传信息和医疗信息的 DNA 报告分析器，由美国 River Road Bio 公司开发生产，2018 年该公司与其产品线被总部位于以色列的家谱网站公司收购。

不通畅的人通常更容易患上Ⅲ型（毒素型）AD。遗传精灵平台提供的重要数据能够有效帮助你调整预防策略。

寻我健康基因分析平台　　寻我健康（FoundMyFitness）公司的首席科学家罗纳德·帕特里克博士，开发了该遗传数据分析平台，能够根据 23andMe 和 Ancestry DNA 公司产品所采集的原始遗传数据，为用户提供各种定期更新的健康报告。根据健康报告的详实程度与更新频次，分析服务的价格最低免费，最高 10 美元。他们的综合性报告在前面的第 12 章"利用基因信息来指导饮食选择"中有详细的论述。其中，包括维生素 D 和 Ω-3 的脂肪酸代谢，维生素 B_{12} 的吸收，以及更多内容。

蒙特利尔认知评估量表（MoCA）　　MoCA 是一种可靠的认知测试量表，临床上普遍用来追踪评估不同干预策略对认知能力的改善程度。MoCA 既有适合自测的版本，也有需要他人引导配合的版本。一次完整的 MoCA 测试需要耗费 10～12 分钟，可信度非常高。每个月都可以测试一次，每次尽量选用不同版本的 MoCA。因为测试者如果一直用同一套题目进行测试，久而久之，量表就失去了测试难度，使得结果失真。要注意，MoCA 对于最早期的认知能力改变是不够敏感的。MoCA 测试的最佳使用场景是 AD 病程中的 MCI 期，因此，对于希望在认知衰退前期就进行介入与预防的朋友们而言，需要更为精准的检测手段。例如，中枢神经系统的生理学征象（阿波罗健康公司就提供此类服务）。

脑总部　　脑总部（BrainHQ）是一个锻炼大脑的在线平台，用户需要注册并订阅方能享受服务。脑总部有充分的理论基础与科学支持。其设计理念旨在用大脑锻炼的方式，改善多种认知能力；并通过游戏难度的逐渐加大来保持认知能力的改善成果。脑总部同时也提供了注意力、大脑运算速度、记忆力、社会技能、智力以及视空间导航能力等多方面认知能力的测试工具；并且可以将测试成绩与同龄人进行横向对比。这一工具也可以拿来追踪整体认知能力，详情请回顾第 16 章的相关内容。订阅费用为每月 14 美元或每年 96 美元。

总之，这张表并不完整。有些额外的、非必要的工具并没有一一详细列举在内。这些额外的特定工具散见于各章篇幅之中，在特定干预策略篇章中部分地能够找到它们。

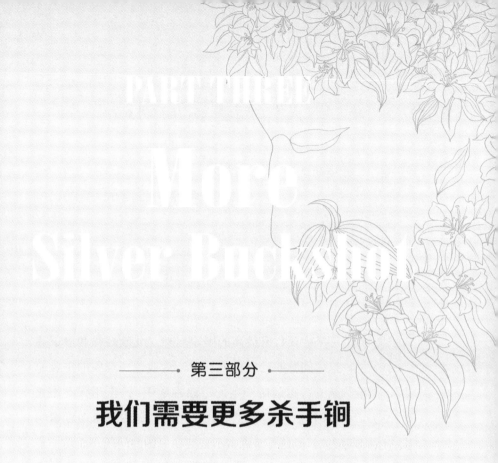

PART THREE

More
Silver Buckshot

———— · 第三部分 · ————

我们需要更多杀手锏

第 19 章

陷入致痴毒素的困境

丹麦的某样东西腐烂了。

——摘自威廉·莎士比亚著《哈姆雷特》

世界上痴呆症死亡率最高的国家居然是北欧高福利国家芬兰，这一问题业已被深入探讨，造成这一现象的主要原因，据推测是有害霉菌所产生的霉菌毒素❶[1]。借用莎士比亚的说法，芬兰国内的某样东西腐烂了（芬兰国内的霉菌毒素问题有点不对头）。但是霉菌毒素不是芬兰一国的问题，而是一个世界性问题——地球上所有人都暴露在有史以来最严重的致痴毒素之下。我们现在呼吸的空气中蕴含能导致阿尔茨海默病（AD）的毒素[2]；我们食用的鱼类普遍受到汞污染，例如金枪鱼和剑鱼；我们食用的蔬菜被施用了草甘膦（来自常用的农达除草剂）❷；我们所居住的房子里也存在着具有神经毒性的霉菌，并且这些霉菌会随着时间推移逐渐在我们的鼻腔中定植；我们只要在室内点起蜡烛，苯与甲苯便会随之充满整屋；饮用水的水源被农药与砷所污染；我们的居住地也被燃煤发电（哪

译者注：

❶ 芬兰因为气候与地理位置原因，光照时间非常短，同时降雨降雪非常多，终年潮湿，这种气候条件非常有利于霉菌滋生。

❷ 农达除草剂是美国农业巨头孟山都开发的一种有机磷除草剂，在世界范围内被广泛应用，其中的主要活性成分为草甘膦。

怕燃煤发电厂远隔千里）所排出的汞所污染。简而言之，我们身处的环境无处不存在着致痴毒素，人类每天仿佛都在 AD 致病毒素的浓汤中游泳。因此，人体的排毒能力至关重要，排毒能力只要出现一丝纰漏，就会增加认知障碍的发病风险！

致癌物的概念我们都非常熟悉——致癌物就是能诱发癌症的化学物质，多亏了著名生物化学家布鲁斯·艾姆斯教授，他发明了致癌物的检测方法，让我们有能力检测出食物、水源以及其他日用品中的致癌物成分与浓度，从而保障了人类健康。但是，当下却没有类似的检测方法来帮助检测致痴毒素——致痴毒素明明无处不在，我们每天都在接触，而我们就没有办法检测出它们，这真是一件可悲的事情。我们大体能把致痴毒素分为三部分：重金属及其他无机化学品毒素；苯、甲苯等有机化学品毒素；以及由霉菌、真菌等产生的生物毒素。

塞莱斯特是一名 60 岁的女性，她在 57 岁时开始出现注意力不集中的问题，这严重影响了她的工作状态。她先是在日常工作的组织管理方面遇到了困难，然后出现记忆丢失的症状。她有 AD 的家族史，这让她对自身的患病风险感到忧虑，后续的检查结果很快把这份忧虑变成了事实。MRI 显示她的海马体严重萎缩，海马体体积比 99％ 的同龄人都要小；同时医生在她的尿液中发现了两种霉菌毒素：赭曲霉毒素 A 和胶霉毒素；她被诊断为 Ⅲ 型（外伤/毒素型）AD。由此她开始施行 ReCODE 个性化干预程序，之后取得了很大进展。

这期间她家中曾发生过几次房屋漏水，房间里长了霉斑，这使她不得不暴露在霉菌环境之中。每次房屋漏水和房间发霉，她的认知能力都会出现一定程度的衰退；但每次衰退都会随着房屋的重整与干预程序的再度施行而恢复。

然而不幸的是，她患上了肾结石，这让她度过了一段难熬的日子：肾结石引发了严重疼痛，并且需要手术。手术期间她被施以麻醉，术后几日中她的认知能力再度发生衰退，并且这种衰退在此后的几周内都没有恢复。

塞莱斯特的案例说明了致痴毒素的一个重要特性：其致病性是累积的，积累到一定的量之后就会导致病症发生。拿塞莱斯特的案例来说明，她在霉菌环境中的再暴露与麻醉剂的使用增加了致痴毒素整体的病荷负担；她罹患肾脏疾病，同时因为各种原因被迫终止了排毒程序，这些原因可以是压力、睡眠缺乏或谷胱甘肽缺乏，最终整体病荷负担增加，导致天平彻底失衡，从而导致认知衰退的发生。因此可以得出结论：只要致痴毒素持续堆积，超过毒素清除的速度，那么认知衰退就会持续恶化，并且这一过程会持续多年。但只要我们重新改变天平的倾斜，将其重塑至正确的方向，减少毒素积累，并增加排毒，就能重新提升认知能力！

有鉴于此，塞莱斯特首先应当识别出导致自身认知衰退的一种或多种致痴毒素（通常致痴毒素不会只有一种）；再尽最大努力减少自己在致痴毒素环境的暴露量，并尽最大努力增强身体分解排泄毒素的能力。对于毒素的排解，我这里推荐两本最新上市的专著，里面蕴含了非常重要的见解：一本是约瑟夫·皮佐尔诺博士出品的 *The Toxin Solution*，此书对于诸如农药残留，汞、麻醉剂等化学毒素的排毒非常有帮助；尼尔·内森博士的专著 *Toxic* 则深谙真菌、霉菌等生物毒素的排解之策。

排解致痴毒素的第一步，是判断出我们到底接触了多少毒素：

• 重金属毒素的暴露量很容易测算，只需要查血、尿液与头发中的重金属含量就可以了。有好几家第三方商业级检测实验室在做相关的业务。有一家公司拥有一种绝佳的汞含量测试产品，名为汞三重测试，之所以叫这个名字是因为这个产品可以同时检验血液、尿液与头发这 3 个样本，正如我们在之前章节中介绍的那样，汞三重测试不仅可以检测出体内的总汞水平，还能分别测算出体内无机汞与有机汞的含量——无机汞主要来自于旧式银汞合金材质的牙科耗材；有机汞则主要来自食用的高汞含量海产品，例如：三文鱼、剑鱼以及鲨鱼（基本上嘴巴大、寿命长的海鱼体内都很容易积聚汞）。这家公司除了提供汞检测的产品，铁、铝、铅和砷的相关检测产品也一应俱全。有一点我得提醒大家，在砷的检测之前 1 周不可以吃任何海产品，因为海产品中通常都蕴含了一定量的无毒砷，会导致检测结果失真。（海产品内含的砷被保护性的大分子物质包裹在内，因此没有毒性，不过这有没有使你联想到 AD 的淀粉样蛋白呢？）

不仅仅只有血液与尿液，身体的各种器官组织也可以作为重金属的检测样本，比如大脑、肝脏以及骨骼。因此，许多医疗从业者在验尿之前会倾向于给测试者服用一些黏合剂，这样尿液可以从身体部分组织器官中"黏"出不少重金属离子，最终的测试结果也能更好地反映整体的重金属配比。

最直接的检测手段是检测血液样本中的有害金属量，因此对于汞、铅、砷、镉、铁、铜以及锌，血检是最为常见的检测手段。正常含量的铜、铁、锌对于健康非常重要，当然过量了就有毒性了。

莉莉安娜是一位 60 岁的女性，她近来对于物体的辨识出现了问题，并且日益严重。经过一次 PET-CT 与脑脊液检查之后，她被确诊为 AD。基因检测结果显示她没有携带常见的 AD 风险等位基因，即 ApoE4；然而她却被检出体内含有高水平的汞与砷。为此她额外测试了生物毒素的堆积量，测试结果也不理想，因此被怀疑是患上了 Ⅲ 型（外伤/毒素型）AD，我们猜测她患病的诱因可能是在"9·11"事件世贸中心大厦倒塌时吸入了太多的有害毒尘。这个猜测很快就得到了证实，她的癌症被证明是"9·11"事件有害毒尘造成的，意味着有害毒尘确实对她造成了很大影响。

"9·11"事件中，世贸中心大厦倒塌所激起的尘云中充满了各类毒素，笼罩在整个纽约市及周边地区——从被劫持客机中的航空燃油到飞机金属的碎屑；从世贸中心大厦中电脑、楼体结构的残骸与楼内的霉菌，到飞溅出来的玻璃残渣与石棉碎块；从燃烧的普通塑料到电子变压器中的 PCB（聚氯联苯），这片有毒有害尘云中无所不有。大厦倒塌导致超巨量的致痴毒素瞬间被释放出来，对于亲历现场的人而言，短时（有害尘云升腾后的数小时到数天）吸入的致痴毒素比他们一辈子可能接触到的都要多！很多美国人都记得，当时在场的一线救灾人员与周边居民，都出现了严重的肺部疾患，甚至有些人因此患上癌症。受毒害者的苦难并未就此止步：除肺部疾患之外，12.8％的一线救灾人员在 15 年内陆续出现了认知衰退的症状[3]。纽约市的市民们（世贸中心大厦位于纽约市中心）受到的毒害虽然要比一线救灾人员轻一些，但有害尘云究竟会对市民们造成何种长期的健康损害，目前尚没有相关的研究报道，但它带给了人们深深的忧虑。

莉莉安娜，她体内汞与砷的含量都非常高，生物毒素的水平也不低。在重金属类致痴毒素之中，汞是致病性最高的一种重金属。AD 的淀粉样蛋白与其前体（APP），专门是用来结合金属离子的[4]，因此不难理解，重金属毒素无疑会诱发阿尔茨海默病，重金属离子多了，自然也就诱导人体生成更多的致病蛋白。此外，人体排毒功能也会因为众多重金属毒害而超负荷运转，接触的重金属毒素种类越多，排毒功能就越差，除了汞，人类经常接触到的重金属元素还有铅、镉、铁、铜以及类金属砷。铝这种常见金属也被证实与 AD 有一定联系，但是其直接的致病性至今仍然饱受争议。

- 你可以通过检验公司或毒素检验产品来测试自身有机化学品毒素的含量。事实上我建议大家都去检查一下，尤其是去检测一下草甘膦，因为越来越多的证据都表明，草甘膦不仅会致癌，并且还有神经毒性[5]。此外，所有的有机化学品毒素也会增加对人的整体的致痼毒素负担，并且像上文提及的那样，减少体内的谷胱甘肽（一种主要的细胞排毒剂和抗氧化剂），从而影响身体排解毒素的能力。

伊思拉是一名 50 岁的女性企业高管，她是当之无愧的"多面手神奇女侠"，工作能力非常强，但是两年前她发现自己遣词造句与组织语言的能力出现了障碍。这两年间语言障碍持续恶化，为此她接受了一次脑淀粉样蛋白 PET 扫描与脊髓液抽样检查，检查结果非常不理想，她被确诊患有原发性进行性失语症（PPA）与 AD。另外经测试发现，她体内苯、甲醛以及汞的水平非常高。据其丈夫所说，她的工作环境中充斥着燃烧的石蜡蜡烛，并且在此环境中工作多年；他甚至还宣称，蜡烛燃烧的烟尘相当恼人，以至于他拒绝在工作时间探视伊思拉。

伊思拉的案例警示我们，石蜡制的蜡烛中含有有害程度很高的致痼毒素。这些蜡烛毒性非常强，因此如果你需要经常点蜡烛，请务必使用天然的蜂胶蜡烛来代替石蜡蜡烛！

世界卫生组织（WHO）最近将草甘膦定义为"潜在致癌物"[6]，在非公开场合有时也将其归为神经毒素。草甘膦于 1974 年被美国农业巨头孟山都公司正式商用化，它主要有 3 种作用机制。第一，生物体内有些活性酶的代谢途径需要用到锰、铜、锌等金属元素，草甘膦竞争性地与这些金属元素结合，将其"抢走"，从而达到杀灭的作用[7]。第二，它阻断了植物的莽草酸代谢途径，使植物无法产生必需的氨基酸（这就是为什么它的除草效果这么好）。但不幸的是，细菌也需要用到莽草酸代谢途径！要知道人体内部存在大量的有益菌群，例如我们的肠道菌群，肠道菌群不仅调节人体的代谢与合成，也在保护着人体。所以毫无疑问，接触草甘膦会损伤人体正常的微生物环境，扰乱正常的肠道菌群。第三，草甘膦究其本源，是一种甘氨酸❶，而甘氨酸是我们人体的必需氨基酸，草甘膦会被许多蛋白质错误地当作是普通甘氨酸，从而影响了这些蛋白质的正常功能[8]。

因此，虽然草甘膦的神经毒性还没有定论，但根据已经掌握的研究证据、流行病学调查与坊间传闻，我们认为极力规避草甘膦方是上策。操作原则与前述一致，先是要准确测量出身体内的草甘膦水平是否超标，若是超标了，则要找出源头在哪里，之后再尽最大努力排毒，这样最起码能规避患癌的风险。

• 你可以通过尿检的方式来检查体内的生物毒素水平，常用的尿液自检有两种产品：尿液霉菌毒素检测试剂盒与尿液霉菌毒素测试。除了直接进行尿检，自身免疫系统的应答也能告诉你，自己是否受到了生物毒素的毒害：生物毒素通常会导致C4a、TGF-β_1、MMP-9（基质金属蛋白酶9）与瘦素的升高；同时造成血管内皮生长因子（VEGF）和促黑素细胞激素（MSH）的下降。除此之外你还可以检查视觉对比敏感度（VCS），这项检查旨在检查人类辨识细微灰色阴影的能力。如果你接触了生物毒素，这种辨识能力就会大幅下降，VCS测试

译者注：
❶ 草甘膦化学名为 N-（磷酸甲基）甘氨酸，甘氨酸是其重要的制备原料。

在网上可以自己做，也可以寻求医生的帮助。

• 身体排毒能力可以通过评估饮食和生活方式，常规生化检查以及相关基因检测的方式来核查。举例来说，如果你每天摄入的纤维素不足 30 g，那么排毒能力肯定会受到影响；如果你不经常出汗，也不使用无毒材质的肥皂，如果你喝的不是过滤的纯净水，如果你不吃十字花科食物或其他具有排毒功效的食物（本书第二部分所述），那么你的身体排毒能力一定不好！再说说生化检查吧，你需要检查谷胱甘肽、同型半胱氨酸、维生素 C、肝功能三项［即谷氨酰转肽酶（GGT），谷丙转氨酶（ALT），谷草转氨酶（AST）］、肾功能［血尿素氮（BUN），肌酐（Cr）］。至于排毒相关基因的检查，有几个检测靶点可供选择，常用的是 IntellxxDNA 中的一个靶点，若是检测下来基因组中含有造成排毒能力减少的突变，那么意味着机体排毒能力（例如谷胱甘肽过氧化物酶排解有害过氧化物的效率）会比较差。此类基因检测对于个性化精准诊疗很有帮助，尤其是本身不携带有 ApoE4 等位基因的人，这些人虽然不携带有常规高危致病基因，但是不代表他们就可以高枕无忧了，身体排毒能力的先天缺失仍然会诱发 Ⅲ 型（外伤/毒素型）AD，故不可掉以轻心。

如何避免接触致痴毒素及接触后的治疗

对于致痴毒素接触的预防与治疗，最重要的概念是要认识到致痴毒素的积累与排解是一个动态的过程。在当今这个世界，想要完全避免接触致痴毒素是不可能的，所以唯有优化自身排毒能力并最大限度减少与毒素的接触，打"组合拳"才是最合适的选择。人类的身体终年不断地在分解、排泄毒素：人体排汗、排尿、呼吸和排便，就是在排泄毒素；同时人体内还会发生一系列生物化学反应，分解、清除致痴毒素，并将其储存在脂肪、骨骼、大脑及其他器官之中，因此我们要做的，就是运用多种手段来尽可能优化毒素排解效率，减少整体病荷负担。但请注意一点，人体排解毒素的能力是有限的，不要以为单单优化排毒能力就够了，要是你接触的毒素超过了身体的排毒极限，你还是会患上 AD、路易体痴呆（DLB）、帕金森病（PSPD）和肌萎缩侧索硬化（ALS，美国俗称卢伽雷病，我国俗称渐冻症）。你可以很直观地想象，我们接触了大量的致痴毒素，整体的病荷负担加重，最后多种毒素合力压垮健康，其中任何一种毒素都有可能是压垮骆驼的"最后一根稻草"！因此只关心单个毒素是没有意义的，我们更应当关注整体病荷负担！

做好致痴毒素防治工作，第一步在于最大程度减少与毒素的接触　张嘴呼吸，毒素可能会跑进来（空气污染、"9·11"事件有害尘云、霉菌毒素以及泡水建筑物所散发的致炎物质）；张嘴吃、喝，毒素也会跑进来（金枪鱼中的汞、打过草甘膦的食物或是致炎的麸质、蛋白质）；涂抹含有有毒成分的化妆品，毒素也会被吸收进人体。不光是外界环境中的毒素会跑进人体，人体内部也会产出一定量的毒素，例如定植在鼻腔和胃肠道内的霉菌会分泌霉菌毒素；或是金属制的假牙、牙齿填充物释放出金属毒素；男女性在更年期（女性绝经）、在骨质疏松症前期也会放出一定量的汞。

为了最大限度减少与毒素的接触，我们给出以下几项建议：

• 建议购置一台高效空气过滤器（HEPA 过滤器，即达到 HEPA 过滤标准的空气过滤器，对于直径为 $0.3~\mu m$ 以上的微粒去除效率可达到 99.7%）。最好选择那种具有两用功能的空气过滤器，既能过滤空气中的微粒，又能过滤空气中的毒素。HEPA 高效空气过滤器有一个缺点，那就是运行噪声较大，所以很多人会倾向于出门不在家中时才打开它，但实际上这样做效果会打折扣，建议持续不断地运行。

- 停止吸烟并尽量避开二手烟。

- 尽可能避免吸入有害气体。生活中常见的有害气体不仅有汽车尾气，还有各种燃烧产生的烟尘，例如最近几年愈演愈烈的加州山林野火，让美国西部地区的空气质量每况愈下。除了山林野火，人类燃烧蜡烛（尤其是石蜡材质的蜡烛）也会释放出大量有害毒素，如苯和甲苯。另外，现今危害最大的空气污染物是 PM2.5（细颗粒物，直径小于等于 $2.5\ \mu m$），一般的口罩不足以阻挡，因此你应当使用 N95 或是 P100 规格的口罩，这些口罩可以将上述有害气体全数阻挡。另外，口罩的佩戴方法也相当重要，口罩的绑带要紧紧贴合在耳朵的上方与下方，选用正确的口罩并正确佩戴，大脑会为此感谢你的！

- 避免长时间的用口呼吸，用鼻呼吸才是更为健康的选择，因为鼻腔可以在一定程度上过滤空气中的杂质（鼻毛的用处）。口呼吸还会增加牙龈炎的风险，氧气吸收效率也不如鼻腔呼吸，鼻腔呼吸还有一个好处，就是可以对吸入的空气进行加热，未经加热的寒冷空气会对肺部造成刺激。

- 请定期确认居住地的霉变指数，一旦霉变指数❶超过 2[9]，请考虑对住所进行除霉整修，同时整修期间远离自己的屋子。

- 当自己的住所出现霉变的征象时，应当更多时间待在室外，以避免接触室内霉菌性空气污染。

- 家中应当配置净水器，比如反渗透过滤器。现在市面上各种净水装置如满天星斗，有装在茶壶上的，有装在厨柜里的，

译者注：

❶ 霉变指数是气象部门根据易霉变的气象环境条件制定的参数。当霉变指数为 0 时，一般不易发生霉变；当霉变指数为 1~7 时，易发生轻度霉变；当霉变指数为 8~13 时，易发生中度霉变；当霉变指数为 14~20 时，会发生重度霉变。

甚至还有净化全屋供水的系统。我自己使用的净水装置，里面既有反渗透过滤器，又有碳质滤网。市面上还有非常多的好产品可供选择。自来水里含有大量细菌、病毒以及多种金属毒素，另外自来水的制备过程中还会有药物残留与生物毒素残留，因此对自来水进行净化是减少接触致痴毒素的重要手段之一。最后多说一句，千万不要在采矿场附近取水。

- 尽量选食有机水果与有机蔬菜，美国环境工作组制作了一张黑名单，黑名单上罗列了容易遭受污染的食物，这其中包括草莓、菠菜、羽衣甘蓝、油桃、苹果、葡萄、桃子、樱桃、生梨、番茄、芹菜和土豆，对于这部分黑名单食物，我们更应该选取有机种植的品类。与之相对的，他们还制作了一张白名单，白名单上的 15 种食物不太容易遭受污染，对于白名单食物，追求有机意义并不是特别大，白名单食物有：牛油果、甜玉米、菠萝、速冻甜豌豆、洋葱、木瓜、茄子、芦笋、猕猴桃、白菜、花椰菜、花蜜瓜、西蓝花、蘑菇和蜜瓜。

- 避免医疗美容产品的毒害。有一个专门为此开发的手机应用，里面登载了每种医美产品的成分供你查询。另外，美国环境工作组的官网上能查询到绿色无毒化妆品的推荐名单。

- 避免食用高含汞量的鱼类。一般来说嘴巴比较大、寿命比较长、体型比较大的鱼类，体内容易积聚汞，如金枪鱼、鲨鱼、剑鱼、罗非鱼、马头鱼、黑鲔鱼、石斑鱼和大鲭鱼等。建议用嘴巴小、体型小的低含汞鱼类来代替，如三文鱼（非养殖的）、鲭鱼（不是大鲭鱼）、凤尾鱼、沙丁鱼和鲱鱼等。

- 避免使用无机汞含量较高的银汞合金制牙科耗材。如果口腔内已经装上了银汞合金制牙科耗材，并且体内的无机汞含量测出来超标，则应当将其卸除。相关内容参见第 17 章所述，此处不再冗述。

- 避免食用与致痴毒素相关联的食物。除了之前述及的海鱼中的有机汞、植物蔬菜中的除草剂与杀虫剂（包括草甘膦）之外，还有许多日常食物也蕴含有一定量的致痴毒素。鸡肉与米饭中可能含有砷；某些肉类中含有激素与抗生素残留（养殖场为提高出肉率会给牲畜喂食抗生素与激素）；罐装食品中含有双酚 A（BPA）；许多油炸食品与烘焙食品中会用到对人体有害的反式脂肪；热狗、培根等加工肉制品中含有硝酸盐、工业染料以及防腐剂。当然了，食品中含有的最常见的致痴毒素是精制白砂糖、高果糖玉米糖浆等简单碳水化合物。

• 烹调食物的手法非常重要！不幸的是，食物的烹饪过程实际上会加速致痴毒素在食物内的产生。烹饪会增加晚期糖基化终末产物（AGEs）的生成，AGEs 会与脑中受体结合，形成晚期糖基化终末产物受体（RAGE），从而加速 AD 的病变过程；多环芳烃（PAHs）、杂环胺类化合物、丙烯酰胺（这种神经毒性物质在炸薯条与薯片中含量很高）这三种有毒物质都会在高温烹调时产生，其中 AGE 与 PAHs 在肉类被烧至焦黑时会大量产生（因此要少吃烧烤）。固体起酥油中含有大量的反式脂肪，而植物油也并不是完全安全的——植物油经高温烹调后会产生有毒的醛类化合物。另外用热处理工艺制造的油缺乏抗氧化剂，对认知健康无益；因此在低温烹饪时要用冷处理工艺制造的油。牛油果油、黄油、固体起酥油等热处理油适合高温烹调。更多烹饪方面的建议我会在后文详细介绍。

• 塑料是多种毒素的源头，例如 BPA，其他引起人体内分泌失调的有邻苯二甲酸盐（增塑剂）、二噁英、聚乙烯、二氯乙烷、铅、镉等。因此，请尽可能使用其他材质的食物容器，例如玻璃。

• 机器打印出的收据凭条中也含有双酚 A，因此请尽量不要用手接触收据凭条。

• 生锈的金属管道与某些涂料中含有大量的汞（可能会挥

发），请尽量避开。

做好致痴毒素防治工作，第二步在于最大程度优化自身排毒能力　好消息是人体一刻不停地在进行毒素的分解工作，并通过新陈代谢将毒素以汗液、尿液与粪便的形式排出人体。还有更好的消息呢！人体的排毒能力能够以多种方式优化增强！坏消息是虽然我们避免了与致痴毒素的更多接触，但是毒素经年累月堆积在我们体内，这部分积累的毒素会陆续散发出来，会在短时间内增加我们体内致痴毒素的含量。不过请放心，只要天平始终朝着排毒方向倾斜，那么就有机会趁这些散发的毒素进入血液系统之前将其排出体外。

优化自身排毒能力需要做到以下几项基础工作：

• 每天喝 1～4 L 的过滤纯净水。

• 大量摄入纤维素，可溶纤维素与不可溶纤维素都要补充，最好直接从天然食物中（如芹菜与生菜）摄取，牛油果、球茎甘蓝、羽衣甘蓝、黑巧克力、李子等也是相当不错的纤维素来源。实在不方便准备那么多天然食物的话，吃一些纤维素补充剂也无妨（效果没有天然食物好），我推荐魔芋根提取物与车前籽壳提取物。纤维素的摄入目标为每天 30 g（30 g 真的不算多，古代人类每天要吃 100～150 g），有效增强人体的毒素排解能力。

• 出汗吧！不管是否热衷于体育锻炼或是蒸桑拿，都请记住这一点：出汗就是排毒，多出汗对身体好！大汗淋漓之后再去淋浴，再用无毒材质制成的肥皂（比如天然橄榄油制造的香皂）洗净身体，排毒又怡情，这是多么美妙的体验！芬兰有研究者特别对此进行了研究，惊人的发现每周蒸数次桑拿，能够将痴呆症的发病率减少 50%[10]。

• 请多花时间进行户外活动！户外活动能撬动毒素积累的天平，使之朝着排毒的方向倾斜。前已述及，如果你家的霉变指数大于 2，或是购置了会散发化学物质的新家具，那你应当延长待在室外的时间。

- 请积极修复"肠漏"（有关内容前已述及），并且在饮食计划中加入天然益生菌（发酵类食物）与天然益生元（如豆薯、洋蓟，或直接吃补充剂也行）。印度传统草药三果宝也能起到很好的效果，三果宝是印度阿育吠陀医学中的一味名药，它由印度醋果、诃子、橄榄仁 3 种果实组合炮制而成，具有多种功效，能够增加肠道菌群活性并增强人体免疫系统。

- 确保内源性"解毒剂"充足，例如谷胱甘肽等。为此你需要服用 N - 乙酰半胱氨酸补充剂（每天 2 次，每次 250 mg）或脂质体谷胱甘肽（每天 2 次，每次 125 mg）或 S - 乙酰 - L - 谷胱甘肽补充剂（每天 2 次，每次 100～150 mg），富含萝卜硫素和十字花科蔬菜也可以多吃。

- 肝脏是人体中最重要的排毒器官，水飞蓟是人们常用的护肝补充剂，市面上也能买到很多内含水飞蓟的肝脏清洁产品。除了水飞蓟，还有很多食物与补充剂也能保肝护肝，例如姜黄素（姜黄素同时拥有抗炎与抗 β 淀粉样蛋白的功效）、牛磺熊去氧胆酸（TUDCA）、有机苹果（含有天然果胶，一种毒素结合剂）、核桃、牛油果、散养草鸡蛋、沙丁鱼、十字花科蔬菜、蔬菜沙拉、洋蓟菜和深海鱼油。

- 肾脏也是非常重要的排毒器官，保护肾脏的食补方法很多：甜菜汁（每天 2 次，约 240 mL）、蓝莓汁（每天 1 杯）、银杏叶提取物（每天 2 次，每次 30 mg）、积雪草提取物（每天 2 次，每次 50 mg）、柠檬酸镁（每天 500 mg）；而含氮量较高的食物（如肉食等高蛋白食物，换言之，肉食和蛋白质更应该作为调味的辅助食物，而不能做主食）、磷酸盐（如精加工的奶酪）和高盐食物（如咸浓汤和烤豆）都有可能伤肾，因此要少吃。

• 指压按摩也可以改善身体淋巴流动的通畅程度，从而增强机体排毒。

• 做好压力管理，并尽量将其纾解。我们临床观察到Ⅲ型（外伤/毒素型）AD患者往往抗压能力差，难以合理应对；压力性睡眠缺乏、免疫能力下降及其他压力性问题屡见不鲜。但冥想、恢复性的体育锻炼（马拉松这样的高强度锻炼别做）、蒸桑拿以及激素优化治疗等舒压措施对他们能产生很好的改善效果，因此我建议以上舒压措施大家都可以做起来。

做好致痴毒素防治工作，第三步是针对痴呆症的症状进行对症治疗　这本身就是一个宏大的话题（毕竟我们整本书都在对此进行探讨），因此只要检测结果发现有真菌霉菌毒素、重金属毒素或是有机化学品毒素（例如高水平的草甘膦、农药或甲苯），请直接去预约一个专职排毒的医生；你甚至还可以直接去找化学毒理学专家（专攻重金属与有机化学品的）或是微生物毒理学专家（专攻真菌、霉菌）。值得一提的是，排毒过程可能需要花费数月或数年的时间，排毒不宜过于激进，否则体内堆积的毒素会大幅散发出来，短时间内造成毒素过量（因此必须谨慎处理），这一点对于因致痴毒素而患病的毒素型AD患者而言可谓意义非凡。

对于重金属毒素（例如汞）的排解，一部分专家推崇金属螯合剂疗法❶：二巯基丁二酸（DMSA）螯合剂可用于汞的螯合排毒；乙二胺四乙酸（EDTA）螯合剂可用于铅的螯合排毒；小球藻也可以作为多种金属的螯合剂；除此之外常用的螯合剂还有Nrf2活性剂。在接受金属螯合剂疗法的同时，自我排毒措

译者注：

❶ 螯合剂疗法指利用螯合剂，将人体内的有毒金属离子结合并形成稳定的螯合物，使重金属离子失去活性，随后有害金属离子以螯合物形式排泄出人体。这是一种针对重金属毒素的排毒疗法。

施也不应中断（前述第二步内容）。

凯伊是一位 61 岁的女性，她近来对于日常工作的组织与处理出现了很大障碍。她执行功能得分比 99％ 的同龄人都要差，整体的认知量表得分低于 67％ 的同龄人。基因测试显示她的基因型为 ApoE3/3 型，头部 PET 扫描显示额颞叶的葡萄糖代谢降低，同时观察到大脑皮质发生了萎缩。她体内的汞含量高达 14 μg/L（正常标准为小于 10 μg/L），因此随即接受了金属螯合治疗。治疗数月之后她明显感觉好多了，此时汞含量也恢复到了正常标准之内，复测认知量表，执行功能得分超过了 77％ 的同龄人，整体认知能力超过了 79％ 的同龄人。

对于有机化学品毒素（例如苯与甲苯）导致的化学性毒害，毒素排解原则应沿用前述第二步中的排毒原则，并且可以加用烟酸补充剂扩张血管，但是烟酸的使用万不可自说自话，必须在医生的指导下方可进行。考虑到化学性毒素往往会破坏肠道菌群——农达除草剂中的草甘膦就是鲜明的例子，其对于人体微生物环境的破坏作用非常明确，因此在化学性毒素的排解程序中务必要加入修复微生物群的内容。除了我们一直反复介绍的益生菌与益生元，也是相当不错的肠道菌群修复产品。

生物毒素中最常见的是霉菌毒素（如毛滴虫毒素、真菌性葡聚糖内毒素、黄曲霉素与赭曲霉毒素 A 等），目前生物排毒专家们的治疗思路，主要沿用瑞奇·休梅克博士所开发的休梅克排毒法[11]。鉴于霉菌会在人体的鼻腔与肠道内定植，并持续释放霉菌毒素，因此有些专家提议在休梅克排毒法的基础上再联合使用抗霉菌类药物，如伊曲康唑或两性霉素 B 来帮助杀灭体内的霉菌；然而休梅克博士对此却持反对意见，他认为应当避免使用抗霉菌药物，这样会促使体内的霉菌产生抗药性，从而加大杀灭体内霉菌的难度，他建议将重心放在排毒程序方面而不是单纯地杀菌，其要点概述如下。

• 几乎所有的生物毒素专家都认为，治疗生物毒害最重要的是从源头上阻隔生物毒素的接触，只要生物毒素的源头不除，鲜有人能够顺利好转。高效空气过滤器（HEPA）能够过滤相当一部分的生物毒素。若是住所与工作场所的霉变指数超过2，意味着生活环境必须除霉整修，不然就难以得到改善。最糟糕的莫过于碰上黑霉菌，黑霉菌会释放出致痫作用很强的单端孢霉烯类物质，而且极其难清除，在这种情况下我建议你也不要整修了，还是直接搬家吧。休梅克博士曾写下专著《从霉菌中幸存：高危建筑时代里的生存法则》（*Surviving Mold：Life in the Era of Dangerous Buildings*），我建议每位对霉菌毒素感兴趣的朋友都应当去听取一下休梅克博士的真知灼见。

• 既已避开了接触源，紧接着就需要对生物毒害进行治疗。真菌、霉菌往往隐藏在鼻腔的深层，我们临床上对相关患者做鼻腔深层组织活检，对取出的组织样本进行培养，结果往往会发现细菌生物膜，相比于游离菌，细菌生物膜对于抗生素的耐受性要高出数百倍，因此将其根除会非常麻烦。细菌生物膜中含有一种名为多重抗生素耐药凝固酶（MARCoNS）的物质，含有此种物质的病菌往往有很强的抗生素耐药性。治疗方法有很多，草本杀菌滴剂，BEG喷雾即0.2%莫匹罗星（巴曲班），1%依地酸二钠（EDTA），3%庆大霉素，或者胶体银制剂，这些都能取得相当不错的疗效❶。抗霉菌治疗期间我们还建议你使用鼻腔喷剂，以减少灼烧感并帮助愈合。此外，如果将15%黏膜黏附性聚合物凝胶（MAPG）添加到鼻腔喷雾剂中，收效

译者注：

❶ 请读者切勿自行购药，抗菌药物必须在专业医生的指导下使用。

更好。对于霉菌属病原体，抗霉菌药物伊曲康唑固然能起到一些杀灭作用，但通过补充青叶牛胆草类的补充剂，提高自身免疫杀菌能力，也能起到不错的疗效。

灭活并排出生物毒素与杀灭病原体同等重要，并且有多种技术可以达到这一目标。静脉注射谷胱甘肽是一个常用方法，注射后的短暂时间里你的情志状态可能会有一个巨幅提升（虽然效果可能只持续几小时），但只要坚持每周注射两次，情志状态也是会有长远改善的。除了直接静脉注射，口服 N-乙酰半胱氨酸补充剂或 S-乙酰-L-谷胱甘肽补充剂也可以补充谷胱甘肽。另外，如果在鼻腔深层组织活检的结果中发现了多重抗生素耐药凝固酶阴性菌（MARCoNS），可以在鼻腔内使用血管活性肠肽制剂（VIP），它能为大脑提供充足的营养支持。营养到位了，认知能力自然也会改善。

正如前文所述，有些食物具有不错的排毒功效，例如：香菜，十字花科蔬菜（花椰菜、西蓝花、各种卷心菜、羽衣甘蓝、球茎甘蓝、萝卜、西洋菜、芜菁甘蓝、芝麻菜、辣根、玛咖、油菜花苔、日本萝卜、芥末、菠菜等），牛油果，洋蓟菜，甜菜，蒲公英，大蒜，生姜，葡萄柚，柠檬，橄榄油和海藻。使用考来维仑片、蒙脱石散、木炭和沸石散以及印度没药能有效增强胆固醇对于毒素的吸收；蒸完桑拿后用纯天然香皂洗浴；多喝过滤纯净水，多排尿。我们另外还观察到，接受激素治疗的女性患者排毒效果最好，说明改善孕激素水平对排毒效果最优化可能有帮助。

• 在灭菌治疗结束之后，鼻窦部、鼻腔和口腔内的微生物环境也应当极力优化（就像我们努力改善肠道菌群一样）。可以吃萨吉乳杆菌或鼻窦益生菌，这两种益生菌是针对鼻腔、鼻窦微生物而特别开发的产品。若是不重视微生物环境的健康，MARCoNS 会很容易复发！

麻醉剂是顶级的致痴毒素，值得我们花费大量篇章对此进行论述。我们常常听说哪位患者在手术后出现了认知衰退的症状，尤其是手术中因为各种原因导致麻醉时间延长或多次麻醉的患者会更容易发生认知衰退。全身麻醉有多种机制能导致认知能力下降。第一，其所使用的麻醉剂大幅增加了致痴毒素的整体病荷负担，麻醉剂减少了体内谷胱甘肽的水平，还大幅增加了身体排毒功能的运作压力，从而撬动天平，降低认知能力（尽管有研究发现麻醉剂对于神经系统有略微的保护作用，但这点作用不值一提）[12]。第二，缺氧与低血压。全身麻醉的情况下很容易发生以上事件，间接增加了麻醉剂对于身体的毒害。第三，全身麻醉过程中产生的严重心理压力。第四，抗生素在外科手术中往往被大剂量滥用，这会导致肠道通透性增加，从而继发"肠漏"。第五，外科手术术后恢复期易发生伤口感染等炎性事件。所以科学界将全身麻醉以及外科手术作为 AD 的风险因素，全身麻醉能将患病风险直接增加一倍[13]。

因此，如果您正需要接受全身麻醉，则不妨考虑以下建议：

• 手术前与主刀医生好好聊一下。是否必须进行全身麻醉？可以改为局部麻醉吗？麻醉的持续时间是多少？多提一句，脊柱麻醉比常规的全身麻醉还要糟，更容易引起 AD[14]。

• 手术前与麻醉医生好好聊一下。全身麻醉期间血压通常会下降，血压下降过快会陡然减少脑部的血液供给。因此和麻醉医生聊一下，请他确保麻醉期间血压不会陡然下降，并保持在最佳状态。（如果有可能的话）甚至还可以让麻醉医生选用作用时间较短的麻醉剂，以图在术后尽可能快速恢复。另外，还必须把你现在的服药情况准确告知麻醉医生。

• 努力优化自身排毒能力以备战全身麻醉的到来。全力备战旨在手术后能够快速清除麻醉剂带来的功能损害与器官损伤，将损失降到最小。备战目标能通过服用营养补充剂的方式来达到：N-乙酰半胱氨酸补充剂（每天 2 次，每次 250 mg）或是脂质体谷胱甘肽（每天 2 次，每次 125 mg）或 S-乙酰-L-谷胱甘肽补充剂（每天 2 次，每次 150 mg）；水飞蓟 70 mg，每天 3 次；胆碱每天 1 g；蛋氨酸每天 1 g。除此之外还需要服用高效复合维生素制剂，其中至少含有 500 mg 的维生素 C 与 B 族维生素（种类要全）。这些备战工作应当在手术前 1 周开始施行，手术后 2 周时方可结束。

• 术前 1 周应当尽量避免（为保险起见还是要和主刀医生聊一下）服用以下营养补充剂：鱼油，乙酰左旋肉碱，维生素 E，大蒜，银杏叶制剂和生姜，这些物质有溶血的作用，以防其影响手术。圣约翰草（贯叶连翘）提取物与缬草根提取物术前 1 周也最好停掉，因为它们会延长麻醉作用的持续时间。最好列一张表，把自己的服药情况与补充剂全部列成一张表格，然后交给你的主刀医生，临近手术时询问一下，看哪些需要停用，以及何时可以恢复。

• 你还能做到更好，手术后的几周你可以施行抗麻醉药性饮食方案（我们的 KetoFLEX12/3 就非常合适），当然如果你做的是消化道方面的手术，饮食排毒就得等到消化道完全愈合才能做了。抗麻醉药性饮食方案首先从易于消化的骨膏汤开始，骨膏汤可以为大病初愈的身体提供伤口愈合所必需的额外蛋白质和胶原蛋白。另外，主食上尽量选用高纤维素的食物，十字花科蔬菜要多吃（尽量用清水煮透煮软，易于消化，水煮西蓝花就是个不错的选择），酒要少喝，还有就是要多喝水，每天要喝 1～4 L 的过滤纯净水❶。许多麻醉剂都是脂溶性的，因此补充健康脂肪并恢复到轻度酮症状态对于排解麻醉剂残留相当有

译者注：

❶ 喝水要根据手术类型来判断，尤其是泌尿道手术，一定要咨询医生。

益，一旦身体切换到脂肪供能的状态，脂溶性的麻醉剂能够随着脂肪的代谢一同排出体外。在这段时期内，也推荐每周蒸几次桑拿，以诱导出汗。

---- • 第 20 章 • ----

微生物与微生物群落

> 手指甲周围的感染性因素或气体性的感染因素
> 似乎不足以杀死患者。
>
> ——19 世纪某些"专家"质疑产科医生洗手消毒之必要性，
> 他们认为不洗手也不会造成孕妇感染死亡

正如 19 世纪的所谓专家怀疑病菌是否具有致病性那样，今天的部分专家们也对"痴呆症可逆"产生了质疑。他们同时也不相信功能医学疗法比单一疗法更为有效，哪怕现在越来越多的证据都在证明这一点。近期公布了一项有趣的实验，科学家们将一种普通酵母菌——念珠菌，注射进小鼠的身体内[1]。研究者最初的设想是，血脑屏障会将酵母菌全数阻挡在大脑之外，该屏障阻隔了大多数的蛋白质以及其他大分子物质进入大脑，而酵母菌远比这些物质要大。令人惊异的是，酵母菌居然穿透了血脑屏障上达大脑，引发了类炎性反应，并诱发了早期阿尔茨海默病（AD）的病理变化。这项实验佐证了微生物感染是 AD 发病的潜在因素之一，同时也为我们展现出了大脑受到感染之后的景象。另外，这也是一项针对性非常强的研究，因为临床上已发现，部分 AD 患者脑中存在念珠菌感染。

人类所面对的认知能力下降因素可以说是无穷无尽的，因为在过去几十年间，人们越发清晰地认识到，人体并不如我们所想的那样是离散的个体；相反，人体是个复杂的生物聚落（几千种细菌，病毒，噬菌体，酵母，霉菌，螺旋体和寄生虫共同组成了人❶，而不仅仅只有体细胞）。这些微生物寄宿在人体肠道、皮肤、鼻窦、口腔以及其他部位，它们会影响我们的思维、情绪、自我保护意识和疾病发展过程。

因此，我们并不是一个单单由体细胞组成的个体，而是以上各种微生物之间的复杂协作所构成的"聚落"，当微生物之间的协作中断时，人体往往就会出现疾病。尤其是随着年龄的增长，这一情况会越发严重，许多常见疾病，像 AD、抑郁症和 2型糖尿病等便会出现。

对于这些具有认知障碍遗传风险的人来说，肠道微生物群的状况至关重要——肠道微生物群包含肠道细菌与其他微生物。肠道微生物群几乎在认知衰退的所有因素中都扮演了重要角色：慢性炎症、自体免疫、胰岛素抵抗、脂质代谢失常、肥胖、营养吸收不良、淀粉样蛋白沉积、睡眠质量差、氧化应激反应与排毒功能低下等，这些致病因素背后都能看到肠道微生物群的影子。这里举个例子，乳酸杆菌和双歧杆菌参与了谷氨酸生产神经递质 GABA（γ - 氨基丁酸）的过程，而 AD 患者脑中GABA 含量低下就与菌群失调有关[2]。更进一步，大脑与肠道确有密切关系，这两者不断地进行化学信号与电信号的交流！

当我们观察 AD 患者的肠道时，我们会看到，患者肠道菌群组成发生了巨大变化，菌群的分布与肥胖症或 2 型糖尿病患者很类似[3]。那我们可不可以"修复"肠道微生物群，以达到治疗效果呢？现有的一些动物实验结果显示，这个思路是很有希望的。有研究者改善了 AD 小鼠的肠道菌群，发现小鼠的症

译者注：

❶ 人体内病毒的数量是肠道菌群中细菌的 10 倍以上，以病毒群落形式存在，病毒群落的集合称为人类病毒组。人类病毒群落包括内源性逆转录病毒、感染细菌的噬菌体等，与人类协同进化，有着复杂的相互作用。

状确有改善[4]。另外一些研究者给 AD 小鼠喂食了益生菌，发现小鼠的认知能力下降幅度减缓，炎症介质被抑制[5]。益生菌疗法也被发现能够激活 SIRT1 信号通路，这一信号通路对于对抗 AD 的病理变化与延长寿命有重要意义[6]。此外，治愈肠道和优化微生物群落对于治疗炎症、改善营养吸收、提升神经递质浓度和改善胰岛素抵抗等均很有帮助。因此这正是我们预防及逆转认知能力下降的整体程序中所需要的重要一环。

我们已经知道了 AD 患者的微生物群落被扰乱得"一团糟"，那么究竟是什么原因导致的呢？根据现有的研究，剖宫产（母亲的微生物群落不会像自然分娩那样传递给新生儿）、压力、抗生素、酒精、纤维素摄入减少、精致碳水化合物饮食、衰老、炎症和寄生虫感染都可能引起微生物群落的混乱[7]。好在，益生菌、益生元与肠道愈合疗法都可以对其进行纠治。因此，每当我们使用抗生素治疗感染性疾病时，我们应当想到抗生素的使用会扰乱肠道微生物群落，需要加用益生菌与益生元制剂来使其恢复正常。

显然，对人体微生物群落的"照顾"与"喂养"对于最大程度优化认知能力至关重要！这不仅仅是为了避免炎症和改善肠道吸收，也是为了排毒[8]。摄入益生元，喂养肠道微生物群落，能加快肠道运转的速度，从而使得肠道能够更加高效地清除毒素。此外，某些特定的致痴毒素会改变我们的微生物群落，例如三氯生、农药与草甘膦（除草剂无处不在）、增塑剂、重金属与某些药物（抗生素、人工合成雌激素和质子泵抑制剂）[9]。

除了微生物群落的代谢、免疫和毒性作用及其对认知能力下降的影响之外，肠道微生物群落还有可能自己生成淀粉样蛋白，产生的淀粉样蛋白可能会占用人体降解、清除的工作量，导致脑中的 β 淀粉样蛋白无法得到快速清除，从而沉积下来[10]。有些人甚至认为微生物群落生成的淀粉样蛋白也会沉积在大脑，并加速有害蛋白在脑中的积聚[11]。

有鉴于此，为了防止和逆转认知能力下降，我们必须支持并优化我们的微生物群落。目前我们能做到的，就是使用益生菌与益生元制剂，并尽可能避开会破坏微生物群落稳态的物质。未来是可喜的，随着相关研究的不断进展，我们探查到越来越多的特定菌种，这些特定菌种对于人类的关键认知能力起着举足轻重的影响。随着相应机制的探明，我们的"修复"工作会变得更加准确、有效。例如，在最近披露的一项研究中，研究者发现脑源性神经营养因子（BDNF）的增加与一种特定的双歧杆菌有关[12]。另一项研究中，人们发现一种特定的牛痘分枝杆菌，与减少压力应激反应和小胶质细胞活化的减少❶相关，该菌同时还能在中枢神经系统中诱导抗炎反应，减少慢性炎症[13]。类似的潜在特定菌种相当多，因此未来可期！

慢性感染与认知障碍

除了构成肠道微生物群落的各种内源性微生物，我们还会接触到许多外源性的感染性病原微生物。多年来，人们一直怀疑 AD 与感染性疾病有关，却一直缺乏证据。随着慢性感染性疾病引起的慢性炎症状态与 AD 之间关系被探明，我们掌握了切实的证据[14]。除了慢性炎症，急性的感染性疾病，例如肺炎球菌性肺炎或尿路感染，对于认知障碍患者而言也是常见的加重诱因。有些患者的认知能力经治疗后有所改善，也需要极力避免急性感染性疾病，以防认知能力倒退。

理论上，任何激活人体先天免疫系统的感染，都与 AD 有关；然而，有些迁延难愈的病原体会反复袭扰免疫系统，造成

译者注：

❶ 小胶质细胞参与了一系列神经退行性疾病的发生；小胶质细胞活化介导慢性炎症，并导致多种疾病发生，其中就包括了阿尔茨海默病。

更大破坏。比如前文述及的疱疹病毒（HSV-1），可反复引起口周疱疹，并且病原体寄生在面部的三叉神经节中，被认为是引起 AD 的重要因素[15]。现有研究已经证实，抑制口周疱疹暴发能降低 AD 的发病风险。前已述及，有许多方式可以做到这一点，请查阅第 17 章相关内容，此处不再冗述。

目前口腔内与认知障碍关联性最大的病原微生物是牙龈卟啉单胞菌，其会引起牙周炎，并增加了 AD 的发病风险[16]。口腔健康相关的内容请参阅第 17 章。

蜱虫会传播病原微生物，造成慢性感染与认知能力下降。超过一半的莱姆病患者，都是由于蜱虫身上携带的伯氏疏螺旋体感染而导致的。蜱虫身上还携带有巴尔通体菌、埃立克体以及无浆体虫等，以上这些病原微生物引起的感染性疾病都可以用抗生素或自然疗法来治疗。但是，如果不进行长期持续治疗与仔细的随访复查，这些慢性感染往往很难根除。

真菌（如曲霉菌）和酵母菌（如念珠菌）也是造成认知能力下降的潜在因素，其既会产生霉菌毒素，也会直接造成感染，同时它们还经常干扰人体正常免疫应答。前面提到过，AD 患者脑中发现有念珠菌[17]，其他真菌与霉菌有时也能看到[18]。其中黑霉菌、青霉菌、曲霉菌、毛壳菌和节担菌属与Ⅲ型（外伤/毒素型）AD 关联较大。这些有害霉菌往往藏在被水浸泡过的建筑物中，在我们生活中可谓是无处不在。

不仅霉菌毒素会诱发Ⅲ型（外伤/毒素型）AD，上一章介绍的细菌生物膜也不可忽略。细菌生物膜中含有一种名为多重抗生素耐药凝固酶（MARCoNS）的物质，含有此种物质的病菌往往有很强的耐药性，远比游离菌顽固。推荐使用草本杀菌滴剂或胶体银制剂来杀灭。

总而言之，人体就是一个"生物聚落"，正是体内的微生物与我们的体细胞一起构成了一个完整的"人"。外界的致病微生物入侵并感染我们的身体，对我们的认知能力产生深远的影响。AD 的罪魁祸首 Aβ 的另一作用就是抗击致病微生物，考虑到这点，增强人体免疫系统，修复各种微生物与神经系统之间的复杂协调作用将有助于我们最大程度优化治疗效果。

第 21 章

补充剂：我愿用我的王国换来营养[1]

> 要么被有益于患者的因素所驱动，要么被有助于你事业的因素所驱动。
>
> ——R. F. 勒布
>
> 没有看到结果，所以不相信新疗法的人只是单纯地不知情；即使看到了结果，也不相信的人就是所谓的"专家"。
>
> ——R. F. 勒布

最近我收到了一份电子邮件：

我的妻子今年 69 岁，大约一年前开始出现记忆力减退的迹象，后续被诊断为阿尔茨海默病。你能想象得到，我们得知了这一诊断结果后都吓坏了。妻子的姐姐几年前就是因为该病去世的，她们的母亲也死于阿尔茨海默病，这个疾病在她的家族中肆虐。医生让她服用安理申（多奈哌齐），但是没有用，她的健康状况每况愈下。

后来我的妻子甚至连与他人简单交谈都做不到了，她已经失去了作为"正常人"所应该具备的最基本功能，这实在是太可悲了！

译者注：

[1] 标题来自莎士比亚名剧《理查三世》中主角战争落败时的高呼："A Horse! My Kingdom For A Horse!（一匹马！我愿用我的王国换一匹马！）"

儿子在 10 月份给我打了个电话，说您向他介绍了布来得森个性化干预程序，我听后满腹狐疑，并对儿子说："听起来好得过头了，我有点难以置信。"

最后我们还是抱着试试看的心态，于 2018 年 11 月联系了黛博拉·坎特雷尔博士，并在她那里为我妻子做了磁共振检查和 ApoE 基因测试，测试结果显示为 ApoE4 型。随后黛博拉博士为我们精心开出了一张营养处方，罗列了几种维生素、益生菌、姜黄补充剂以及几种舌下含服的补充剂。我妻子是次年 1 月开始服用营养处方的，直到今天，她竟好转了 95％!! 妻子所有的熟人都感受到了她的好转，便问我："她的阿尔茨海默病被治愈了吗?"我只是简单地答道："维生素与其他营养补充剂将我的妻子带回了生命的正轨。"

我简直难以表述我妻子、我自己、我的儿子孙辈对您与坎特雷尔博士的感激之情！感谢您让我的妻子重获新生！

营养补充剂，是否真的如同某些人宣称的那样，对于认知障碍"毫无用处"[1]？好的，让我们深入探讨一下吧！首先，顾名思义，它们是用来补充营养的。许多患者想偷懒，觉得程序中其他的操作规程太麻烦，只想遵守补充剂部分的内容，但是这样做的人鲜有见效的。这套干预程序的主旨是利用一切可用的方法来改变大脑的生物化学信号，将阿尔茨海默病（AD）的突触细胞信号转变为正常的突触细胞信号。因此关键问题不是在于补充剂是否起到了对症治疗效果，而是在于我们根据每个人的不同情况，可以拿出哪些手段来促成神经化学环境的变化，而这一点对于预防和逆转认知能力下降是必不可少的。

鉴于 AD 是一种非常严重的疾病，我们必须全力以赴，并针对每位患者的具体需求推荐最高质量、最合适的营养补充剂。补充剂已经被反复证明，配合程序中的其他干预手段，是非常有效的。此外，我们有许多患者案例，仅靠其他干预手段，不服用补充剂也收获了不错的效果。然而我还是建议，为了将个性化干预程序的疗效发挥到极致，最大化治疗收益，补充剂仍是非常重要的。例如有些人在准备外科手术或旅游出远门时中断了补充剂的使用，随后几周便发现自己的状况出现了衰退。

由于造成认知能力衰退的因素很多，而且因人而异，因此补充剂的选择也应该多样化并且个性化。比方说，如果我们的一个医生宣称要治疗认知衰退，却没有评估并治疗胰岛素抵抗、没有评估并治疗全身炎症、没有评估并治疗胃肠道通透性过高（肠漏），那么制订出的非个性化的治疗方案一定不够好。

如果我们没有评估并治疗与 AD 相关的病原体（例如HSV-1 或牙龈卟啉单胞菌）、霉菌毒素与化学毒素的接触，能说这套程序是最优化的吗？

如果我们没有评估并治疗睡眠呼吸暂停和其他原因引起的血氧饱和度下降以及微生物群落异常，能说这套程序是最优化的吗？

如果我们没有评估并治疗激素缺乏症、营养不足、血管疾病和甲基化缺陷，能说这套程序是最优化的吗？

所以，一套最优化的治疗程序必须是高度个性化的，并且需要涉及方方面面，补充剂可以解决这一问题，它们正是"军火库"中的关键武器。

补充剂的选择需根据实验室检查的结果来做，让我们逐一分析吧！有一点我得先声明，一般来说你可以通过特定的食物与改善生活方式达到与补充剂同等的效果；事实上，我建议能不吃补充剂就不吃，尽量用最自然的方式来达到我们的目标，毕竟最原生态的方法就是最好的方法。

但补充剂有时仍然是难以替代的。比方说，虽然可以从泡菜或酸菜等发酵食品中摄取益生菌，但仍难以完全替代益生菌补充剂。补充剂中的益生菌都是特定选取的菌株，进入人体后的存活率也更高，菌群数量也大得多。另外，天然食物有时也无法提供某种特定的营养素，例如素食主义者容易缺乏维生素B_{12}，导致同型半胱氨酸含量升高，这种情况下他们则必须服用补充剂。

关于采购的说明：选购的草药与营养补充剂一定要确保其来源可靠。

下面我来一一罗列补充剂与生化指标改善相关的要点问题。

• 如何降低同型半胱氨酸水平？

血同型半胱氨酸的最佳控制目标应当低于 7 μmol/L，并且需要 1 mg 维生素 B_{12} 制剂（如甲钴胺、S-腺苷钴胺和/或羟钴胺），每天 0.8 mg 甲基化叶酸（尽管有些人会用到 15 mg），每天 20 mg 5-磷酸吡哆醛（P5P）（最高剂量切勿超过150 mg，因为这可能会造成神经损伤，会使你感到腿脚麻木，步行困难）。如果同型半胱氨酸指标仍然居高不下，则需要额外服用 500 mg 三甲基甘氨酸（至多不超过 3 g）。充分补充胆碱也是有帮助的，可以多吃些蛋类、动物肝脏等天然食物。

• 如何解决慢性感染问题？

对于大部分人而言，只要遵循手册第一部分所述的 KetoFLEX12/3 饮食原则，起到的抗炎作用就足够解决慢性感染问题了，但是那些 C 反应蛋白（CRP）仍高于 9 mg/L 的人们则需要额外的措施。额外措施包括 3 个步骤：①确定是什么原因导致了炎症，是肠漏、慢性感染、代谢综合征，还是其他原因。②消除炎症，这一步可以通过特定产品来解决，或是服用 Ω-3 脂肪酸制剂，每天 1~3 g Ω-3 脂肪酸也能起到很好的抗炎作用。③每天服用 1 g 姜黄素和/或 1 g Ω-3 脂肪酸制剂；亦可每天服用 1~3 g 生姜提取物和/或每天两次 300~500 mg 乳香；亦可每天服用 250~350 mg 猫爪草提取物，以防止炎症的进一步发展。尽可能减少使用阿司匹林以防止胃、肾脏的损害，尽可能减少使用乙酰氨基酚药物以防肝功能损害。

• 如何恢复胰岛素敏感性？

前文所说的饮食方式与生活方式调整，不仅有抗炎的功效，也可以有效纠治胰岛素抵抗症状，并恢复胰岛素敏感性。几种化合物也可以达到相同的效果，并且这些化合物能在药店柜台上轻易买到，无需处方：①小檗碱 500 mg，每天 3 次，对控制血糖非常有效。②吡啶甲酸锌（或其他形式的锌）每天剂量为 20～50 mg，可以有效改善胰岛素的分泌，对于缺锌者而言尤为重要。全世界有近十亿的锌缺乏患者，其中相当一部分人都饱受胃反流综合征的困扰，并长期使用 PPI。③每天摄取 1/4 茶匙的肉桂提取物。④吡啶甲酸铬 500 mg，每天 2 次。⑤α-硫辛酸有抗氧化作用，因此可以降低 AGES 水平，推荐每天服用 100～500 mg。⑥苦瓜与芦荟提取物可以适当服用一些，它们对于糖化血红蛋白有好处。⑦如前文所述，高纤维饮食与特定补充剂可以控制血糖。

• 如何达到轻度酮症状态？

达到酮症状态和修复胰岛素抵抗所用方法一致，大部分人都可以通过 KetoFLEX12/3 饮食，体育锻炼，优质睡眠和避免压力来实现，使用这种方式所造就的内源性生酮是最佳的。但是对于部分人来说，生活方式调整可能无法产生足够的酮体（血酮至少要达到 0.5 mM，最好能达到 1.0～4.0 mM）；这种情况下需要补充些外源性生酮，每天服用 3 次 MCT 油是很有帮助的。开始摄入量为 1 茶匙，持续几周后增加到 1 大汤匙，以防身体不适应发生腹泻。

酮盐或酮酯类补充剂也是不错的外源性生酮；血酮的测量详见第 18 章相关内容，此处不再冗述。

• 如何增加神经营养因子？

神经营养因子是通过与神经元上的特定受体结合来支持神经元的生长因子。例如，体育锻炼会增加脑源性神经营养因子（BDNF），并使其发挥抗 AD 的作用。与 BDNF 类同，神经生长因子（NGF）能有效支持大脑的胆碱能神经元，对于记忆形成尤为重要。当然不仅体育锻炼和轻度酮症状态能够增加 BDNF 的分泌量，有一种全咖啡果实提取物（WCFE）制剂也可以提升 BDNF，推荐每天的早晨与傍晚服用 100～200 mg，能起到很好的效果。

另一种方法是服用 7，8-二羟基黄酮制剂，它会与 BDNF 受体相结合并增加神经营养信号的传导效率。这一制剂的最佳剂量尚不清楚；我们建议每天 1 次，每次 25 mg，服用 3 天；然后增加到每天 2 次，服用 1 周；再增加到每天服用 3 次。

每天 50 mg 的紫檀芪也可以增加 BDNF，另外它还可以增加多巴胺的含量。每天 2 次，每次 5～10 mg 的乳清酸锂效果也不错。

ALCAR（乙酰左旋肉碱）能够将脂肪酸运输到细胞线粒体中，为身体供能，一般是用作减肥药，但是它也可以增加 NGF。使用剂量一般是每天 500～1000 mg，每天 1～3 次。

猴头菇已被证明具有增加 NGF 水平、减轻炎症并改善 MCI 患者认知能力的功效[2]。建议每天将其随三餐服用，每天剂量 250～500 mg。有些人喜欢用这种蘑菇泡茶喝。

除了以上这些草药和补充剂，目前鼻内营养因子喷剂也非常具有潜力，我预测在未来几年中，鼻内营养因子喷剂会被越来越多的人使用。对于某些神经营养因子，例如胰岛素和 NGF，经鼻内给药具有更好的大脑渗透能力；但是 netrin-1（能直接影响 APP）营养因子，则达不到这样的效果。我建议此种大脑渗透性不佳的营养因子不要使用鼻内喷剂，口服的小活性片段（肽）形式补充剂的渗透性会更好。不管是服用全长链的胰岛素或 NGF，还是小活性肽形式的 netrin-1，对于增强神经系统整体营养水平都是够用的。所有这些营养因子，胰岛素，NGF，BDNF，ADNP，netrin-1，GDNF 等，都能对神经细胞发挥支持作用并增强信号传导，还能帮助神经细胞存活与神经细胞胞体的延伸（这一过程被称为神经元的突起），同时支持神经突触的形成与保留。我们必须当心"营养过剩"，过多补充会对神经系统产生不良影响。例如，胰岛素补充过多，胰岛素水平过高，只会加重胰岛素抵抗的症状。尽管鼻内营养因子喷剂目前尚有很多不足，但是它们仍然是抗击认知衰退的"强力队友"，希望近期能够有更优秀、更实用的产品问世。

- 如何提高注意力？

认知能力衰退的一个常见症状就是无法集中注意力并保持专注。注意力的集中是记忆力形成的第一步，因此至关重要。众所周知，咖啡因是一种广为使用的注意力增强剂，每天摄取 100～200 mg 泛酸也对提高注意力有帮助，但以上两种补充剂应避免在晚上使用，以防失眠。每天服用 100～500 mg 雷公藤提取物也不错；牛磺酸对于减少焦虑和增强注意力大有裨益，建议每天服用 500～2000 mg；每天 300～600 mg 柠檬香脂也可以达到与牛磺酸一致的效果。有些人喜欢闻薄荷的气味，这个确实可以增强注意力并提升头脑的清醒度。乙酰左旋肉碱也可以增强注意力，建议每天摄取 500 mg。

- 如何提高记忆力？

记忆是大脑的基本功能，其机制非常复杂，受到多种因素影响：注意力、神经递质（尤其是乙酰胆碱、谷氨酸和多巴胺）、神经营养因子（例如 NGF 和 BDNF）、神经突触的形成与强度、激素水平、营养状况与遗传特征等。其中除了遗传特征我们无法改变，其他的因素都可以通过营养补充剂和草药来调节修正。

首先我们可以按照前段所述方法增强注意力，再摄入以下补充剂以提升记忆功能。

每天 250～500 mg 胞磷胆碱，每天 2 次；或是每天 500～1200 mg 甘油磷脂酰胆碱；每天 400～1500 mg 磷脂酰胆碱，每天 3 次；石杉碱甲 50～200 mg，每天 2 次；假马齿苋，随餐服用，每次 250 mg；甲酚诺辛每天 500～1000 mg；二甲基氨基乙醇（DMAE）50～200 mg；藏红花每天 25～30 mg 或玛咖（留意产地，一定要吃安第斯山脉出产的）每天 0.5～5 g。

一组名为益智补剂的营养保健品可以起到增强胆碱能与谷氨酸能信号传导的功效，益智补剂组合包括了以下内容：吡拉西坦（250～1500 mg，每天 3 次），阿拉西坦（375～750 mg，每天 2 次），奥拉西坦（250～500 mg，每天 3 次）和苯基吡拉西坦（100 mg，每天 2 次）。你还可以每天搭配服用 200～5000 mg 肌酸，以增加精力。每天补充 100～400 mg 卷叶旋花也能在一定程度上达到和益智补剂类似的效果。

前文提及的神经营养因子，可以通过乙酰左旋肉碱、猴头菇、WCFE、紫檀芪和 7，8 -二羟基黄酮等补充剂来增加。

咖啡因（50～100 mg）与茶氨酸（200 mg，通常与咖啡因混合使用以缓解大剂量咖啡因造成心率过快上升）能够增强环腺苷酸的信号传导，从而增加神经细胞的兴奋性。每天摄入 150～250 mg 毛喉素或 500 mg 洋蓟提取物（其中含有木犀草素）也可以达到同样的效果。每天服用 1 g DHA 和 250～300 mg 胞磷胆碱可以支持神经突触形成，改善记忆力。

每天傍晚一次性服用 2 g 苏糖酸镁（内含 144 mg 镁元素），或是日间分 3 次服用，每次 667 mg，可以支持神经突触信号传导。维生素 B_1 对于学习功能与记忆形成也至关重要，每天服用 150～300 mg 苯丁胺补充剂能有效补充维生素 B_1。

- 如何提高线粒体功能?

线粒体是我们细胞的"电池",在神经退行性病变中起着重要作用。线粒体可能会因为细胞自身的损伤而受到破坏。正如我们夜间睡眠时激活的细胞自噬一样,线粒体也可以通过自噬受损的线粒体,从而保护神经细胞功能。

辅酶 Q 能有效提升线粒体功能,一般使用剂量为 90～200 mg。PQQ(吡咯并喹啉醌)可用于增加线粒体数量,使用剂量为 10～20 mg。NAD＋(烟酰胺腺嘌呤二核苷酸)是线粒体的关键来源,它还能激活 SIRT1 通路,增强神经突触细胞信号。每天服用 200～300 mg 烟酰胺核糖苷可以有效增加 NAD＋的浓度。激活 SIRT1 通路的另一方法是每天服用 150～500 mg白藜芦醇。

在线粒体的保护方面,常用的方法有 R‐硫辛酸 100 mg,维生素 C 每天 1～4 g,400 IU 维生素 E 与三烯生育酚混合制剂。同时也推荐额外联用 500 mg 乙酰左旋肉碱与 200～5000 mg 肌酸,以提升精力。

- 如何支持肾上腺?

我们在第 15 章介绍了减少、规避与管理压力的最好方法,但压力管理想要达到最好的效果,必须配合肾上腺的营养支持,这方面我推荐每天服用 300～600 mg 红景天提取物(此剂量用于 1％规格的洛塞维❶;若是购买了 2％规格,则应当将服用剂量减半,即 150～300 mg),以及 1～3 g 五味子。另外可以每天3 次,随餐服用 200～600 mg 圣罗勒(一种草药)。另外我还建议联用甘草根提取物,每天 0.5～5 g 即可。

对于脱氢表雄酮(DHEA)水平低下的人,进行一些激素

译者注:

❶ 洛塞维(Rosavin)是红景天提取物中活性最强的化合物。

治疗，每天额外补充 10～25 mg 孕烯醇酮，有助于肾上腺功能的恢复。

● 如何改善排毒功能？

详见第 19 章相关内容。

● 如何治愈肠漏？

我们在第 9 章中讨论过治疗肠漏的方法，除此之外我们还有很多补充剂可以使用，例如 L-谷氨酰胺、卷心菜提取物（其中含有 L-谷氨酰胺）、ION* Gut Health（之前介绍过的一种补充剂商品名）等。一般使用一两个月就能修复肠漏，待肠漏完全修复时，这些补充剂就可以间断使用甚至完全停用了。

● 如何优化微生物群落？

前段已述及，人体肠道内有大约 1000 个不同种类的微生物群落（我这里着重介绍肠道内的微生物群），尽管我们已经确定，AD 和 2 型糖尿病与肠道微生物群的关联非常大，但个中机制与细节尚未明了。因此我们应该把手头上能做到的事情尽量做好，比如摄入乳酸杆菌属和双歧杆菌属的益生菌，并且配合服用益生元，以喂养有益菌群。

如第 20 章所述，最天然的补充途径是自然食物（泡菜等），但是益生菌补充剂的效果会更好。每天 250～500 mL 的布拉式酵母菌对于肠道感染非常有益，也是幽门螺杆菌感染患者的常见辅助治疗手段。如果你因为使用抗生素而破坏了微生物群落，吃些芽孢杆菌能收到很不错的效果，比一般的益生菌效果要好些。

有些人建议使用金印草补充剂。金印草具有抑制细菌耐药泵的功效，能够选择性杀灭致病菌，而不会连带杀伤有益菌群。

正如第 9 章与第 20 章所述，我们的微生物群落需要营养，这些营养可以通过高纤维饮食与抗性淀粉提供，也可以另外补充益生元制剂。

• 如何支持免疫系统？

β淀粉样蛋白是天然免疫反应的一部分，而它又与 AD 的发生息息相关。前已述及，AD 患者的脑部常能发现多种病原微生物，如口腔细菌、疱疹病毒和真菌等，正是这些病原体不断地折磨着免疫系统，使其疲于奔命，因此非常有必要增强免疫系统。印度阿育吠陀医学有一套很好的草药组合可以做到这一点，并且已有数百年的历史了：印度醋栗（每天 2 次，每次 500～1000 mg），心叶青牛胆（每天 3 次，每次 300 mg）和印度人参（随餐服用，每天 500 mg）。另外一些基础营养素，例如维生素 A、维生素 D 和锌也能支持免疫系统。

腐殖酸与富里酸有助于激活免疫系统，因此常常用于慢性病毒感染，例如单纯疱疹病毒或巨细胞病毒感染，对于其他的慢性炎症，例如莱姆病，也有很好的效果。转移因子 PlasMyc 效果也不错，能够帮到慢性感染疾病患者。

有许多草药与补充剂能够支持免疫系统，包括活性己糖相关化合物（AHCC，一种蘑菇提取物，一般每天吃 3～6 g）、阿韦马尔、黄芪、β‐D‐葡聚糖、甘草根、黑接骨木、紫锥菊、橄榄叶、蜂胶和牛至（一种中药）。

• 如何优化维生素 D 水平？

维生素 D 的健康益处是有争议的。一方面人们认为维生素 D 的水平仅仅反映了户外活动的时间，而不是一个健康指标；而另一方面，人们发现维生素 D 介导了许多基因的转录，并因此认为它可以影响神经可塑性、免疫系统、肿瘤、心血管疾病和血钙调节等关键生理过程。

我们支持后者，并且认为应当将维生素 D 的水平控制在最佳值。补充维生素 D 有一个"一百法则"，非常好用：目标值减去你现在的值，再乘以 100，便可确定你该摄入的维生素 D 数量。例如，你的目标值是 60 ng/mL（我们建议的目标值为

50～80 ng/mL），而你现在测出水平只有 25 ng/mL，那么 60－25＝35，再乘以 100，这意味着你需要服用 3500 IU 维生素 D。另外我还建议你额外服用 100 μg 的维生素 K_2，这样可以有效防止钙沉积在血管壁中。鉴于维生素 D 和维生素 K 都是脂溶性维生素，我还建议你配合优质脂肪一同服用，有利于吸收。维生素 D 的最大可用剂量为 10000 IU，并且将维生素 D 水平保持在 100 ng/mL 之下，不要过度使用。多晒太阳也可以补充维生素 D!

• 如何改善大脑的血液供给？

血管性痴呆的发病率仅次于 AD，哪怕是在 AD 当中，血管类的疾病也非常常见，尤其多见于 V 型 AD。因此积极改善大脑血供是非常有帮助的，并且有多种补充剂可以选择：芝麻菜与甜菜提取物能够增加一氧化氮，舒张血管，改善血供；每天服用 1～2 片 Neo40；每天服用 L -精氨酸 3～6 g，每天 1～3 次；每天一勺 ProPro-9 加水冲服；松树皮提取物（碧萝芷）每天最多 3 次，每次 100 mg。以上这些补充剂能起到很好的效果。备选方案包括银杏叶提取物（每天 3 次，每次 40～120 mg）、纳豆激酶（每天 1～3 次，每次 100 mg）、长春西汀（每天 3 次，每次 5～20 mg）或双氢麦角碱（每天 3 次，每次 1～3 mg）。最后，我们建议血管病患者施行全素饮食，并可以考虑 EWOT（氧疗运动）。

• 如何获得神经保护效应？

不幸的是，"抗氧化剂"一词已与神经保护剂混为一谈，实际上神经保护剂不仅包含了抗氧化剂，同时也包含了抗感染剂，事实上过多服用抗氧化剂还有可能干扰抗感染进程。因此选择抗氧化剂，不能追求"量"，而应该追求抗氧化活性。我们推荐混合维生素 E（混合维生素 E 和三烯生育酚 400 IU），维生素 C（每天 1～4 g），蔬菜中含有的众多保护性植物营养素（第 4 章、

第 12 章介绍的）以及谷胱甘肽制剂。

最近开发出的一款针对线粒体的抗氧化剂——喹诺酮，具有治疗神经退行性疾病的潜在作用[3]。牛磺熊去氧胆酸（TUDCA）也具有作为神经保护剂的潜力[4]，通常的用量为每天 300～1000 mg。

增加谷胱甘肽的方法有很多：最常见的就是 N - 乙酰半胱氨酸补充剂（每天 2 次，每次 250～300 mg）。鉴于谷胱甘肽不太容易被人体吸收，因此可以服用脂质体谷胱甘肽（每天 2 次，每次 125 mg）或 S - 乙酰 - L - 谷胱甘肽补充剂（每天 2 次，每次 100 mg）。也可以更换剂型，换成雾化吸入或静脉注射的谷胱甘肽制剂。

除了这些基本手段外，还有数十种途径和数百种化合物可以提供神经保护作用，因此最适合自己的方法将取决于你自身的情况，比如慢性炎症、营养不良、毒物接触、血管损伤和外伤史等。各人情况不同，使用的方式方法也不同。

维生素 D、姜黄素和 Ω-3 脂肪酸具有很好的抗炎作用，抗炎对于神经保护至关重要。雌二醇也是非常有效的神经保护剂，孕烯醇酮、脱氢表雄酮和雌二醇都可以在药店柜台上买到。

前面提及的神经营养因子，是最完美的神经保护剂之一。事实上，我们追求进入轻度酮症状态的一个主要目的，就是增加 BDNF。然而这并不代表其他措施不重要，为了能达到最佳的改善效果，应当尽力将炎症控制在最低水平，并且使用 GABA 来平衡谷氨酸盐。

第 22 章

故障排除：若你最初未能成功[1]

> 问题不是停止标识，而是引导你走向成功的航标。
>
> ——罗伯特·H. 舒勒

某天清晨，我看到这封邮件后一下子从床上跳了起来：

我写下这封信只为了表达感激之情，我的妻子在 2018 年 1 月确诊为阿尔茨海默病，在 RECODE 个性化干预程序的帮助下，现病情已经得到了巨大的改善。今天我特别想告诉您，她仍然在积极进步中！个性化程序拯救了她的生命，我的妻子回来了，我孩子们的母亲回来了，我孙辈们的祖母回来了！

某日深夜，我辗转反侧彻夜难眠，只因我读到了这封信：

我好失望！我的丈夫用尽了浑身解数，但是他的症状却没有改善的迹象，我们该怎么办？

我们如何得知一切都在朝着我们预想的方向发展？我们怎么知道我们没有误入歧途？一般来说，施行个性化程序的起步

译者注：
[1] 标题来源于著名作家布兰特·鲍尔斯的畅销书《若你第一次未成功》。

阶段，需要用几个礼拜的时间来收集各种实验室检查数据，然后再花上几个月的时间优化个性化程序的各个部分。请记住，阿尔茨海默病（AD）的病理过程往往持续发展了10年甚至20年才被诊断出来，因此诊疗程序也需要花费一些时间才能看到疗效，一般施行3～6个月方能注意到症状上的改善。我们见过4天就起效的，也见过一年多才起效的，大部分人起效的时间都差不多是3～6个月。

贝琪是一位79岁的女性，她在66岁时接受了子宫切除手术，术中被施以全身麻醉，术后就出现了记忆丧失的症状。她在74岁时被正式诊断为阿尔茨海默病，并服用了安理申，此药不仅没有效果，还让她变得激动好斗，于是她便停了药。

尽管她对生活饮食方式进行了大刀阔斧的改进，糖尿病症状有所好转，但是她的认知障碍仍然在不断恶化，她75岁时患上了日落综合征。她一到下午4点以后，便会变得无比焦躁，开始收拾行李并宣称要回去与母亲同住（她的母亲已经去世几十年了）。这样的情况持续了3年，直到她遇到了韦斯·扬伯格博士（Wes Youngberg）。

扬伯格博士马上采取RECODE个性化干预程序为她治疗，治疗伊始，她的认知量表评分非常之低（MoCA得分为0分，MMSE仅有1分）。随着治疗的深入，她的症状得到了很大改善：她的丈夫根据程序，为她购买了指定的营养补充剂，以解决她高达15 μmol/L的血同型半胱氨酸指数以及过去从未治疗的自体免疫性疾病问题。

最大的改善发生在她开始每天服用10 mg乳清酸锂之后。之前的3年里，她完全无法做任何形式的阅读；但是经过一个月的干预后，她可以读懂电视上的文字、报纸上的头条，也能读懂路标了！另外，贝琪的日落综合征也得到了极大缓解，她每周只会出现一两次回家找母亲的异常行为，这对于她的丈夫是个巨大的解脱！

疗效不佳最常见的原因是缺乏顺应性。我们也意识到，个性化程序有些复杂，涉及方方面面，要全部都遵守是有些难度的，我们正在尽力简化它，同时你也得给自己一个喘息的时间，无需过分苛求完美。AD 的潜在病理过程固然很复杂，但好消息是，你不一定需要遵循程序中的每一项才能看到进步，只要超过了一个"门槛"，就可以朝着康复的方向前进了。我们没有办法准确量化出这个"门槛"，所以你只能不停地调整修正，静候进展的发生。

第二个常见的原因是未能精准识别和锁定单个致病因素，例如慢性感染、肠漏或是致痴毒素。因此，不要试用程序后几个礼拜就放弃，请继续努力继续优化，并与医生和健康教练保持合作。

除了顺应性和寻找致病因素，还有几个"故障"需要仔细审查并排除，以确保你能收获更佳的疗效：

• 你是否检查了血酮？你的血酮值在标准的 1.0～4.0 mM 之间吗？

1.0～4.0 mM 的区间是最好的，能够带来最佳疗效。血酮指标在 0.2～0.5 mM 的患者是达不到这么好的效果的。为了达到最佳目标，你可能需要额外摄入一些 MCT 油或酮盐类补充剂。

• 你的 MoCA 得分或脑总部（BrainHQ）上的成绩是否稳定？

对于大多数人来说，主观感受上的好转与客观的认知能力提升是相关的，简而言之，这两者齐头并进。如果你感觉记忆力改善了，或是语言社交能力有提升，那么你的量表得分与脑总部得分也会提升。然而人们有时没有注意到自己好转了，那么你就可以观察一下评分是不是见涨。请记住，AD症状是逐渐恶化的，因此哪怕是保持分数不变与成绩稳定也算是胜利。

• 你成功纠治睡眠呼吸暂停了吗？你的血氧仪有没有显示出夜间血氧饱和度下降？

睡眠呼吸暂停是导致认知能力下降的最常见的诱发因素之一，且较难发觉。睡眠呼吸暂停指的是人类在夜间睡眠时出现间歇性的呼吸停止或浅快呼吸，导致体内氧含量减少。以往我们认为睡眠呼吸暂停症状仅会出现在肥胖和打鼾的男性身上，但事实证明，不管是男性还是女性，不管是否打鼾，不管体重是否超标，都有可能发生睡眠呼吸暂停。

因此你应当确定自己是否存在睡眠呼吸暂停的问题，哪怕你现在的认知能力"很正常"。你只需要购买，或是去医院里租借一个血氧检测仪，自己在家测试几个晚上。血氧饱和度的理想目标为96％～98％，不可以降到94％以下。另外，我们希望你的睡眠呼吸暂停低通气指数（AHI）❶小于5，最好是0。

• 你是否调治了肠道，并且服用益生菌与益生元？

好消息是，肠道的调治与肠道微生物群落的优化相对来说是比较容易的，并且把肠道调整好能在很多方面帮到你：改善营养吸收、提升免疫力、增加身体排毒效率，还能改善你的情绪。坏消息是，大多数医生都会忽略肠道健康的重要性，因此你应该积极行动起来！目标是彻底修复"肠漏"。

• 你每周是否最少锻炼4次？有氧运动与无氧力量训练是否都有做？

正如第13章所述，体育锻炼能从各种途径来改善认知能

译者注：
❶ 睡眠呼吸暂停低通气指数指的是每小时睡眠时间内呼吸暂停加低通气的次数，是评判夜间睡眠呼吸暂停症状的重要指标。

力，体育锻炼既能增加大脑中 BDNF 的含量，又可以改善心血管状况与胰岛素敏感性。如果你一直以来锻炼量都很少，那么加强锻炼会很有帮助。有条件的话可以找个健身教练，试试各种形式的运动，看看自己比较中意哪一种。但不管是什么运动，都必须保证至少每周 4 次的锻炼，每次锻炼时间不能少于 45 分钟。

• 你是否需要一个"斯巴达"式的监督者？

我的一位老患者肯特曾经对我说："我需要一个严厉的教官来督促我施行个性化程序才行！"我告诉他，他找错人了，我并不是一个"斯巴达"式的监督者，但我充分理解他的想法。"萝卜"和"大棒"，各人需求不同，有些人喜欢"萝卜"，希望监督者能用温和、激励的手段帮助自己；而另一些人则偏好"大棒"，希望监督者严格约束自己。因此我认为了解自己的秉性与偏好对于干预程序的顺利实施是有帮助的。有些人在团体辅导氛围里做得很好；有些人觉得私人健康教练更为高效；有些人喜欢面对面的督导，而另一些人则喜欢远程的医疗指导；还有些人更倾向于自己的亲人来帮助自己。无论何种方式，只要能帮助到自己就好。顺便提一句，肯特最终找到了一个严格的体重训练师，目前他的疗效非常好。

• 你的主管医生是否了解 RECODE 个性化干预程序？

这一点非常重要，因为如果你的主管医生对 RECODE 毫不知情，那么他们就无法为你开出正确的检查项目，并且他们也无法帮助你解决导致认知衰退的关键因素。不了解 RECODE 的医生往往会过分悲观，他们会先入为主地认为 AD 无药可治，无法逆转，这会影响他的治疗策略，对患者的病情无益。

• 你是否实行了 KetoFLEX12/3 饮食原则（或类似的饮食）？

这种饮食原则能为你带来很多益处：内源性生酮、促进细胞自噬、修复胰岛素敏感性、营养支持、支持线粒体功能、排解毒素，它们都是为提高认知能力和预防认知衰退而设计的。所以如果你不遵循这一饮食原则，你会失去改善认知能力的机会。

  • 你是否最大程度优化了各种生化指标？

你的超敏 C 反应蛋白（hs-CRP）是否小于 0.9 mg/dL？你的空腹胰岛素是否控制在 3.0～5.0 μU/L？你的糖化血红蛋白是否控制在 4.0%～5.3%？你的维生素 D 指数是否控制在 50～80 ng/mL？激素水平与大营养素比例控制好了吗？同型半胱氨酸水平是否小于或等于 7 μmol/L？维生素 B_{12} 水平是否控制在 500～1500 pg/mL？RBC-Mg 是否大于 5.2 mg/mL？优化这些关键生化指标对于逆转认知能力衰退而言至关重要，我们应当尽最大努力将各指标控制在最佳水平。

  • 如果你的各项指标都已优化完毕，你试着用过全咖啡果提取物（WCFE）吗？

全咖啡果提取物具有显著增加 BDNF 的功效。如果你已经优化了代谢状态，治愈了肠道并消解了慢性炎症，那么你的突触会进入重建过程。突触的重建需要大量 BDNF 的帮助。此外，来自埃默里大学的叶克强博士发明了一种名为 7，8 -二羟基黄酮的化合物，这种化合物通过与 BDNF 受体结合，从而发挥出与全咖啡果提取物类似的效果。

  • 你是否检查出并治疗了所有的病原微生物？

如果你感染了伯氏疏螺旋体、巴贝斯虫、巴尔通体或其他病原体，应当及时进行治疗。如果可能的话，尽量避免使用抗生素（如果一定要使用抗生素，请仔细监测认知能力，如果出现下降，则改用非抗生素治疗）。病原体可能存在于血液、鼻窦、口腔（如牙周炎）、肠道、大脑、皮肤或其他器官中。除了杀灭病原体外，恢复不同部位的微生物群落状态能为优化认知能力提供重要的支持。

• 你是否正确识别并处理致痴毒素（重金属毒素、有机化学品毒素和生物毒素），同时优化排毒速率？

如今新生儿的脐带血中都能发现数百种毒素，意味着致痴毒素无处不在，这种困境是人类历史上从未出现过的。致痴毒素往往能导致认知能力的下降。好消息是我们可以识别出这些致痴毒素，重金属（如汞）、有机化合物（如苯和甲苯）或生物毒素（黑霉菌），这些致痴毒素都可以找到办法来清除排解。

• 若是受到了霉菌毒素的毒害，你是否用了考来烯胺片（或是其他的霉菌吸附剂如考来维仑片、蒙脱石散、木炭或沸石散）？你是否使用了鼻腔血管活性肠肽制剂？是否清除了多重抗生素耐药凝固酶阴性菌？你的 C4a 指标是否回归正常值？你的 MMP-9 指标是否正常？

如果你曾经接触过霉菌毒素（可以通过尿液检查检出），请记住，消除霉菌污染源并且尽力消解体内的霉菌毒素对于改善认知能力是非常关键的。霉菌产生的毒素不仅仅直接毒害你的大脑，并且还会摧垮你的免疫系统，这一点我们应当极力避免。

• 你的谷胱甘肽水平得到优化了吗？

谷胱甘肽就像是一个伟大的保护者，保护你免受许多敌人的侵害，它对排毒和抗氧化作用也至关重要。你确实需要让你的谷胱甘肽处于最佳状态，但事实上，长期暴露在毒素环境之下会降低谷胱甘肽的水平，慢性的毒素接触本质上就在消耗身体的排毒功能。因此请务必优化谷胱甘肽的水平，最低不可以低于 250 µg/mL，合 814 mmol/mL。你可以口服 N-乙酰半胱氨酸补充剂、脂质体谷胱甘肽或 S-乙酰-L-谷胱甘肽补充剂来增加体内的谷胱甘肽。若是体内毒素较多，可以更换剂型，换成雾化吸入或静脉注射的谷胱甘肽制剂。此外，我们在第 19 章介绍了多种排毒药物，例如萝卜硫素、二吲哚甲烷补充剂和抗坏血酸盐制剂等。

• 你是否将大脑刺激疗法加入干预程序？

事实证明大脑刺激疗法配合个性化干预程序能够为患者带来最佳的治疗收益，不管是光线刺激、离焦激光刺激、磁场刺激（如磁性电子共振疗法），还是其他的刺激手段，都能起到很好的改善效果。当然，学习与社交也是一种刺激手段，只是这种刺激是非物理性的，我建议在保持最佳大脑生化环境的基础上，加用一种物理性的刺激手段。

• 是时候考虑干细胞治疗了吗？

如果个性化干预程序的方方面面都已做到了最好，但是认知能力的改善仍然不明显或是未能达到你的预期，这时候你可能会考虑试一下干细胞治疗。但是我得说，千万要谨慎——因为干细胞治疗领域充斥着骗子。不过有几家机构取得了不错的成绩，干细胞治疗 AD 的前景与疗效还是不错的。

总结一下，若是我们尽早施行操作手册中描述的规程，并持续进行调整优化，在效果不彰时运用此处概述的故障排除方法，那么全球的痴呆症负担能得到极大缓解。如此，我们能将阿尔茨海默病变成一种罕见病，并且，真正地"终结阿尔茨海默病"！

21世纪医学的胜利

我在她变成"处女"之前就已经认识她了。

——奥斯卡·黎凡特对女星桃乐丝·戴的讽刺

老一辈人或许还记得桃乐丝·戴，她是二十世纪五六十年代美国炙手可热的女明星，当时她给自己打造了一个纯良忠贞的"人设"，号称自己是"全世界年纪最大的处女"。著名钢琴家奥斯卡·黎凡特则对她的这一行为进行了讽刺，称自己在她变成"处女"之前就已经认识她了。

上述的故事貌似和医学这个话题毫不相关，但是这个故事恰好反映了我对于美国医学界的态度。哈！是的，我也早就"认识"医学界了，当年它还不是现在这副样子呢！现在的美国医学界树立了"促进健康"的形象以标榜自己，然而事实压根就不是这样，看看一些美国医生们自己的生活习惯就知道了。一些美国医生，不仅自己大量吸烟，有几个当年还为烟草公司拍过广告，把香烟这种毒物推销给老百姓；他们也不喜欢体育锻炼，个个肥头大耳，心血管疾病高发；他们自己的饮食习惯非常差，特别看不起营养学，还告诉患者饮食营养调整对于疾病起不到作用；尽管他们的工作需要敏锐的思辨，但他们还是热衷熬夜晚起；他们无视疾病的诱因，只是头痛医头、脚痛医脚，消除表面症状；对于慢性病与退行性疾病的诊疗，过度迷信单一药物，而这些单一药物疗效完全不够；还有一些美国医生，他们不以患者利益为中心，而更多关注医疗机构的利润和销售代表的回扣。

很多年以前，我还是个医学生，当时教科书上关于癌症、痴呆症等绝症的预防内容，仅为观察、留意这些疾病的表观症状与发病迹象，以图"早诊断、早治疗"，现在想想，这些内容远远不够！因为等到表观症状出现时，疾病实际上已经悄悄发展了好几年了，我们应该运用更多预防手段，更早地阻隔疾病的发展进程才行。

每当我回望这些糟糕的医学"旧思维"与美国医学界不注重预防养生的"劣迹"，总是不由得心生惆怅。医学旧思维就好比一个人受训多年成为一名瑜伽冥想教练，但是他自己却屡屡朝着学员发火——掌握了那么多知识，自己却不运用，一点意义都没有。最糟糕的莫过于旧思维还在一代接一代地传递给新生代医学生。正如一位医学教育界泰斗所说："我们知道我们在向医学生们撒谎，但他们一直对我们的谎言深信不疑，所以我们就继续这么干着。"可以确定的是，这种做法绝对是有违进步主义精神的。

我生于 20 世纪 60 年代，那是一个社会动荡的时期，各种大新闻、大话题层出不穷。平民运动的崛起改变了社会结构、音乐风潮、艺术趋向以及战争的形态，总之，是个大变革的时代。而我们现在也需要类似的运动来达成健康领域的结构性变革——用这样的方式考虑保健，用这样的方式学习保健，用这样的方式实施保健，用这样的方式从保健中获益。

万幸的是，新思维已然萌芽，并在慢性病诊疗领域崭露头角。21 世纪的医学新思维专注于病因与致病因素，采用程序化的诊疗思路，绝不迷信单一疗法，这代表了 21 世纪医学方法论的转变。这些转变是正向的、有益的、鼓舞人心的，并且为疑难症患者群体带来了更好的治疗效果——包括认知衰退、2 型糖尿病、高血压、类风湿关节炎、红斑狼疮、抑郁症、肠漏、孤独症等。尽管新思维切实提升了治疗效果，但是医学界仅是勉为其难地接受现实——事实是医学院校中仍然拒绝教授这种21世纪的医学新思维，这对于所有人来说都是个坏消息。因此现在美国医学界的绝大多数临床医生仍然秉持着"用处方药解决表观症状"的思路，忽略诱因与致病因素的预防纠治。正是因为美国医学界守旧者的这些做法，医学领域的变革将会变得无比血腥，代价惨重。医学新思维仍然需要通过不断优化临床实践，直到医学理论与诊疗技术无缝对接，临床与养生合二为一，直到所有的人，不管是医生还是患者，都开始倡议健康的生活方式之时，医学领域的现代化改造才算是真正取得胜利，而在最终胜利到来之前，旧思维仍会持续带走数十亿慢性病患者的生命。

正如人类在20世纪见证了脊髓灰质炎、梅毒和麻风病的终结一般，21世纪，我们也将见证阿尔茨海默病、帕金森病、路易体痴呆、孤独症、精神分裂症、类风湿关节炎、红斑狼疮、溃疡性结肠炎和其他复杂慢性病的终结。历史，将会把这些疾病描述为20世纪的疾病。未经诊断的病原体、人类史上最高水平致痴毒素、不合理的膳食结构、免疫系统受损、长期的重压生活方式以及最深层的原因——几乎所有人类的生活状态都有违于人类种族的进化设计，这些因素糅合成了致命组合，导致了以上疾病的泛滥。

我们团队现在的前进路线非常明晰，我们知道该如何识别每位患者的致病因素，我们也清楚该如何个性化地医治患者。现在我们需要做的，就是制定个性化干预程序，完善个性化干预程序，提升个性化干预程序。我们坚信，矫正认知能力将会变得像矫正牙齿一般司空见惯。

我的爱女今年成婚了，这让我止不住地思考起她所成长的时代——一个充斥着电子邮件、社交网络、推特、智能手机、搜索引擎、网络购物的时代。这个时代与我所成长的时代真是截然不同啊！她将在这个世界养育自己的孩子，令人欣慰的是，肆虐我们这一代人的阿尔茨海默病将不再成为这个世界的灾难。

最后，每一位个性化程序的操作者，都是一项独一无二的试验。希望你们的试验能够成功、充实、快乐并且疗效长久。

致谢 .————

首先我要感谢我的妻子，爱达，她一直全心全意关怀着患者，并且悉心培育我们的两个女儿——泰拉和泰斯。我同时也感谢茉莉亚·格雷戈里，她与爱达为本书做出了巨大的贡献。我向伊万西娅基金会，菲利斯，吉姆·埃斯顿，戴安娜·梅里亚姆致以崇高的敬意，他们致力于为阿尔茨海默病患者带来真正的改变。感谢凯瑟琳·盖尔、杰西卡·里温、怀特·罗宾逊、陈颂雄博士、道格拉斯·罗森博格、贝丽儿·巴克、达格玛与大卫·道尔比、史蒂芬·D. 贝奇特尔二世、盖耶尔·布朗、露辛达·沃特森、汤姆·马歇尔与约瑟夫·德隆基金会、比尔·贾斯提斯、黛弗·米歇尔、乔什·鲍曼、马库斯·布莱克摩尔、山田英夫以及杰弗里·利普顿。

我非常感谢史丹利·普鲁希那教授、马克·莱顿校长、罗杰·史派瑞、罗伯特·科林斯、罗伯特·弗希曼、罗杰·西蒙斯、维什瓦纳特·林格帕、威廉·施瓦茨、肯奈斯·麦卡提二世、J. 理查德·巴林格、尼尔·拉斯金、罗伯特·雷泽、塞缪尔·本泽、恩里克·罗斯拉蒂、李·胡德以及麦克·门泽李希的无私教导。

我同时也非常感谢那些致力于革新医疗领域的功能医学专家们，你们是真正的先驱：杰弗里·布兰德博士、大卫·普尔蒙特、马克·黑曼、迪恩·奥尼时、里特切·秀梅克、尼尔·耐森、约瑟夫·皮尔佐诺、安·哈撒韦、凯瑟琳·图谱思、黛博拉·戈登、杰瑞琳·布鲁斯菲尔德、克里斯提娜·布尔克、伊琳娜·耐奥米·鲁斯克、吉尔·卡纳汉、塞拉·歌特菲尔德、大卫·琼斯、帕特丽特·哈纳维、特瑞·瓦尔斯、史蒂芬·冈德里、艾瑞·沃伊达尼、普鲁登斯·哈尔、汤姆·欧布莱恩、克莉丝·克里瑟尔、玛丽·凯·萝丝、埃德温·阿莫斯、苏珊·斯凯拉尔、玛丽·埃克尔利、桑佳·施威格、莎仑·豪斯曼、内特·伯格曼、金·克劳森·罗森斯坦、维斯·杨博格、克莱格·塔尼奥、戴夫·杰金斯、奥野美纪、艾罗伊·沃伊达尼、克莉丝·沙德、健康教练艾米莉·阿莫斯、阿尔提·布塔维亚以及泰丝·布来得森等来自 10 个国家的 1500 多位医生。这些尊敬的医生们积极学习并参与本项目，并为本书做出了卓著的贡献。另外还有些勇敢的普通人，例如克里斯提娜、黛博拉、艾德娜、露西、弗兰克和爱德华，他们用自律与责任感，帮助了其他认知障碍患者。更进一步，我还得感谢兰斯·凯莉、冈田诗和、比尔·里帕、梅利西亚·曼宁、嘉伦·马卡里安与阿波罗健康公司的全体成员，你们为 ReCODE 个性化诊疗程序的算法、编程与报告做出了重要的贡献；向达利安·彼得森与 LifeSeasons 团队致敬；向工藤鹰与山田蜜蜂团队致敬；向时川秀行导演与其纪录片摄制组表示感谢。

如果没有 30 年来实验室中辛勤积累的研究基础，那么本书中记载的一切内容都不可能存在，为此我要特别向我的同仁与研究室伙伴献上真挚的感谢！回望这 30 年，我们一同激烈地讨论，在实验室中花费无数时间进行试验，感谢你们的耐心与坚定不移的奉献精神！我要感谢沙鲁兹·拉比扎德、帕特里克·梅赫伦、瓦尔盖斯·约翰、拉姆汗·饶、帕特里西亚·斯皮尔曼、耶稣·坎帕加、罗威纳·阿布尼西亚、坎威·尼亚兹、钟李涛、阿莱西·库拉金、达西·卡尼、卡伦·波西、克莱尔·彼得斯、文娜·汀达卡拉、薇罗尼卡·加尔文、茉莉·苏萨格、阿莱克斯·马特拉斯以及历届布来得森实验室的成员们。我同样要感谢加利福尼亚大学旧金山分校、巴克老年病研究所、桑福德伯纳姆普雷比斯医学发现研究所以及加利福尼亚大学洛杉矶分校。

我在此向我的友人们表达感谢之情，以报答我们之间多年的友谊与相互扶持。我感谢沙赫罗兹·拉比扎德，帕特里克·梅伦，米歇尔·埃勒比，大卫·格林贝格，约翰·里德，盖伊·萨尔韦森，图克·芬奇，努里阿·阿萨姆特，金·罗森斯坦与罗布·罗森斯坦，埃里克·拖勒与卡罗尔·阿道夫森，山口茜，朱迪·伯恩斯坦与保罗·伯恩斯坦，贝弗利·鲍曼与罗德安·鲍曼，珊迪·克莱曼与哈兰·克莱曼，飞利浦·布来得森与安德莉亚·孔蒂，黛博拉·弗里曼，彼得·罗根，珊迪·尼科尔森与比尔·尼科尔森，玛丽·麦克伊克伦和道格拉斯·格林。

在最后，我要向本书的编写团队致以真挚的感激之情：感谢本书的打字员与校订者，科瑞·鲍威尔与罗宾·丹尼斯；感谢乔伊·勒蒙尼耶为本书作图；感谢迪尔德丽·莫尼汉为本书手稿校对；感谢文学代理人约翰·马斯与塞莱瑟特·范恩；感谢编辑卡罗琳·萨顿，出版商梅根·纽曼和企鹅出版社杜兰登书屋的阿弗瑞丛书编辑组，没有他们的努力，就不可能有本书的问世。

请访问 endofalzheimersprogram.com 以查看本书中的所有参考文献。

常用英文缩写与中文名词对照

Aβ	β淀粉样蛋白	CLA	共轭亚油酸
AA	花生四烯酸	CMV	巨细胞病毒
AD	阿尔茨海默病	CPAP	持续气道正压通气
ADNP	活性依赖性神经保护因子	CRP	C反应蛋白
AGES	晚期糖基化终末产物	CTE	慢性创伤性脑病
AHI	呼吸暂停低通气指数	CTF-α	端肽链片段α
ALA	α-亚油酸	DHEA-S	硫酸脱氢表雄酮
ALCAR	乙酰左旋肉碱	DLB	路易体痴呆
ALS	肌萎缩侧索硬化	DNA	脱氧核糖核酸
ALT	谷丙转氨酶	EBV	EB病毒
ApoE2	载脂蛋白E2	EEG	定量脑电图
ApoE3	载脂蛋白E3	EGCG	表没食子儿茶素没食子酸酯
ApoE4	载脂蛋白E4		
APP	淀粉样前体蛋白	EPA	二十碳五烯酸
AST	谷草转氨酶	ERMI	霉变指数
BDNF	脑源性神经营养因子	EVOO	特级初榨橄榄油
BHB	β羟丁酸	GABA	γ-氨基丁酸
BMI	体重指数	GDNF	胶质细胞源性神经营养因子
BPA	双酚A		
BUN	血尿素氮	GERD	胃食管反流病
C4a	补体裂解产物4a	GMOs	转基因产物
CAA	淀粉样脑血管病	HbA1c	糖化血红蛋白
CD57	白细胞分化抗原57	HDL	高密度脂蛋白
CGM	动态血糖检测系统	HRV	心率变异性技术

HSV	单纯疱疹病毒	PD	帕金森病
HHV-6A	人类疱疹病毒 6	PPA	原发性进行性失语症
IBS	肠易激综合征	PPI	质子泵抑制剂
IGF-1	胰岛素样生长因子- 1	PUFAs	多不饱和脂肪酸
LDL	低密度脂蛋白	PWV	脉搏波传导速度
MARCoNS	多重抗生素耐药凝固酶	RAGE	晚期糖基化终末产物受体
MCI	轻度认知衰退		
MCT	中链甘油三酸酯油	sAPP	可溶性淀粉样前体蛋白
MMP-9	基质金属蛋白酶- 9	SCI	主观认知衰退
MoCA	蒙特利尔认知评估量表	SFA	饱和脂肪酸
MRI	磁共振	SIBO	小肠细菌过度生长
MSH	促黑素细胞激素	SpO_2	血氧饱和度
MTHFR	亚甲基四氢叶酸还原酶	T_3	三碘甲腺原氨酸
MUFAS	单不饱和脂肪酸	T_4	甲状腺素
NCGS	非糜烂性麸质敏感症	TG	甘油三酯
Neu5Gc	N -甘醇醛酸	TGF-β1	转化生长因子 β_1
NF-κB	核因子 κB	TMAO	三甲胺氮氧化物
NGF	神经生长因子	TPO	甲状腺过氧化物酶
Nrf2	核转录因子红系 2 相关因子 2	TSH	促甲状腺激素
		VCS	视觉对比敏感度检查
NSAID	非甾体抗炎药	VEGF	血管内皮生长因子
NT-3	神经营养因子- 3	WCFE	全咖啡果实提取物
P5P	5 -磷酸吡哆醛	WGA	麦胚凝集素
PAHs	多环芳烃		

图书在版编目（ＣＩＰ）数据

终结阿尔茨海默病实操手册：提升认知能力 逆转阿尔茨海默病的首套操作规

程 / (美) 戴尔·E.布来得森著；邹晓东主译. – 长沙：湖南科学技术出版社,2021.8

书名原文: The End of Alzheimer's Program

ISBN 978-7-5710-1188-8

Ⅰ. ①终… Ⅱ. ①戴… ②邹… Ⅲ. ①阿尔茨海默病－诊疗 Ⅳ. ①R749.1

中国版本图书馆CIP数据核字(2021)第174161号

湖南科学技术出版社通过安德鲁·纳伯格联合国际有限公司北京代表处独家获得本书中文简体
版中国大陆出版发行权。

著作权合同登记号：18-2021-226

上架建议：畅销·医学科普

ZHONGJIE A'ERCIHAIMO BING SHICAO SHOUCE—TISHENG REN ZHI NENGLI
NIZHUAN A'ERCIHAIMO BING DE SHOUTAO CAOZUO GUICHENG

终结阿尔茨海默病实操手册
—— 提升认知能力 逆转阿尔茨海默病的首套操作规程

著 者: [美] 戴尔·E.布来得森
主 审: 何裕民
主 译: 邹晓东
策划编辑: 梅志洁
责任编辑: 唐艳辉
出版发行: 湖南科学技术出版社
社 址: 长沙市芙蓉中路一段416号泊富国际金融中心
网 址: http://www.hnstp.com
湖南科学技术出版社天猫旗舰店网址:
http://hnkjcbs.tmall.com
邮购联系: 0731-84375808
印 刷: 长沙超峰印刷有限公司
（印装质量问题请直接与本厂联系）
厂 址: 长沙市宁乡县金洲新区泉洲北路100号
邮 编: 410600
版 次: 2021年8月第1版
印 次: 2021年8月第1次印刷
开 本: 710mm×1000mm 1/16
印 张: 22.5
字 数: 279千字
书 号: ISBN 978-7-5710-1188-8
定 价: 78.00元
（版权所有·翻印必究）